Springer

胎儿医学
临床医生的视角

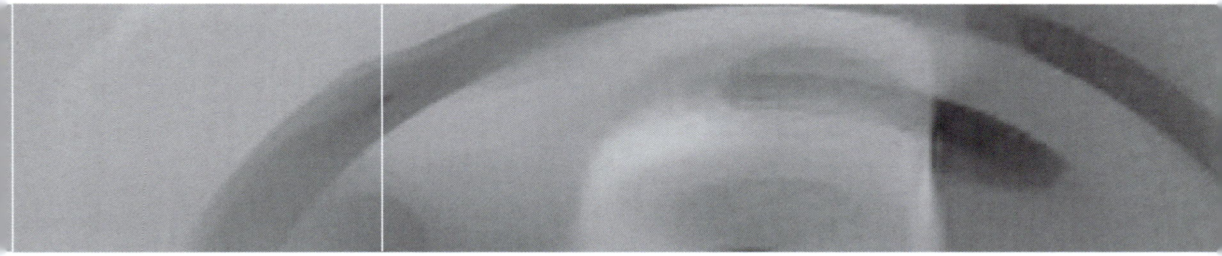

Fetal Medicine
Insights for Clinicians

中国优生优育协会畸形早期干预专业委员会 组织出版

[印]基玛雅·拉塔 [印]阿肖克·库拉纳 主编
Chinmayee Ratha Ashok Khurana

施诚仁 主审

顾 硕 凌 奕 主译

中国出版集团有限公司

世界图书出版公司
上海 西安 北京 广州

图书在版编目（CIP）数据

胎儿医学：临床医生的视角 /（印）基玛雅 · 拉塔，（印）阿肖克 · 库拉纳主编；顾硕，凌奕译. -- 上海：上海世界图书出版公司，2025. 7. -- ISBN 978-7-5232-1998-0

Ⅰ. R714. 5

中国国家版本馆CIP数据核字第2025PX0546号

书　　名	胎儿医学：临床医生的视角 Taier Yixue: Linchuang Yisheng de Shijiao
主　　编	[印]基玛雅·拉塔　[印]阿肖克·库拉纳
主　　审	施诚仁
主　　译	顾　硕　凌　奕
出 版 人	唐丽芳
责任编辑	芮晴舟
装帧设计	南京展望文化发展有限公司
出版发行	上海世界图书出版公司
地　　址	上海市广中路 88 号 9–10 楼
邮　　编	200083
网　　址	http://www.wpcsh.com
经　　销	新华书店
印　　刷	杭州锦鸿数码印刷有限公司
开　　本	787mm × 1092mm　1/16
印　　张	12.25
字　　数	200 千字
印　　数	1–1200
版　　次	2025 年 7 月第 1 版　　2025 年 7 月第 1 次印刷
版权登记	图字 09–2024–0816 号
书　　号	ISBN 978-7-5232-1998-0/R · 766
定　　价	158.00 元

译者名单

主 译

顾　硕　海南医科大学第一附属医院

凌　奕　海南医科大学第一附属医院

主 审

施诚仁　上海交通大学医学院附属新华医院

副主译

陈　甦　海南医科大学第一附属医院

陈泽俊　海南医科大学第一附属医院

华人意　国际和平妇幼保健院

黄　炜　海南医科大学第一附属医院

尚　宁　广东省妇幼保健院

卫焱星　南方医科大学南方医院

武海荣　航空总医院

郑明明　安徽省妇女儿童医学中心

邹　刚　上海市第一妇婴保健院

译者（按姓氏拼音排序）：

陈嘉青　三亚学院

陈　甦　海南医科大学第一附属医院

陈月芬　海南医科大学第一附属医院

陈泽俊　海南医科大学第一附属医院

陈志强　海南医科大学第一附属医院

顾　硕　海南医科大学第一附属医院
关　莹　海南医科大学第一附属医院
何桂林　海南医科大学第一附属医院
华人意　国际和平妇幼保健院
黄　炜　海南医科大学第一附属医院
李　苹　海南省妇女儿童医学中心
梁雪静　航空总医院
凌　奕　海南医科大学第一附属医院
刘春桃　海南医科大学第一附属医院
沙蔚然　海南医科大学第一附属医院
尚　宁　广东省妇幼保健院
王　丽　海南医科大学第一附属医院
王瑞霞　海南医科大学第一附属医院
卫　星　上海市第一妇婴保健院
卫焱星　南方医科大学南方医院
吴　然　海南医科大学第一附属医院
武海荣　航空总医院
邢增能　海南科技职业大学
张　宇　海南医科大学第一附属医院
郑明明　安徽省妇女儿童医学中心
朱　娟　海南医科大学第一附属医院
朱　薪　海南医科大学第一附属医院
邹　刚　上海市第一妇婴保健院

中文版序

近年来，胎儿医学受到越来越多的国内学者关注。无论是小儿外科还是产科或者是相关学科的都对胎儿医学产生浓厚的兴趣并加以实践。有些医院还成立了专门的胎儿医学中心来推进这项工作，在此基础上通过多学科合作来达成对一些复杂胎儿问题的早期干预诊治，并提出许多防治经验来进行科普教育。

一直以来，我都十分关注胎儿出生缺陷的早期干预工作。2005年，我提出产房外科可以早期纠治一些畸形。最近20年，国外越来越多的相关研究聚焦在胎儿期出生缺陷的早期干预。2019年，我和国内专家教授一起开启了一年两次的出生缺陷结构畸形早期干预研讨沙龙，重点围绕胎儿期的出生缺陷结构畸形如何早期精准诊治来开展研讨。该沙龙第一期是在海口举办，由海南医科大学第一附属医院顾硕教授等承办，参加的人员以小儿外科临床医生为主。后来，我们逐渐意识到成立全国性的专业组织的重要性。因此，2022年12月26日，由顾硕教授牵头成立了中国优生优育协会畸形早期干预专业委员会。该专委会汇集了小儿外科、产科、胎儿医学科、产前诊断科、医学影像学等众多专业的专家学者，其中一项重要任务就是开展教育培训，提升胎儿医学的整体学术水平，特别是在畸形早期干预方面。

我在2020年主译了《胚胎学基础与出生缺陷》一书。该书出版后得到业界同仁的广泛认可，尤其是受到相关专业医学生及老师的喜爱，取得了很好的反响。2023年年初，我阅读*Fetal Medicine Insights for Clinicians*一书原著的时候，发现这本书对于临床医生理解和开展胎儿医学早期干预工作很有帮助。其原著作者是两位印度的专家，一位是胎儿医学专家基玛雅·拉塔，一位是超声医学专家阿肖克·库拉纳，他们把从事胎儿医学工作所需要的基础知识精确汇聚在这本书中展示给读者。

2023年6月，我把这本书推荐给顾硕教授和凌奕教授，他们积极组织了国内胎儿医学领域的专家进行了辛苦而高效的翻译工作，精心审校，力求完美展示原著要意。这部译著将为国内胎儿医学领域的从业人员提供新的参考，也一定会成为大家在从事胎儿医学相关工作中的好帮手。

祝愿我国的胎儿医学畸形早期干预事业发展得越来越好！

施诚仁 教授

上海交通大学医学院附属新华医院

2025年2月28日于上海

致 谢

胎儿医学是一门新兴的临床学科。

胎儿医学是需要多学科紧密协作的学科。

胎儿医学神秘而神圣，充满了未知和挑战。

多年来，我们在摸索和探索中前行，渴望有正确的指引。施诚仁教授向我们推荐了这本《胎儿医学：临床医生的视角》原著，在我们前进的道路上点亮了一盏明灯。

感谢原著作者基玛雅·拉塔（Chinmayee Ratha）和阿肖克·库拉纳（Ashok Khurana）的精心创作！

感谢世界图书出版上海有限公司，让我们可以把这本书呈现给中国的读者！

感谢翻译团队全体成员的辛勤工作！

感谢施诚仁教授对翻译全过程的悉心指导！

本书是中国优生优育协会畸形早期干预专业委员会成立以来的第一部作品。愿本书能够为广大胎儿医学相关工作者、准父母及有兴趣的读者们带来帮助！

愿我国胎儿医学事业的发展越来越好！

顾 硕　　凌 奕

中国优生优育协会畸形早期干预专业委员会

关于作者

基玛雅·拉塔（Chinmayee Ratha）教授，妇产科学硕士，英国皇家妇产科学院院士，国际医学科学院院士，国际妇产科学院院士，印度海德拉巴胎儿医学中心主任及研究所的首席科学家。基玛雅·拉塔教授管理运营的胎儿医学中心给特伦甘纳邦甚至邻近邦的患者和临床医生提供服务。她是一名充满热情的教师，也是英国胎儿医学会认证的胎儿医学超声培训老师。自2018年以来，她开展了面向印度的胎儿医学专科培训临床项目，其中包括ICOG认证的胎儿医学课程。近20年来，通过多种信息传播平台，她不仅在临床医生中，而且在公众中增加了对胎儿问题及现有解决方案的认知。她是一位受欢迎的演讲者，以其演讲的简洁和清晰而闻名。她在同行评审的期刊上发表了多篇论文，且在州、国家和国际会议上因其研究项目获得过多个奖项。同时，她还在多个知名的专业学术机构，包括FOGSI、SFM、FMF、RCOG和ISUOG，担任学术职务。目前，她是印度妇产科联盟委员会围产医学会的主席（2021—2024）和胎儿医学会Telangana分会的主席（2022—2024）。

阿肖克·库拉纳（Ashok Khurana）毕业于位于印度新德里的全印度医学科学研究所医学专业。除了经营一个私人医疗机构，旨在提供世界一流的超声检查服务之外，阿肖克·库拉纳博士在该市取得了多项学术和技术上的首次突破，包括经直肠超声扫描、经阴道超声扫描、彩色多普勒、三维和四维超声以及超声引导下的外科手术等。他主编了两本医学教科书，一本关于三维和四维超声，另一本是关于乳腺超声。另外，他在权威医学期刊上发表了多篇超声相关的论文，其中包括子宫恶性肿瘤方面的开创性工作。阿肖克·库拉纳博士目前担任胎儿医学学会的秘书长，并且是多个学术组织的成员，在这些学会组织中他开展了多个专家讲座和培训，并担任了多个学术会议的主席，包括国际妇产科超声学会（International Society for Ultrasound in Obstetrics and Gynecology）、印度放射学和影像协会（Indian Radiological and Imaging Association）、印度医学协会（Indian Medical Association）、印度产科和妇科学会联合会（Federation of Obstetric and Gynecological Societies of India）、印度人类生殖学院（Indian Academy of Human Reproduction）以及印度医学与生物学超声联盟（Indian Federation of Ultrasound in Medicine and Biology）。他还是印度妇产科联盟委员会遗传学会和胎儿医学委员会委员。他的超声设备获得了印度妇产科联盟委员会的认可，并用于培训项目。阿肖克·库拉纳博士还是生育发育研究所试管婴儿设备中心的前任临床主任，印度医学与生物学超声联盟新德里分会的前任主席，以及印度放射学和影像协会新德里分会的前任秘书。

（卫焱星　译）

目　录

胎儿医学导论

1

胎儿医学是一门涉及筛查、诊断和治疗胎儿（未出生的患儿）健康问题的医学分支。它最初只是来源于胎儿影像学，如今已经发展成为涉及胎儿健康的完整专业。由于母亲和胎儿始终在一起，胎儿医学与母体医学密切相关。因此，现今大部分胎儿医学专家基本上来自于产科医生，只不过他们把训练和实践的重心更多地放在胎儿健康问题上。

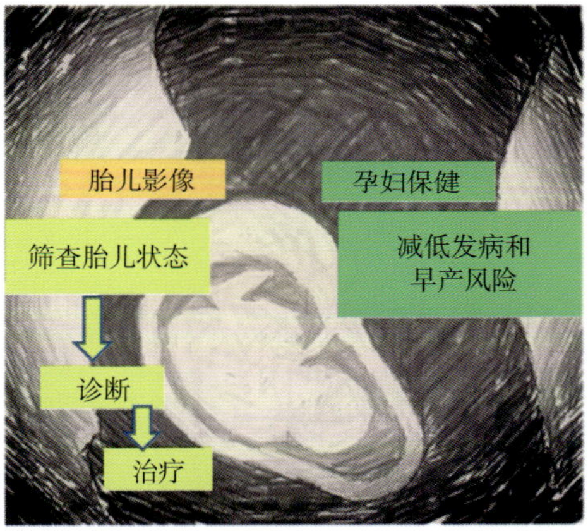

图 1-1　胎儿医学的概念

胎儿医学的实践需要对胎儿影像学和胎儿生理学有深入了解，解释影像学上的各种发现以及与孕妇的状况，并在最佳条件下计划分娩，以帮助子宫内的“胎儿”可以在最好的状态下娩出为“新生儿”，被新生儿科医生接收（图 1-1）。此外，一些胎儿状况的出现需要专门的新生儿护理，或者一些孕妇的状况可能需要提前分娩胎儿。甚至在一些情况下，新生儿科医生自然而然地成为出生后胎儿的护理者，这样就形成了“围产医学”的概念，它是母胎医学、产科学和新生儿学的前沿。

几个世纪以来，妊娠监护一直专注于母亲，因而“产科学”起初更多的是一门与分娩相关的科学。正如“产前”监护在现代产科中变得与“产时”监护具有同等的重要性一样，胎儿医学作为一项重要的“发现”也在过去的25年内迅速崛起，正如每位从业者意识到以下几个重要事实：

1. 怀孕的最终结果是母亲和婴儿的健康。

2. 随着孕妇相关疾病得到更好的控制，妊娠保健的复杂性也在增加，这些疾病会影响胎儿。

3. “成人疾病的胎儿起源”这一概念在明确的证据面前变得被更多人所接

受，优化产前健康可以帮助减少成人疾病的负担。

4. 对胎儿畸形和遗传学异常的“筛查”成为产前监护范围合理的一部分。

5. 遗传学和超声技术的进步使得胎儿畸形和遗传学异常的“产前诊断”变得安全有效。

6. 多胎妊娠的发生率正在增加，这给胎儿层面针对性管理提出了挑战。

7. 新生儿学也在发展，能够救治的新生儿分娩孕周不断前移，并且这些早产儿“健康存活”需要精准的胎儿监测和制定最佳分娩时间。

8. 结构异常的认识和管理不断改善，胎儿检查不仅限于严重疾病的检测，还是针对优化妊娠结局的重要措施。

9. “胎儿治疗”随着对胎儿生理学的更好理解以及手术器械和麻醉技术的改进而发展。

10. 最后，如果忽略了胎儿问题并且由于任何原因影响了整个围产儿结局，那么就会出现责任风险。

现今的每一次怀孕都被理解为“母胎”状况。所有产科医生都对妊娠保健有了新的认识，并为胎儿分配了同等的关注和资源。胎儿评估应从早期妊娠开始，在妊娠每个阶段通过检测获得胎儿的重要信息。

现今的临床医生已经接受了“胎儿医学”作为产科的一个独立分支的出现。胎儿医学的主要对象是胎儿，而胎儿孕育在母体内，因此，胎儿医学作为产科学的亚专业似乎是合理的。然而，影像专家和新生儿科医生在许多情况下都扮演着重要角色，特定情况下还有小儿神经科医生、小儿外科医生、小儿心脏病学家等专科医生，以及产科专科医生。因此，事实上，胎儿医学是一门多学科科学，涉及多方面问题，共同目标都是为了使健康的母亲生下一个健康的婴儿。

胎儿医学最重要的方面是承认子宫内的胎儿应该得到全面的医疗关注，不仅仅是在胎儿的器官形成之后，而是在一些母亲发病可能预示未来怀孕存在胎儿问题的情况下，或者在先前怀孕问题预示复发风险的情况下，早期提前进行干预。对于所有的专科医生来说，应该意识到他们的患者不仅仅是服用药物治疗或控制疾病，而且是作为需要完成生育的个体，生育这一过程可能受到原发疾病及其治疗的影响。例如，一个患有系统性红斑狼疮（SLE）的女孩如果接受优秀的风湿病学家治疗，她将能够怀孕，但是只有在她的药物在妊娠期间对胎儿安全，并且她的抗Ro/抗LA抗体水平已经得到优化，否则我们可能会面临本可以避免的胎儿并发症！因此，对于治疗生育年龄妇女的风湿病学家来说，进行适当的“孕前”咨询和评估，并与母胎医学专家合作是非常有用的。对于那些服用华法林的心脏病患者或服用抗癫痫药物的妇女也是如此，直到几十年前，药物治疗和产科学的成功仍是以能够成功妊娠为衡量标准；而在本世纪的医疗保健中，不仅仅是胎儿“存活”问题，而更多关注的是“完好无损的存活”，因此，焦点已经转向胎儿医学。

尽管筛查和诊断在很多年来一直是胎儿监护的支柱内容，但值得注意的是，随着技术的进步，尤其是内镜技术的发展和对胎儿生理学的更深入的理解，加上小儿外科同行的巨大贡献，使得胎儿“治疗”的范围有了巨大的提升。从基于细针操作到置入引流管再到胎儿镜手术，最后发展为开放式胎儿手术，这些都是如今胎儿医学的一部分，尽管在全球范围内普及不均。然而，对于以往不乐观的胎儿问题的成功治疗的希望在日益增加。

许多医生将产科超声检查与胎儿医学等同起来，需要认识到的是尽管超声检查在检查胎儿方面发挥了巨大的作用，影像学只是整个胎儿健康评估的一部分。计划从事胎儿医学的产科医生必须学习超声的基础知识以及如何运用在胎儿成像中。同样，希望致力于胎儿健康的放射科医生必须了解胚胎发育背景、产科生理学和胎儿问题的流行病学，才能为胎儿监护做出有意义的贡献。令人鼓舞的是，在医疗各领域出现了对这种跨学科培训和合作的兴趣和途径，受益者主要是子宫内的胎儿，最后是整个社会。

总的来说，胎儿医学（图1–2）是医学知识和医疗技术各个方面的集合体，可以帮助筛选、检查、评估和治疗子宫内的胎儿，以确保其获得当今医疗技术和临床证据所能提供的最佳医疗保健。

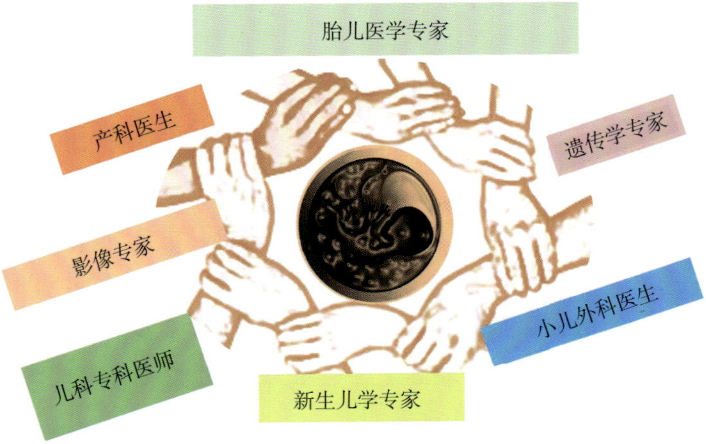

图1–2 胎儿医学多学科建设

胎儿医学门诊的病史采集 2

产检的目的是在妊娠期和产褥期维持孕妇的身体健康，同时确保足月分娩健康的婴儿。该目标的良好实现将对整个社会的健康产生深远影响，而母婴的发病率和死亡率指标已成为评估医疗系统的基本参数。预估并应对并发症是规划更好管理的前提。

所有产科医生都应该保持警惕，并完善相关医疗设施，用以应对孕妇的问题，并通常在首次产检时制定全面的产检计划。任何妊娠管理计划的最终成功包括了母亲和胎儿能够安全地度过妊娠期，并在分娩后保持健康。因此，针对每次妊娠为胎儿制定具体的护理计划至关重要。胎儿评估的时间表将是其中的一个初步步骤。

首次产检

在孕妇首次产检时，每位产科医生都应详细记录临床病史。在此基础上，针对特定问题有必要进一步对胎儿进行评估并修改护理计划。

对于每个孕妇来说，在首次产检时对潜在胎儿问题的全面病史采集是非常有必要的。在临床中，大量转到胎儿医学门诊就诊的孕妇遗漏了很多基础病史信息。需要采集的病史要点包括如下方面。

1. *孕妇年龄*

虽然现在大多数女性对自己的年龄非常确定，但在一些地区，女性可能不知道自己的确切出生日期，提供的年龄可能不准确！如果结合临床情况医生对此信息还不确定，可以额外花费几分钟获取以下信息会非常有用——如果有可靠的文件，可以通过重新确认日期核实；甚至可以将其生活事件与一些众所周知的日期进行对照，比如政治事件、体育赛事或家庭中其他有确切出生日期的人的当代生活事件！对于一些读者来说，这可能听起来有点荒唐，因为他们幸运地拥有更加开明的患者群体，但在许多发展中国家的许多地区，这种无知仍然很普遍，需要得到关注和解决。

2. *血型*

检测孕妇的ABO和Rhesus血型可提供最基本的医学信息，在产科人群中具有不可置疑的重要性。因此，务必专门记录孕妇的ABO和Rhesus血型。令人惊讶的是，许多转诊于三级胎儿医学中心进行评估的孕妇缺少这个基本的报告。更糟糕的是，部分孕妇是随意回答，实际上并不知道该信息的重要性，因此，必须坚持要求在其产科记录中随时提供有关血型的医疗证据。

3. 受孕方式

在胎儿医学中，这点很重要，其原因如下：诱导排卵会导致用于染色体非整倍体筛查的生化参数发生变化；在辅助生殖技术（ART）过程中，如果使用了“捐赠配子”，那么对于染色体非整倍体筛查，必须相应地进行年龄修正。同样，在这种情况下遗传问题的遗传风险也会有所不同，因此需要相应地重新审查产前检查的需求。

4. 月经周期及末次月经

这在评估怀孕日期的准确性时尤为重要。如果一个女性的月经周期较长，比如35天，那么，我们预计她的排卵期将比通常预期的28天周期晚5～7天。进而会影响预计的受孕日期，因此预期的胎儿孕龄必须相应地重新调整。

5. 产科相关病史

既往的分娩情况：分娩方式、孕周和出生体重，以及任何妊娠并发症，出生前或出生后发现的任何胎儿或新生儿先天性异常，尤其是儿童的发育史都很重要，因为可能会影响当前妊娠中的胎儿。在胎儿或新生儿丢失的情况下，应嘱咐孕妇详细回忆事实并记录，尽可能复核记录也很重要。令人遗憾的是，由于感情和迷信的原因，许多家庭没有保存有关胎儿和新生儿丢失的医疗记录，但我们必须开始让患者意识到详细记录不良妊娠结局的重要性，也便于后续顺利开展相关的检测。

6. 家族史

采集任何涉及家族多个成员的病理情况的病史非常重要，因为其可能表明存在某种遗传性疾病，因此需要探讨确定产前诊断的范围和必要性。同样，是否近亲结婚的病史也很重要，可以寻找有关家族中是否存在可能以“常染色体隐性遗传”方式遗传的遗传疾病的线索。这些问题可能会影响看似健康的父母的胎儿，而且并不总是表现为结构性异常，但可能会对婴儿的生活质量产生非常严重的不良影响，比如严重的神经发育延迟，或在某些情况下由于代谢异常导致新生儿死亡。由于这些问题往往难以捉摸，所以通常被归类为“不明原因”的新生儿死亡。

7. 内外科病史

孕前合并的母体疾病，例如甲状腺功能减退、糖尿病、癫痫或心脏疾病，都可能对妊娠和胎儿产生影响。其中某些疾病需要使用潜在致畸作用的药物（例如，抗癫痫药物），而在很多情况下，疾病本身可能导致胎儿问题，例如，孕前高血糖，从而增加胎儿结构畸形的风险，或者抗Ro/抗LA抗体阳性可能导致胎儿先天性心脏传导阻滞。

上述病史采集清单可能在某些情况下并不“完整”，因为在个别病例中可能会有特定问题具有重要意义，但这是在胎儿医学诊所进行病史采集时“绝不可漏掉”的综合性清单。除非进行了适当的病史采集，否则胎儿影像学检查的背景将不明确，并且无法解决该患者特定的问题。图2–1所示是一个简单的病史采集字母助记法，用于帮助记忆历史采集的关键点，即ABCDEFG。

A – 年龄（Age）
B – 血型（Blood group/Rh）
C – 受孕方式（Conception type）
D – 月经周期及末次月经日期（Dates）
E – 既往妊娠情况（Each past pregnancy）
F – 家族史（Family history）
G – 内外科并发症（General Medical/Surgical history）

图2–1 胎儿医学门诊病史采集字母助记表

（卫焱星 译）

正常妊娠胎儿的评估时间表 3

一个正常的妊娠期是一个受精卵经历37 ～ 40周的一个过程，它从一个全能细胞发育成一个完整的人。当月经周期不正常时，大多数女性会怀疑自己是否怀孕，然后她们会通过尿妊娠试验来确认。

她们要么直接去看医生，要么在2周之后去寻找孕期保健。在怀孕的每个阶段，胎儿的明确评估是整个孕期保健计划的一部分。根据妇女在产前诊所的妊娠期特有的化验可以检查胎儿宫内发育情况。

胎儿评估表如图3-1所示和在本章进一步阐述。

3.1　孕4 ～ 6周

这是许多女性发现自己怀孕和感到非常激动的一个时间段。很多案例中，在确认怀孕检测的2周后，就可以慎重的计划去做第一次胎儿评估，该孕周至少可以看到一个明确的孕囊。女性一旦在妊娠测试阳性后，就经常会进行扫描，如果妊娠胎儿的生存能力存在问题，即便可能完全是生理原因，她们也会感到非常焦虑。

在一些病例中，出现一些令人担忧的症状，如下腹疼痛或阴道出血，或有异位妊娠史，导致这种情况发生的因素，应该在孕4 ～ 6周时进行早期妊娠评估，最好通过阴道超声检查，主要目的是检测经阴道妊娠并排除宫外妊娠。这主要的目的是确认孕囊的存在，如果生存能力有疑问，最好是在1周后对妇女进行再次评估，而不是宣告妊娠失败。

3.2　孕6 ～ 11周

在6 ～ 11周，通常会进行胎儿评估以确保妊娠的存在以及胎儿生存能力、

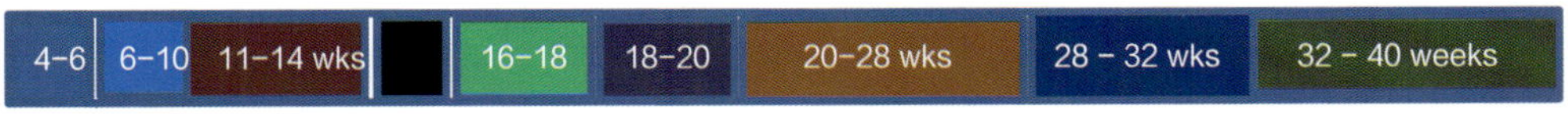

图3-1　正常妊娠胎儿评估时间表

大小，甚至是否多胎。到第6周，必须看到一个明确的胚芽，如果胎儿的顶臀长度为7 mm或更长，在一个可行的怀孕中必须看到一个明确的心脏活动。

早期妊娠评估应包括一个头臀长，因为这是确定怀孕日期的准确方法。在多胎妊娠的情况下可以记录一个以上的胚芽，并对孕囊的标志以及其他标志和胎盘的数量进行早期评估，尽管在某些情况下，可能到第9～10周才清楚结果，因此可能计划在妊娠期间进行重复评估来解释这些疑问。

评估子宫轮廓以排除任何子宫异常，检查附件以排除其他附件肿块的宫外妊娠，是妊娠早期超声扫描的重要方面。

3.3 孕11～14周

这是首次全面进行胎儿评估的时间范围，在妊娠期的11～14周（胎儿头臀长在45～88 mm之间）进行超声扫描已经成为一个调查，该调查扩大预测妊娠期并发症的范围。

在妊娠早期进行详细的胎儿解剖评估是可能的，因此它已被广泛认可和接受为“第一次胎儿异常扫描”或“早期TIFFA”（胎儿异常靶向成像）。在胎儿解剖的主要阶段里程碑中，“从头到脚”的评估是有可能的，任何一个在这个阶段扫描胎儿的人都必须去做。在第10章中详细描述了在这个阶段可以执行的所有操作。所有产科医生都应该尝试和检查这些在妊娠早期扫描报告中的细节，确保进行了最佳的胎儿评估。事实上，妊娠早期所给出的检查清单是为了帮助产科医生做出更好的妊娠护理以及开始进行必要的干预来避免之后出现的问题。检测出重大异常，例如先天无脑畸形，妊娠早期的立即处理比晚期更安全，身体和情感上的创伤都更小。

颈项透明层扫描对于胎儿非整体性是一项非常有意义的筛选方法，本书后“胎儿非整倍体的筛查章节”会给出颈项透明层评估的细节和它的含义。

任何可疑的胎儿问题的发现都有助于对胎儿进行分类，以便在适当的时间进行进一步的检测，以确保良好的围产期结果。

现在，这段妊娠时期已被确定为“产前保健倒金字塔”的基础，因此也可以用于筛查子痫前期等产妇问题。

3.4 孕14～16周

如果上述所有调查和检查都做得正确，则孕14～16周不需要对胎儿进行任何特定的检测。事实上，根据目前妊娠期的证据，这个阶段几乎没有什么可以提供的。理想情况下，我们希望女性更早预约产前护理，并进行上述检查。对于第一次出现在妊娠期的妇女或由于某种原因没有提前进行检查的妇女，在这个阶段可以进行胎儿评估扫描，目的是确定胎儿的生存能力、数量，还有胎儿的基本解剖以及尽可能排除任何明显的附件病变。在筛选非整倍体方面，在本阶段中没有明显的基于扫描的参数验证，但在适当的咨询病例中，可以选择无细胞DNA检测，如果父母想要常规筛查，那么在16周后就可以选择。

3.5 孕16～18周

同样，如果在妊娠早期进行了适当的检查，这种评估并不是常规安排给胎儿的，但如果妇女在妊娠期预约了产前护理或错过了早期的检查，那么胎儿评估从现在这个周期开始。基本的胎儿解剖评估，以及胎儿的生存能力、数量和生物计量学的确认，可以用来检查怀孕的日期。

然而，如果正确的妊娠早期扫描已经完成并记录下来，在早期扫描中建立的日期不应该基于现在的生物测定而改变。如果存在差异，那么应该评估原因，而不是直接更改日期。

有时，如果胎儿发生结构缺陷的风险很高，如妊娠前糖尿病或妊娠前3个月摄入致畸剂，可安排16～18周的评估进行早期致畸扫描，在该妊娠期进行胎儿评估的另一个指征是用于评估胎儿非整倍体风险的妊娠中期生化筛查（四重试验）或基于非整倍体超声标记的遗传超声图。

3.6 孕18～20周

这通常是一个预约胎儿异常扫描——也被称为TIFFA（胎儿异常靶向成像）。

妊娠期的18～20周是详细的中期异常扫描的最佳阶段，特别是在法律严格禁止因胎儿适应证超过20周而终止妊娠的国家。正常的异常扫描是非常令人放心，而在扫描中发现的任何标记/异常现象都可以在决定是否继续妊娠的法定截止日期之前有一些时间进行检查和得到结果。

异常扫描的方案包括对胎儿生存能力、结构、生物测定、活动和其他宫内因素的一般评估。这些问题已在本书后面的相关章节中作出了解释，后面的章节也会给出异常扫描报告的一些标准格式。

有些情况需要详细的胎儿超声心动图检查，这在本次妊娠期的18～20周里可以很好地完成，但如果这个时期的超声结果范围小，可以在24周左右复查胎儿超声。

3.7 孕20～28周

如果前面提到的所有胎儿评估都成

功完成，在正常妊娠中，这个阶段通常没有常规的胎儿检查指征。然而，一些特殊标志可能需要进行胎儿检查。

如前所述，由于特定的标志，一些妇女可能会重新复查胎儿超声心动图。一些妇女在22周时会进行子宫动脉多普勒评估以筛查子痫前期，但最近出现的证据表明，在妊娠早期进行子痫前期筛查，和更早地开始服用预防性药物治疗，这种额外的胎儿医学检查几乎没有用处。

有子痫前期和胎儿生长受限的高风险的情况下，建议在26周时进行第一次"生长扫描"。同样，比如那些有可纠正异常的有特殊需要的胎儿，可以在这个窗口进行检查，并根据他们的情况进行个性化的检查。

3.8 孕28～32周

这是正常妊娠第一次"常规"生长扫描的时间范围，即使母亲一切都很好，也有证据支持在妊娠晚期对胎儿进行至少一次生长评估，这样，正常生长模式的任何偏差都可以及早发现，并进行最佳跟踪。直到许多年前，仍认为一次的生长扫描如果正常，就可以满足余下孕期内的需求。但随着有关"迟发性胎儿生长受限"的新证据的出现，现在有必要建议在接近期限时进行"后期增长扫描"。

3.9 孕32～40周

自从"迟发性胎儿生长限制"的概念被确定以来，晚期生长扫描现在已成为大多数产检计划中可接受的做法。胎儿生物计量学理想地用"妊娠百分数"表示，并绘制在图表上，这样就可以评估胎儿生长的趋势，百分数的显著下降或上升将会提醒临床医生去注意胎儿是否有生长障碍。晚期生长扫描对检测胎儿生长受限具有一个里程碑意义，晚期生长扫描也是发现"巨大儿"的理想时期，这是由于妊娠后期血糖控制不佳而导致的，可能有助于优化围产期护理，避免因产妇高血糖引起的围产期并发症造成胎儿损伤。晚期胎儿评估的另一个重要作用是胎儿卧位和胎盘位置的确认，这个时期的这两个参数与最终产科决定分娩方式密切相关。

3.10 孕超过40周

虽然这一阶段的胎儿监测主要是通过CTG和临床方法，但可能有特殊的指征需要对羊水水平或胎儿生物物理特征进行扫描，以做出关于继续妊娠还是引产或决定分娩方式的关键决定。

很明显，在胎儿评估方面的大部分活动实际上集中在妊娠早期（图3-2）。因此，产科医生的传统思想需要彻底改

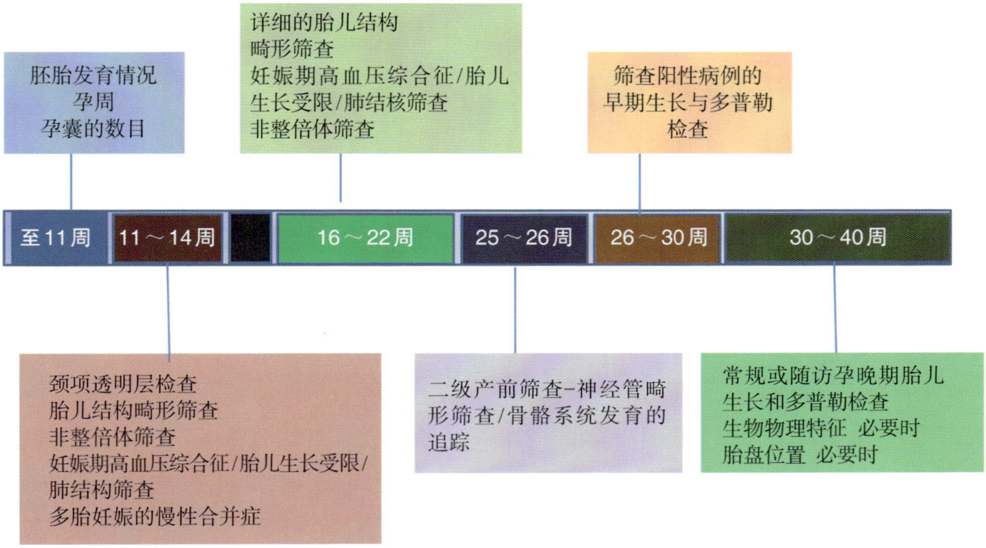

图3-2 妊娠早期、中期和晚期胎儿评估的可能途径

变。如果需要进行有意义的胎儿检查，妇女应尽早到胎儿医学诊所就诊。虽然孕晚期扫描可以提供很多信息，但如果没有孕早期的确定日期，胎儿生长评估可能毫无意义。同样，如果错过了关键的妊娠早期非整倍体风险评估，就失去了一个千载难逢的机会，而且由于所有的标记都可能是妊娠特异性的，它们可能会消失，并且可能没有其他理由提醒胎儿非整倍体的可能性。在妊娠晚期，甚至对胎儿结构的评估都极其困难，因此，异常扫描必须在妊娠中期进行。在妇女及其家人有责任接受或拒绝检查的情况下，对临床医生来说，正确的做法是在正确的时间建议进行正确的检查。这个建议必须有相关的信息和支持材料。在过去的几十年里，胎儿医学已经极大地扩展了它的范围，但除非患者，即“胎儿”，在正确的时间真正见到胎儿医学护理团队，否则什么都无法成功实现！

（黄炜　朱娟　译）

胎儿非整倍体筛查的原则和方案 4

筛查胎儿问题是产前检查中至关重要的一环，因为基于相关报道文献以及临床医生的个人经验我们熟知大多数胎儿问题实际上发生在传统上被认为是“低风险”组的妊娠中。现在每个产科医生在认定“低风险”妊娠时都会有所顾虑，因为这本质上是一种回顾性的诊断！因此，我们有必要花费充足的时间和资源进行“筛查”，根据筛查检测对风险类别进行分层，并为高风险群体制定适当的监督措施，以改善最终围产结局。妊娠监督本质上是预防性监督，旨在优化母婴结局。因此，在妊娠期间对母亲和胎儿潜在的问题进行筛查是一个重要措施，因为有助于发现“高风险”群体，并为她们提供特殊监督，以降低筛查“阳性”的特定疾病的发病率、患病率以及减少并发症。

胎儿非整倍体是指胎儿染色体数目异常。这种异常最常见的原因是配子形成过程中减数分裂时染色体的“不分离”。每形成一个配子都可能会发生这种“不分离”，因此理论上每次怀孕都存在胎儿非整倍体的潜在“风险”或“可能性”。这种“风险”或“概率”似乎随着母亲年龄的增加而增加，但实际上，所有年龄段的女性均有可能产生非整倍体配子，因此，多年来我们已经清楚地认识到每次怀孕都存在胎儿非整倍体的风险。

4.1 什么是筛查

- 筛查是检测表面上健康的个体任何特定疾病风险的过程。它用于普通人群，筛查的结果将确定个体在特定情况下是“高风险”或“低风险”（图4-1）。因此，筛查的结果要么是“阳性”，即“高风险”，表明患某种疾病的可能性较高；要么是“阴性”，即“低风险”，表示患有该疾病的可能性较低。
- 筛查与诊断不同。筛查的结果只能引导我们进行诊断检测。筛查不能完全确认或排除某种疾病，它们只能认定某种疾病的“风险”或“概率”。某人可能筛查是“高风险”，但未患该病（假阳性）。反之，可能出现筛查是“低风险”却患有该病（假阴性）。因此，“筛查”不是“诊断”。

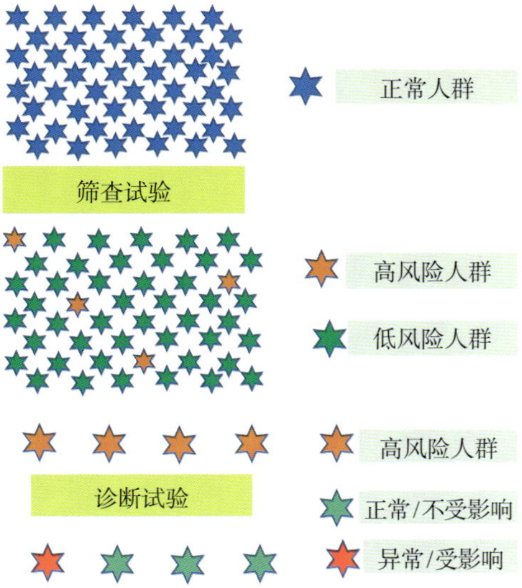

图4-1　筛查概念

当谈到胎儿染色体异常的筛查时，首先要明白，每个孕妇都有可能生出染色体异常的胎儿——这种风险被称为"背景风险"或先天风险，它取决于母亲的年龄和她病史中的一些因素。这种风险可以根据筛查检测重新评估为"高"或"低"风险。

医生通常认为筛查的概念"令人费解"，并增加了他们临床工作的"负担"，因此许多医生在常规产前检查中不提供胎儿染色体非整倍体的筛查。由于这些疾病的发生率相当低，作为单独的从业者，见识到的病例数量有限，可能在日常实践中很少遇到这些问题，并可能对它们的潜在存在缺乏意识。如果有一天，当他们的患者中出现染色体非整倍体的婴儿时，他们会突然对这个病例感到困扰。在某些情况下，医生对筛查结果感到困惑，以至于随后的沟通常常使患者感到非常恐惧，有时候甚至仅仅基于筛查结果的"高风险"而终止妊娠！由于对人类行为或态度的定量评估始终存在争议，可能永远无法为这样一个事实提供证据，即临床医生的"理解和态度"是筛查程序成功与否的主要决定因素。一个非常常见的现实生活中的筛查例子是我们旅行时在机场进行的行李筛查。每件行李都会进行筛查，这意味着"筛查是普遍的"——或者换句话说，只有普遍筛查才能帮助实现筛查的目的！这种筛查的目的是检测和防止携带任何可能的不安全物品上飞机。"截断值"是根据"大小""重量""金属探测"或"锐利度"等确定的，并且只有在这些"截断值"范围内的物品才被筛查为"低风险"，允许通过筛查中心。对于"可疑"的行李，它被带到另一个地方，并打开或通过不同的"侵入性"方法进行检查。第一级筛查较简单，适用于大量物品，是"非侵入性"的。那些"筛查阴性"的人可以继续沿着正常路线继续前进，而那些"筛查阳性"的人需要进行"侵入性"检查，例如，打开行李或拆卸设备，如果发现是安全的（"假阳性"）则登机，但如果发现真的危险（"真阳性"），则将其从登机程序中移除，并通过不同的途径进行处理。

筛查检测的设计是这样的，它将会筛选出任何存在问题可能性的病例作为"高风险"群体，因此，这个群体中不仅包括真实患有该病的病例（真阳性），还包括一些实际上是正常但被列为高风险类别（假阳性）的病例，这是因为筛查测试具有“高敏感性”，能够保证其不会漏掉“真阳性”。这个过程的自然结果是每个筛查测试中都会有一定数量的“假阳性”。由于一个好的筛查检测不太可能漏掉“真阳性”，那些“低风险”的孕妇得以安心，而“高风险”的妇女则接受诊断性检测来检查胎儿染色体。用于确认胎儿染色体的检测通常是“侵入性检测”，这些检测有导致流产的风险，因此只有在筛查结果显示胎儿染色体异常的风险较高时才能合理地进行。因此，筛查有助于优化对侵入性检测的需求，同时提高胎儿染色体问题（非整倍体）的检出率。

4.2 中间（临界）风险的概念

筛查结果的分类为每个妇女提供了可定量的“风险”，这个数字可能是“高风险”或“低风险”，这取决于对该人群设定的“截断值”。设置这个“截断值”是一个挑战，因为在每个级别上，都必须在“检出率”和“假阳性”之间进行最佳权衡。如果对检测进行精细化改进，检出率将会提高，但检测的复杂性随之增加，限制了在人群实施的可及性。因此，“临界风险”组的概念（图4–2）有助于提高最终的“检出率”，同时减少了对有限的亚组进行精细化的检测。

这些风险级别的“截断值”可以根据本地的操作规程进行设定。有些机构可能对整个人群使用固定的截断值数字，例如，“低风险”组为小于1/1 000，“高风险”组为大于1/50，风险为1/1 000 ～ 1/50的组为临界风险组。而一些机构遵循另一种方案，如对“高风险组”使用固定的截断值，例如1/300，而临界风险组与产妇年龄风险有关。假设一名女性妊娠21–三体胎儿的年龄相

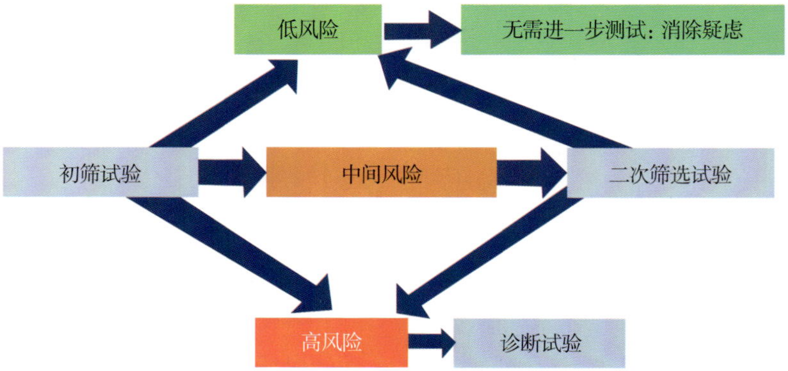

图4–2 中间风险概念

关风险是1/1 200，初次筛查后的风险是1/700，她就属于临界风险组。如果她的年龄相关风险是1/400，最终风险是1/700，那么她就属于低风险组。

多年来，随着对人群中可接受和可实施的筛查方案有了更好的理解，随着现有检测技术的改进，筛查方案不断发展。准确地说，我们今天所采用的确切方案将有可能会改变，但筛查胎儿非整倍体的“概念”将保持不变。

4.3 哪些孕妇应该接受胎儿非整倍体筛查

每个妇女都有生下非整倍体胎儿的风险，这种风险随年龄和以前的非整倍体妊娠史而变化，但没有任何年龄是胎儿染色体异常的“零风险”。因此，每个孕妇都应该进行胎儿非整倍体筛查。记住关于筛查检测的几点是很重要的：

1. 应该为所有孕妇提供胎儿非整倍体筛查；

2. 必须进行充分的检测前咨询（咨询的细节将在本书的第18章中讨论）；

3. 接受或拒绝检查是女性的权利，只要她在知情的情况下做出选择；

4. 如果她拒绝此类筛查，这一事实必须在她的病历中正式记录；

5. 如果她接受筛查，那么应该提供最佳检测，并在专门的“筛查后咨询”门诊中向她解释结果；

6. 在辅助生殖的情况下，如果使用“冷冻自卵”或“供体卵子”进行受精，则必须将取卵时母亲的年龄或供卵者的年龄作为胎儿非整倍体年龄风险的基线。

4.4 筛查胎儿非整倍体有哪些检测方法

有几种检测方法可用于筛查妊娠期胎儿非整倍体。这些检测的组成部分各不相同，临床医生必须很好地了解每一项检测，以便他们合乎逻辑地、适当地应用于他们的患者，并得到预期的结果。以下检测可以提供给任何选择胎儿非整倍体筛查的孕妇：

1. 妊娠早期联合筛查；

2. 妊娠中期四联筛查；

3. 胎儿游离DNA检测；

4. 妊娠中期遗传超声（超声软指标）。

4.5 妊娠早期联合筛查

该检查包括颈项透明层测量（11～14周）和血液生物标志物检查，以帮助评估非整倍体的风险。传统上，联合检测包含两种生物标志物—游离人绒毛膜促性腺激素（β-hCG）和妊娠相关血浆蛋白-A（PAPP-A）。颈项透明层是指妊娠早期胎儿颈部后方皮下积液的超声表现。颈项透明层增厚与胎儿非整倍体的风险增加有关。有关NT测量的详细信息可在“妊娠早期超声筛查”一章中获得。生物标志物是在“胎儿-胎盘”单元中产生的化学物质，它们的相对水平在非整倍体妊娠中以统计学显著差异的方式变化，因此，这些值可用于生成妊娠中非整倍性的定量风险。

人绒毛膜促性腺激素（hCG）是一种由胎盘大量分泌的激素。hCG的游离β亚基用于妊娠早期筛查。血清绒毛膜促性腺激素的浓度通常在妊娠8～10周在母亲的血液循环中迅速上升，之后妊娠中晚期下降并稳定在一个较低的水平。与整倍体胎儿相比，21-三体胎儿妊娠早期游离β- hCG值几乎是正常值的两倍。与整倍体胎儿相比，13或18三体胎儿的游离β-hCG水平非常低。这些生物标志物的绝对值以该妊娠期的“中位数倍数”（MoM）表示，为了便于比较，并且“中位数”是“集中趋势”的度量，因此更容易理解和记住“正常”值将接近1MoM。与此值的任何偏差都表示为增加（例如，3.5MoM表示比预期值高3.5倍）或减少（例如，0.2MoM表示是该妊娠期预期值的1/5）。

PAPP-A是一种蛋白质，首先由发育中的滋养层细胞产生，然后由生长中的胎盘产生。在正常怀孕期间，母亲血液中的PAPP-A水平一直升高，直到分娩。非整倍体胎儿往往胎盘中PAPP-A产生水平降低，因此被用作风险评估的参数。

“二联生物标记物”检测可在妊娠9～14周内进行检测，但用于评估非整倍体风险的“NT扫描”只能在胎儿CRL为45～84 mm的时间范围内进行，即在妊娠11～14周。在筛查非整倍体时，“联合试验”的敏感性远高于妊娠早期单独的生化筛查或NT扫描的敏感性。由于涉及两项检测，从工作开展上来讲，所有胎儿医学诊所不太可能在同一天提供两项结果，因此可以根据机构的基础设施和设备条件使用不同的方案。由于在工作安排和患者可接受性方面存在差异，因此需要使用不同的方案来进行妊娠早期联合试验（表4-1）。

“联合筛查”的灵敏度为90%～95%，假阳性率为5%，但这种筛查效果仅限于经“FMF认证”的超声医师和实验室。除非遵循用于评价和验证这些方法的标准，否则无法达到筛查的预期效果。

只要确认“绒毛膜性”，妊娠早期联合筛查甚至可以用于双胎妊娠。多胎妊娠的筛查问题将在“多胎妊娠评估”一章中讨论。

随着孕早期筛查范围和诊所提供监护范围的扩大，人们希望通过在孕早期的检测来实现更多的目标，例如将某些胎盘生物标志物添加到孕早期生化检测中，为筛查孕妇子痫前期提供了机会。这些问题在本书的“在胎儿医学门诊评估母体发病率风险”章节中进行了讨论。

表 4-1　进行妊娠早期联合筛查的不同方案

	方　　案	优　　势	局　　限　　性
模式 1 “一站式诊所”	患者在孕 11 ～ 14 周就诊一次（胎儿 CRL 为 45 ～ 84 mm），进行血液检测。患者在诊所等待，综合 2 个结果在当天给她“联合检测”的结果	1. 患者只需就诊 1 次 2. 能在一次就诊中提供结果并进行咨询，“联合筛查”的两个组成部分都有更好的可接受性	1. 需要内部实验室支持 2. 可能会增加检测费用 3. 虽然对患者来说方便，但她思考筛查结果的时间更少，可能不能完全理解
模式 2	患者参加 2 次筛查试验。在第一次就诊时，采集血清学检测样本，并在几天后进行 NT 测量。在 NT 测量当天，患者得到综合结果。	1. 即便诊所没有内部实验室也可以进行	1. 需要 2 次就诊，增加了不遵医嘱的机会
2 次就诊——先行生化标记物检测	需要记住风险计算只有在超声和生化结果都出来之后才能进行，而不是单独进行	2. 筛查前咨询可以在第一次就诊时进行，这样她就有足够的时间来理解这个概念，并就这个过程提出问题，从而提高患者的总体满意度。	2. 在极少数情况下，检测后才发生胎儿流产，患者会对看似“不必要”的检查产生疑问或不满，会给医护人员的咨询带来困难。
模式 3	患者进行 2 次筛查试验。在第一次就诊时，进行 NT 超声筛查，并进行血清学筛查试验的咨询，有助于提高筛查试验的敏感性。然后，患者采血进行血清学筛查，并在几天后结果出来后返院进行筛查后咨询。	1. 即便诊所没有内部实验也可以进行	1. 需要 2 次就诊，增加了不遵医嘱的机会
2 次就诊——先超声后血清学检测	需要记住风险计算只有在超声和生化结果都出来之后才能进行，而不是单独进行。	1. 筛查前咨询可以在第一次就诊时进行，这样她就有足够的时间来理解这个概念，并就这个过程提出问题，从而提高患者的总体满意度 3. 少数情况下，如果超声结果有明显异常，不管血清学结果如何最终的监督计划可能需要修改，这样就可以避免在这些特殊情况下再进行血清学检测。这对于患者自费检查，希望节省不必要的检查费用的情况下很重要	2. 即使超声检查正常，在联合筛查中也有可能出现高风险的结果，有时会让患者感到焦虑，可能需要进行更广泛的咨询

4.6 妊娠中期血清学生化筛查（四联筛查）

妊娠15～22周在孕妇血清中检测特定的胎盘产生的化学物质，以确定胎儿非整倍体的风险。在胎儿染色体异常的妊娠中，这些化学物质的相对比例会发生变化，因此检测这些物质的浓度并根据相应孕周的“中位数倍数（MoM）”进行比较，是血清学筛查的基本原理。

传统上，采用三联血清学试验来评估唐氏综合征的风险。该试验通过检测孕妇血清中的甲胎蛋白、人绒毛膜促性腺激素和非结合雌三醇来判断。三联试验的敏感性为60%～70%，假阳性率为10%～15%。将一种新的标志物抑制素A添加到三联试验中，形成四联生物标志物筛查试验，其敏感性更好（80%～85%），假阳性率更低（10%），因此已成为妊娠中期母血生化学检测的首选方法。四联试验涉及的分析物及其在21-三体综合征中的预期变化详见表4-2。

表4-2 四联筛查的标记物和21-三体的预期变化

标记物	与整倍体胎儿妊娠相比，21-三体综合征妊娠中的预期变异
人绒毛膜促性腺激素	升高
抑制素A	升高
甲胎蛋白	降低
非结合雌三醇	降低

基于这些物质分析计算风险的复合算法是通过认可的软件完成的，关键点仍然是孕妇基线年龄和正确估算孕周。因此，这种四联筛查可以提供给错过了妊娠早期筛查但希望在妊娠中期得到优质的风险重评估的孕妇。确定孕周很重要，根据孕早期超声确定孕周的方法仍然是最准确的。实际上，妊娠早期超声评估孕周可以用于计算整个妊娠期间的孕周，以避免困惑。许多实验室在妊娠早期已确认孕周的情况下，仍然使用妊娠中期的双顶径重新计算孕周，这是不可取的，因为孕周校正应该只在早孕期进行一次，并且不应重复更改。如果妊娠早期没有校正胎儿孕周，并且母亲月经周期推迟或末次月经日期不可靠，那么最合理的选择仍然是使用妊娠中期生物学测量，特别是根据双顶径确定预产期，尽管这可能会因早发型宫内生长受限或胎儿畸形而产生偏差。如果使用双顶径推算孕周，实验室通常在BPD30～50 mm的范围内进行四联筛查。同样，如果使用末次月经推算孕周，孕15～22周的时间窗口是可接受的，但孕16～18周是最佳选择。

妊娠中期筛查风险评估的另一个要点是考虑妊娠早期筛查结果，前提是它们是可靠的。理想情况下，如果妊娠早期联合筛查是“低风险”，则无需进行妊娠中期血清学筛查，因为该检查的灵敏度低于妊娠早期联合筛查。

四联试验也是一种筛查试验，结果通常表明胎儿非整倍体的“低风险”或“高风险”。“低风险”患者可以放心，而“高风险”患儿则需要进一步评估以确定是否需要进行确诊性的染色体核型检测。

4.7 胎儿游离DNA检测

这是一项针对主要的胎儿非整倍体畸形而进行的高灵敏度（99%）的筛查测试。胎盘床内胎儿细胞凋亡后将DNA碎片释放出来，并通过胎儿胎盘的血管输送至母体的循环中，该技术基于对母体循环中的胎儿游离DNA的分析而进行。

这项检查在妊娠10周后即可通过孕妇血液检测。该检测分析了DNA中的“胎儿部分”，如果胎儿DNA占比超过4%，则结果对于胎儿筛查是有效的。假设母体是正常的，且在母体血液中没有其他“非母体”DNA来源，那么结果很可能表明基于胎儿DNA的结果，因此在21号染色体三体评估中报告的灵敏度超过99%。结果再次分为“高风险”或“低风险”，对于胎儿非整倍体高风险结果需要进行进一步的侵入性检查。对于“低风险”情况，胎儿染色体状况可以再次保证，因为这项测试的阴性预测值（在有良好的胎儿DNA占比的情况下）非常好。然而，在“高风险”结果的情况下，建议通过羊膜腔穿刺确认胎儿染色体状况。有一些原因可能导致假阳性结果，比如限制性胎盘嵌合、母体染色体嵌合、母体肿瘤相关的核型异常等。因此，胎儿游离DNA检测不是一项诊断性测试，胎儿游离DNA检测的“高风险”结果必须进行诊断性检测进行后续跟进。

这项测试更高的灵敏度确实会让临床医生感到“诱人”，尤其是在经常因标准筛查测试的“假阳性”和较低检出率而感到困扰时。然而，作为“初级筛查测试”，胎儿游离DNA并未被证明非常有用或成本效益更高，妊娠早期筛查的额外获益远不止于胎儿非整倍体畸变的筛查，因此仍然使妊娠早期的“联合检测”作为初级筛查的更好工具。

4.8 妊娠中期遗传超声图

这是一项对胎儿的系统超声评估，以寻找中孕期（16～24周）胎儿非整倍体的任何明显“标记”。在扫查时可以看到“主要标记”或“次要标记”。主要标记是明显的结构异常，明显增加相关染色体异常的风险，从而证明有必要进行侵入性检测以确定染色体核型。“次要标记”是经过专业超声医师培训后能够检测到的微小特征，虽然它们可能不会对胎儿造成任何功能上的影响，但它们的存在或缺失会改变胎儿非整倍体的风险。在妊娠中期扫描中发现，有许多与胎儿非整倍体风险相关的“微小”或软标记，如鼻骨缺失/发育不全、脑室扩张、右锁骨下动脉迷走、心室内灶性强回声、肠管回声增强、胎儿肾盂分离、股骨或肱骨短等。个别标记及其重要性已在系统中期扫描评估章节中提到。

这种变化是基于特定次要标记与胎儿非整倍体相关的“似然比”发生的。这个比值（LR）是通过在非整倍体胎儿中发现该标记的“可能性”与在正常整倍体胎儿中发现该标记的“可能性”之比来计算的。

因此，一个在整倍体胎儿中常见并且在非整倍体胎儿中也可见的标记，其似然比会比一个在正常胎儿中很少见的标记要低。

这里需要理解的一个重要概念是，就像某个特定标记的存在基于其单一的阳性概率增加21-三体风险一样，其他标记的缺失也会基于其共同的阴性概率降低21-三体风险。因此，任何提到一个软标记的报告都必须提到其他软标记的存在/缺失。21-三体的最终风险取决于阳性概率和阴性概率综合计算。随着越来越多的数据积累，根据这些标记在正常人群与非整倍体胎儿中的流行率比较，个别标记的重要性会不时发生变化。因此，对于所有胎儿医学从业者来说，随时更新筛查协议是至关重要的。

总之，有一系列的检测方法可供筛查，每种方法都有其优点和局限性。并非所有的检测方法都适用于所有患者，因为这会导致极大的混乱，并且违背了检测初衷！每个医院必须采用适合本地实践的筛查协议，但必须有基于证据的方法支持其使用。关于“联合”筛查、“顺序”筛查、“依赖性”筛查或“综合”筛查的文献很多。每种模式都可以根据资源的整体可用性、效率和患者满意度来应用在一个单位中。在许多情况下，人们必须为“随机”筛查模式制定计划，因为卫生保健求助者可能在某个妊娠期不均匀出现，或者可能带有多份过去令人困惑的报告——这是许多实践尚未标准化的领域的现实。虽然追求统一和循证护理应该是不断前进的过程，但临床医生必须了解和适应针对当地人群的实践，至少能够让人们对胎儿筛查有所认识。最终目标是为每位孕妇提供理想的筛查解决方案。

胎儿非整倍体筛查要点

1. 非整倍体的筛查应普遍提供给所有孕妇。
2. 在预检咨询中必须讨论可用的测试选择、其效能和局限性。
3. 筛查是自愿的，人们有权选择退出筛查过程——这个决定应该有充分的信息和文件记录。

4. 考虑到科学、技术和指南的不断进步，筛查方案应该是最新的。

5. 筛查结果应在测试后的咨询会议中向女性解释，以帮助减轻疑虑和担忧。

6. 合理的筛查策略可以帮助妇女提供非常满意的体验，是怀孕保健的良好辅助手段。

推荐阅读

Agathokleous M, et al. Meta-analysis of second-trimester markers for trisomy 21. Ultrasound Obstet Gynecol. 2013;41:247–261.

Benn P, et al. Position statement from the chromosome abnormality screening committee on behalf of the board of the international society for prenatal diagnosis. Prenat Diagn. 2015;35(8):725–734.

Cuckle HS, Wald NJ. Principles of screening. In: Wald N, Leck I, editors. Antenatal & neonatal screening. 2nd ed. Oxford: Oxford University Press;2000.p.3–22.

Nicolaides KH. A model for a new pyramid of prenatal care based on the 11 to 13 weeks' assessment. Prenat Diagn. 2011; 31: 3–6.

Nicolaides KH, et al. First-trimester contingent screening for trisomies 21, 18 and 13 by biomarkers and maternal blood cell-free DNA testing. Fetal Diagn Ther. 2013; 35: 185.

（何桂林　陈魁　关莹　译；
张宇　校）

胎儿影像评估基础 5

在胎儿医学中，胎儿影像学检查是评估胎儿是否是“患者”的最重要的检查之一。任何临床检查都是从“体检”开始，即使在胎儿医学中，“体检”胎儿也是从实际的检查开始。与其他专业不同的是，胎儿医学患者隐藏在我们视线之外，位于母亲体内！因此，为了可视化胎儿，我们必须使用技术来克服母体组织的屏障，“超声波”已成为我们的“魔眼”帮助我们通过母亲的腹部“非侵入性”地看到胎儿。

医生通常会被超声技术的基础物理学概念吓倒，我们认为要完全理解这些深厚的理论物理知识是不可能的！！然而，重要的是，需要了解这些基础知识，也需要了解这项杰出技术的潜力和局限性，因为它是一种革命性工具，它的应用在与日俱增。

声波是机械波，具有遇到障碍物会被反射回来的特性。超声波的“频率”是每秒声波振动（周期）的次数。频率单位是赫兹（Hz）。超声波频率大于20 000 Hz，人耳听不到（20 ～ 20 000 Hz是人类能听到的范围）产科超声采用频率2 ～ 15兆赫（MHz）。超声波的频率越高，分辨率越好，但穿透深度小于低频波。因此，在胎儿影像学检查中，必须在分辨率和穿透率之间做出最佳权衡，以获得胎儿评估所需信息的最佳效果。

超声机器包括一个换能器或称为“探头”用于发送和接收来自检查区域的信号；一个处理器用于将信息转换为“屏幕”上我们所见的“图像”和一个“控制元件”用于协调整个系统的指令（图 5-1）。

探头即换能器是由数个“压电”晶片组装在一起构成。这些晶片在带电时会产生机械波，反之，当对晶片表面施加压力将产生电流。这种“压电效应”及其反向作用致使扫描机形成图像，进而我们能够破译以了解胎儿解剖结构和生理机能。

超声波按照既定路线进入组织，并从组织界面反射回来。反射发生在具有不同声密度的介质表面，并且与相应介质声密度的差异成正比。声密度差异小产生低回声。如果声密度是同质的流体，如血液、羊水和尿液，整个波都将被

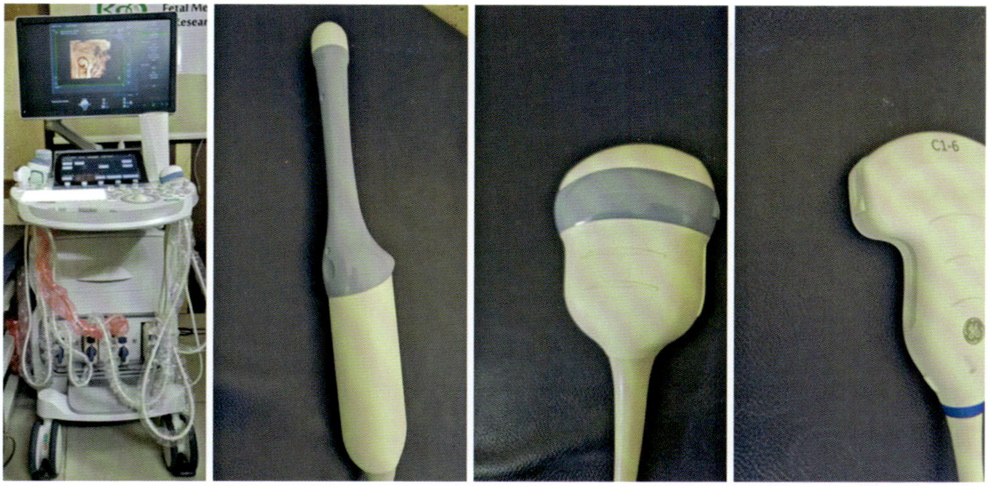

图5-1　超声探头

传播，不发生反射，形成“低回声”图像。当声密度明显不同时，例如遇到骨骼等致密组织时，图像是“高回声”（图5-2）。

反射的波中所包含的信息被转换成电脉冲并输入计算机处理成超声波图像。处理器根据发射和接收之间的时间差计算信号的位置（深度）。靠近传感器的组织其回声比深处的组织反射更早。然后处理器的图片被呈现在电脑显示器（屏幕）上。

声速为1 540 m/s是恒定的，这是由其波长和频率所决定。频率越高，波长越短。高频换能器具有更好的空间分辨率。这意味着他们可以更好地区分感兴趣区两个相邻结构的边界。然而高频波的穿透能力有限。因此，高频探头用于检查浅表结构，低频探头用于检查深部组织。腹部换能器使用的频

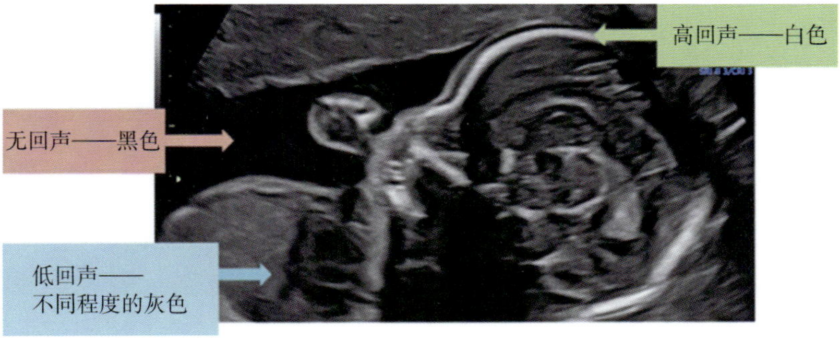

图5-2　高回声及低回声

率为2 ～ 6.5 MHz，经阴道换能器使用5 ～ 15 MHz。

现在最常用于胎儿研究的超声扫描形式是实时灰度“B型超声”。B型超声根据感兴趣区的两个轴呈现反射。他们使用灰度来反映信号的强度并赋予图像质感。

在胎儿评估中，屏幕上胎儿的影像是通过操作者进行显示，因此重要的是要牢记正在扫描部位的“方向”。很多时候，操作员不会使用整个显示屏，这导致很难在不放大图像的情况下在屏幕上看到结构。大多数机器都具有“缩放”的功能，通过放大感兴趣区以最佳方式使用屏幕和更好地可视化是很有必要的。

机器上的“增益”可以被调整，以改变图像的亮度及对比度特征。通常，当像骨骼这样的高回声结构被可视化时，“增益”可调小以使得边界清晰。然而，当期望软组织得到更好显示时，“增益”必须增加。

这里的图片（图5-3）显示了增益变化对胎儿头部图像的影响。当增益较低时，颅骨边缘清晰，但颅内结构不清晰。当增益增加，脑组织可视化更好，但代价是出现了骨边缘的模糊。

B型超声的另一个属性是实时性。当第一次使用超声波时，图像是静态的。现在进入实时模式已经有几十年了，图像的移动与感兴趣区在现实生活的活动相同，类似于照片和视频之间的区别。加入深度及三维的概念，通过专用转换器及计算机软件使3D超声成为可能。这进一步发展到实时3D超声，也称为4D超声。3D/4D成像发挥了胎儿影像的潜力，使其又向前迈进了一步，除了单纯的平面成像，也能实现“体积”分析，这

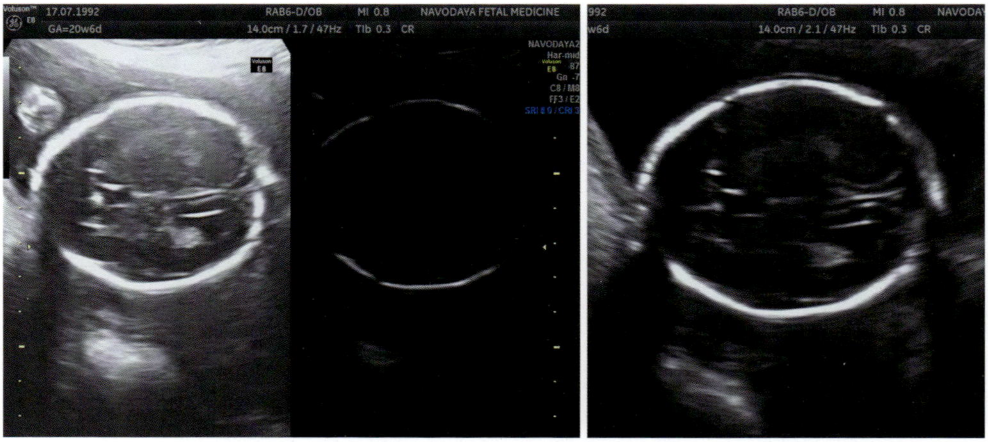

高增益　　低增益　　中等增益

图5-3　增益设置：高及低

样可以更好地描绘胎儿的解剖结构、胎盘平面等。图5-4显示了2D和3D图片的比较——“4D”超声中的第四维度实际上是“时间”，例如3D的实时成像就被称为4D成像。

M型超声是指B型超声的动态模式。目前用于产科评估胎儿心脏运动，评估心率和节律以及瓣膜和心肌的运动。图5-5显示了胎儿心率的M型超声。光标穿过组织，通过图像上与相对

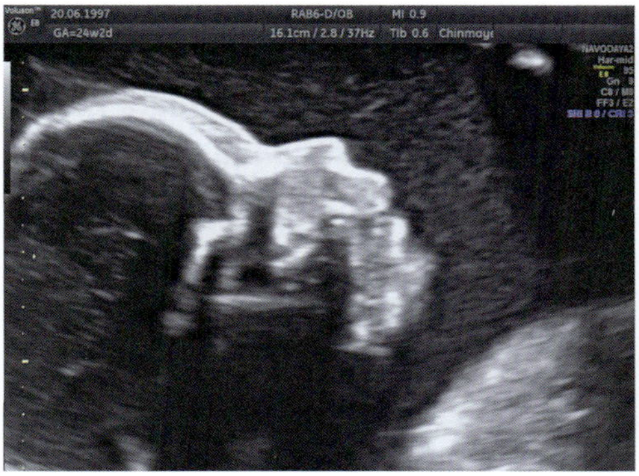

2D胎儿面部图像

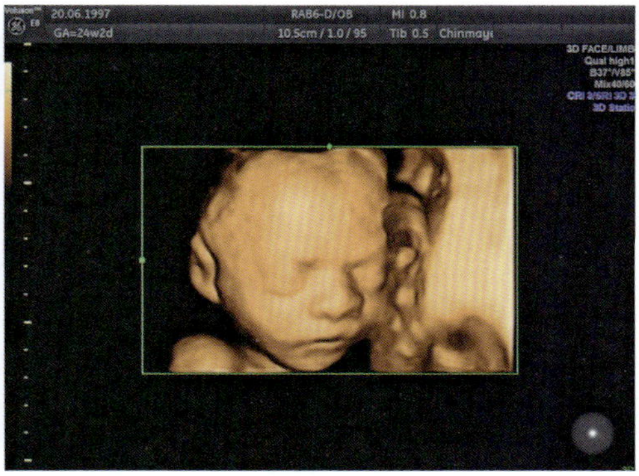

3D胎儿面部图像

图5-4　2D/3D图像

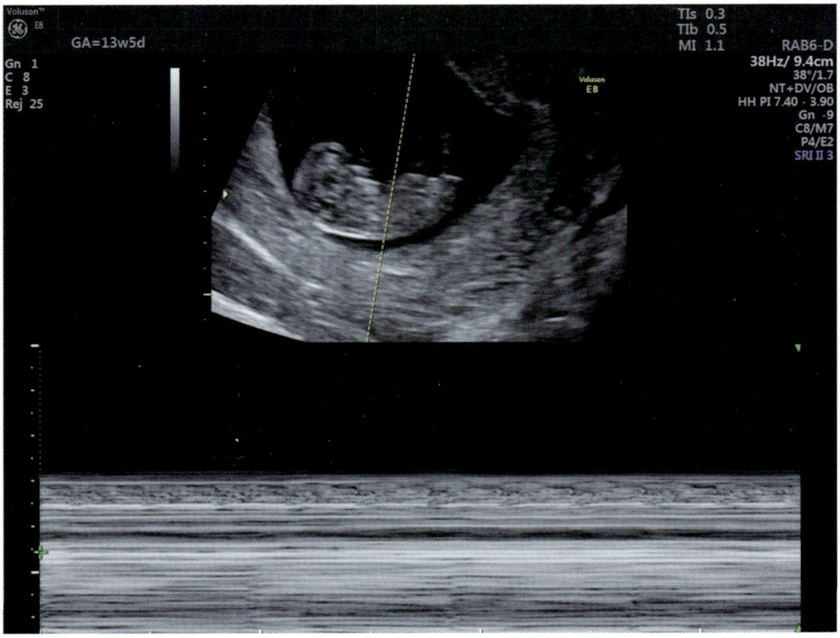

图5-5　M型超声

应区域一致的脉冲波动，所有运动均能被检测到。

5.1 胎儿MRI

在非常有限的情况下，胎儿磁共振成像可用于增强超声检查结果并帮助进一步完善诊断。多年来，MRI已经证实了超声检查结果，特别是在胎儿中枢神经系统畸形中，因为它能更好地描述软组织的结构，MRI的作用已经得到认可。早期研究显示，MRI对比超声有明显优势，但随着超声技术和胎儿超声专业水平的提高，胎儿MRI的实际应用仍然相对有限。胎动影响MRI优质图像的采集，有时为获得胎儿静止时的MRI图像，需要额外增加扫描成本和时间投入（图5-6）。

MRI可以提供有关晚期妊娠胎儿中枢神经系统畸形的有用信息，但到那时妊娠计划不会有很大变化。在整个妊娠阶段，无对比剂1.5T MRI的安全性已被接受。有时行MRI检查有助于重新明确超声检查结果，一旦超声结果存在质疑，应用MRI检查对于医疗法律责任的承担能提供更好的证据。因此，MRI不能取代超声在胎儿成像中的作用，但在有合理指征的特定病例中可以发挥辅助作用。

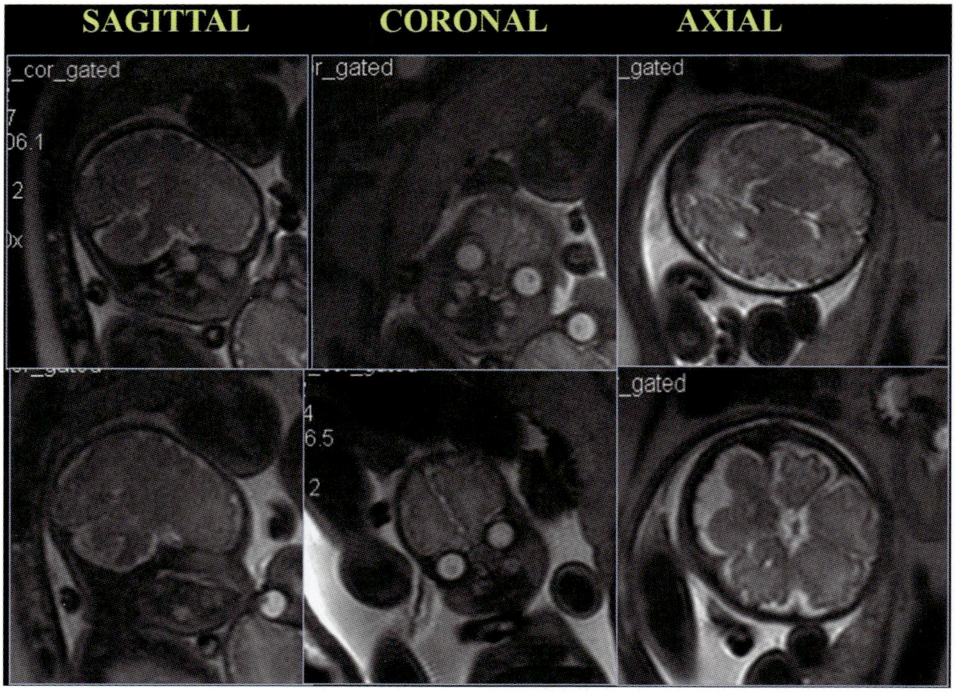

图5-6 T2WI矢状位、冠状位、轴位

总之，平面二维超声很容易与多普勒技术相补充，依然是最重要的胎儿成像方法。额外的多平面成像（3D/4D）用于表面成像、更好地存储影像数据以及后期处理，有助于学习和教学。胎儿磁共振成像作为一种辅助方式，在对超声检查结果存在疑问时，特别是对中枢神经系统畸形软组织的划分至关重要。

胎儿医学中所有影像学检查方法见图5-7。

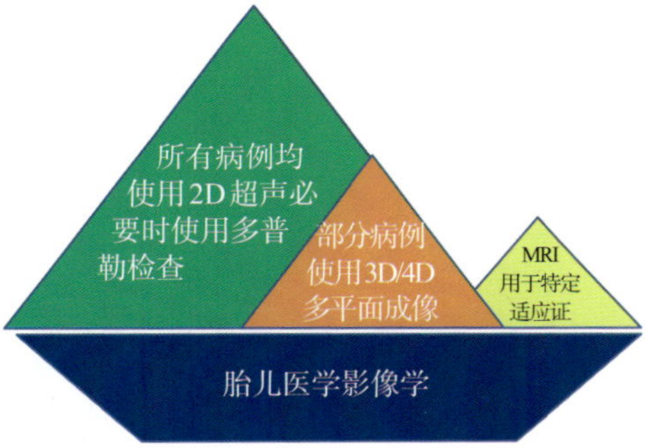

图5-7 胎儿医学影像学

5.2 超声的安全性

超声仍然是最安全的胎儿评估方法之一，尽管经过了几十年的使用，诊断性超声评估对患者及胎儿的生物学影响尚未得到证实。慎重使用这种模式对患者的益处大于风险。大多数研究和监测机构已经证实了这一事实，并制定了安全准则，以进一步减少可能的潜在危害。因此，对于任何医学检查而言，只有在有明确指示的情况下进行检查是明智的。执行检查的操作者应谨慎使用适当能量，并记录研究的持续时间，以遵守ALARA原则。这一原则简单地表明，应优化技术细节的使用，以获得频率、功率和持续时间尽可能低的高质量图像。

5.3 一些良好的实践要点

虽然超声本身是一种安全的胎儿评估方法，但超声仪需要保持在最佳状态才能获得最佳胎儿成像效果。机器应放置在有温度调节设施的房间里以保持恒定的室温，因为扫描仪工作时可能产生大量热量。应连接稳定、不间断的电源，以防止潜在危险的电压波动。探头必须小心操作，以防止任何机械损坏。扫描结束后应使用软纸巾或布将探头擦拭干净，以去除任何残留的耦合剂。重要的是在不使用探头时将其“冻结”，以防止不必要的压电晶体加热。大多数机器都安装在可以锁定和解锁轮子上，以方便移动设备。对扫描室助理人员进行正确的机器和探头处理培训，将大大增加扫描机的使用寿命，减少不必要的磨损问题。

5.4 伦理学考虑

在进行超声检查的孕妇是一个人，而不是实验室标本，这点很重要。孕妇可能已经了解并接受过多次检查，但她仍然会像第一次检查那样焦虑、无知和忧虑。应向她保证“无痛”和安全，尤其是对于胎儿来说是安全的。临床医生需要先做一个简短的情况介绍，恰当的介绍临床医生检查的目的。做检查前应进行临床特征复查，并按照制度和法律规范完成适当的临床信息和知情同意书。因为该操作步骤涉及隐私，虽然是合法的，应限制医务人员进出检查房间。在可能的情况下，尽量保持那些不需要与探头接触的部位被覆盖。因为超声耦合剂和血液可能很脏，所以可以贴心地为患者提供一件可以更换的外衣或长袍。

我们需在孕妇等待检查时重点告知孕妇，在对胎儿进行检查时不需要空腹，经腹超声需在仰卧位进行，在妊娠晚期，这可能会影响下肢到心脏的静脉回流，患者可能感到昏厥或隐约不舒服，应改成侧卧几分钟后再恢复扫描。经阴道超声不需要取截石位或将足悬吊在马镫上，折叠台有助于阴道探头有角度地进行检查。如果没有这种条件，在骨盆下面放一个垫子也是很有帮助的。如果没有特殊的探头套，可以用避孕套来覆盖特殊的阴道探头上。操作人员在进行阴道检查时必须戴手套，必须强制性使用一次性探头套。风干换能器可以消除人类免疫缺陷病毒，但不足以消除其他微生物。有些机构还将探头浸在杀灭微生物剂溶液中消毒，但这需要遵循制造商的建议，也可以用专门的探头净化仪器。必要时应使用超声耦合剂，以保证探头的平稳移动。这些检查用的耦合剂让孕妇感到十分冰凉而且不舒服。所以，在冬季，应该加热耦合剂才能更好地协助超声检查。当使用耦合剂时，为了预防感染，必须进行耦合剂消毒。进行完一个完整的胎儿扫描后，要以最大程度的谨慎和保密性来完成报告，报告的最终形成和传达给家长的内容应一致。当结果正常时，胎儿超声对父母来说应该是一个非常满意的体验，当胎儿被检测出异常时，医生应该进一步确定胎儿畸形并且准备多学科诊疗计划以了解存在的问题并指导下一步的治疗。

胎儿医学影像是胎儿评估的核心，就如下列章节所介绍的那样，本章的内容旨在介绍给读者胎儿医学的仪器、设备、技术以及对介入性操作的辅助作用。

（李苹　顾硕　陈志强　关莹　沙蔚然　邢增能　陈嘉青　译；凌奕　校）

胎儿生物测量 6

"Bios" 代表生命，"metro" 代表测量，所以 "biometry" 是一个用来表示 "测量" 生物的术语。在胎儿医学中，生物测量是测量胎儿某些特定部位，通过这些生物测量数据的组合来估计胎儿体重，以便对胎儿生长进行评估。

胎儿生物学指标的测量是用超声仪并在屏幕上放大图像后进行的，测出这些 "绝对" 值以后，用基于通过包括横断面和纵向研究的大量人口数据的 "百分位数" 表示。这些生物学测量指标是评估每个胎儿的重要组成部分，因为无论是正常生长的胎儿还是异常生长的胎儿，胎儿的生长状态都是确定胎儿是否正常的基本参数之一。无论是胎儿生长滞后小于其预期胎龄参数的小于孕龄儿（small for dates, SGA），还是生长速度过快的大于孕龄儿（large for dates, LGA），即使没有检测到任何的结构异常，预后都比正常生长的胎儿差。"正常参数" 是根据基于人群研究来源的参考图表和标准图表定义的，"胎儿生长" 的概念将在本书的另一章中详述。本章节主要讲述如何在怀孕的每个阶段评估胎儿大小，即测量胎儿各个部位的方法。

目前研究已证实胎儿的生物测量参数与胎龄相关，它们在胎儿发育的不同阶段是不同的，因此，胎儿的生长评估可据此进行。

6.1 妊娠早期超声生物测量

早期妊娠超声最重要的是确定宫内妊娠及胚胎是否存活，其次才是生物测量。妊娠第5周时，在经阴道超声（TVS）上首次可见 "妊娠囊"，表现为一个被一圈绒毛膜绒毛强回声环绕的小透光区。卵黄囊在妊娠第6周出现，呈现为边缘有强回声的低回声环。到妊娠第6周末时，可以看到2 ～ 8 mm的胎芽及胎心。

经腹部超声（TAS）对以上妊娠早期标志的显示比TVS晚1周。 随着超声设备分辨率和穿透性的提高，这些时间的限制势必每年都会被重新定义（图6–1）。

早孕超声生物测量参数见表6–1。

6.2 早期妊娠生物测量的意义

CRL（顶臀径）是测量胚胎纵轴的

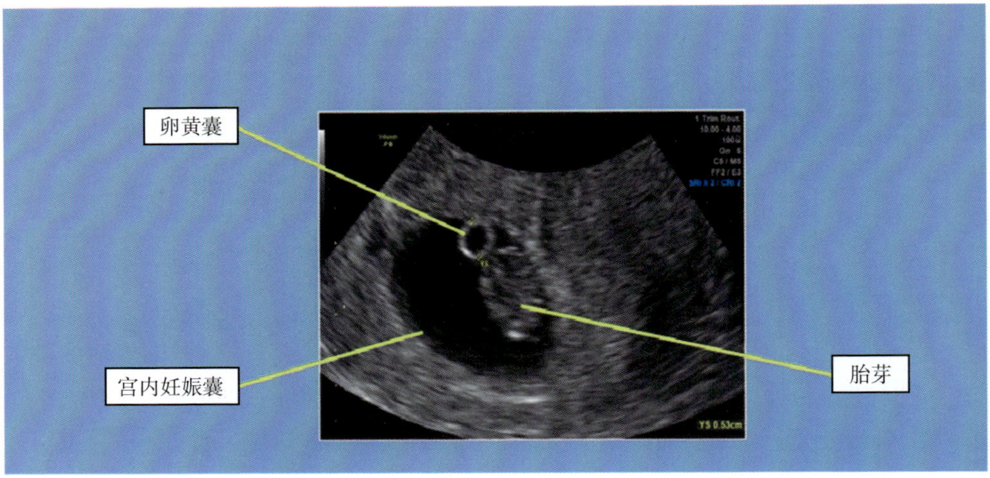

图6-1　早孕超声

表6-1　妊娠早期超声生物测量参数

	测 量 方 法	图 像
胎芽	沿胎芽纵轴（测量的最长长度不包括卵黄囊和肢体），以顶臀长（CRL）表示单位为毫米（mm）或厘米（cm）	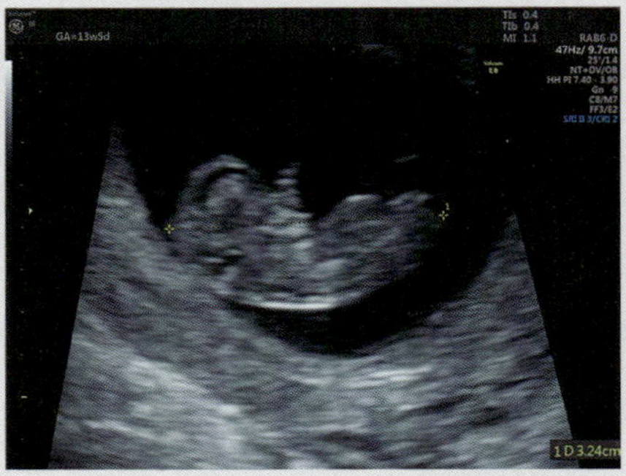
卵黄囊	直径：直线测量卵黄囊的最长直径	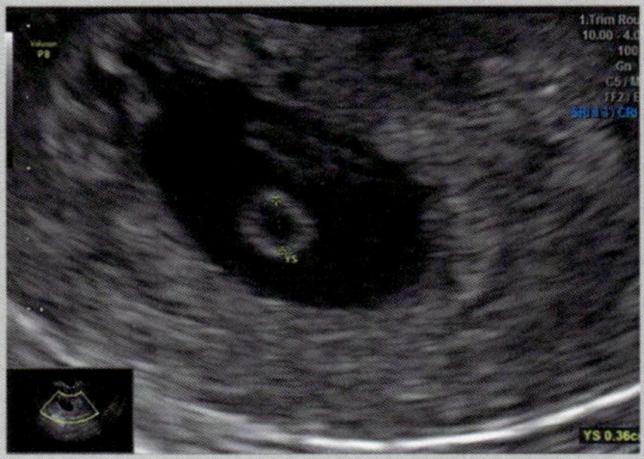

（续　表）

	测　量　方　法	图　　像
孕囊	平均孕囊直径（MSD）：在3个正交平面上测量孕囊的纵向直径之和除以3	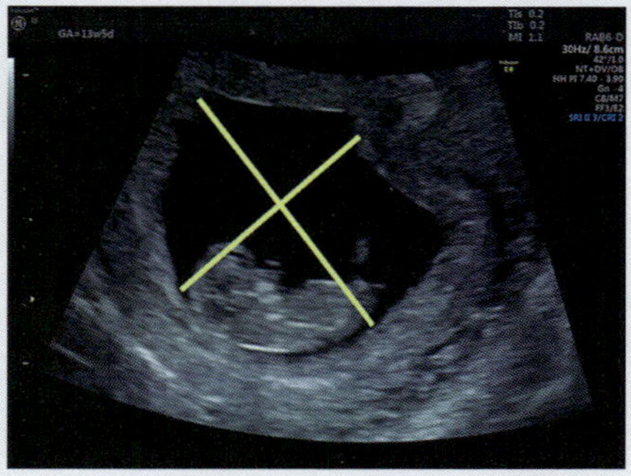
胎心率	每分钟心跳数：用卡尺在胎儿心脏活动的M模式测量	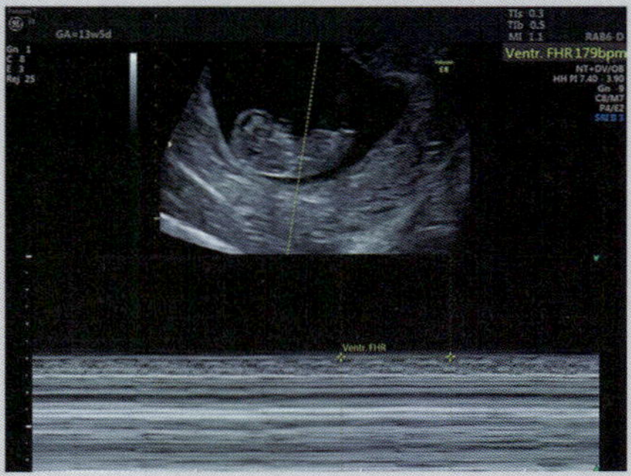
双侧附件情况（如母体卵巢或任何其他肿块，比如囊肿等）	大小：至少在2个垂直平面上的线性测量	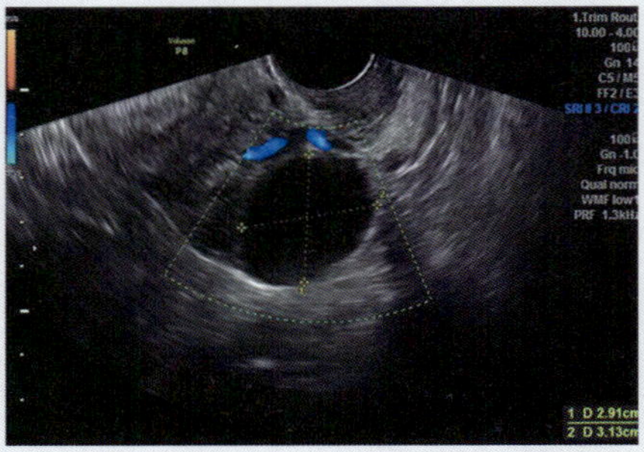

最大长度，它是妊娠6～14周（或CRL最高至84 mm）的主要测量指标。1975年，休·罗宾逊（Hugh Robinson）在一篇开创性的论文中提出根据胎儿的顶臀长确定妊娠日期，经过时间考验，即使在今天，甚至在最新的关于人类妊娠日期的论著中，人们仍然接受、引用这种方法。人们普遍认为由于种种原因在近40%的孕妇中，对末次月经日期的记忆可能不准确，因此超声测量是妊娠早期最准确

的孕周估算方法。有研究认为，只要超声测量和末次月经推算的孕龄差异在1周之内，这2种方法都可以使用，但如果差异超过1周，则最好在妊娠早期根据超声测量确定孕龄。

在多胎妊娠中，以较大胎儿的CRL为准确定妊娠日期。我们已知有早期的胎儿生长受限，但巨大儿不太可能这么早出现，因此较大的胎儿可能代表正常的生长模式。特别是辅助生殖技术和延迟胚胎移植的多胎妊娠中，这些概念正在进一步完善，就这一方面的内容将在“多胎妊娠”一章中详细讨论。

6.3 “确定妊娠时间是新的开始”

由于主要的产科和围产期的决定是由孕周决定的，因此“确定妊娠时间”在妊娠的总体管理中至关重要。之所以说:“确定妊娠的时间是新的开始”，是因为确定妊娠的“日期”有助于正确规划进一步的监护——这是妊娠期间所有母婴评估的一个新开始。表6–2列举了一些重要的问题，这些问题基于正确的妊娠日期。

因此，在怀孕的前3个月末，应该有一个明确的妊娠日期，正如我们所知道的，LMP（末次月经）不是推算妊娠日期最准确的方法，在检查LMP和妊娠早期超声扫描的CRL（顶臀长）后，应该为妊娠推算出一个预产期或“EDD”（Expected Date of confinement）。此后，在此次妊娠期间，必须向患者解释，每次来进行产科评估时都要引用她的预产期而不是末次月经，因为女性传统上习惯于引用她们的末次月经LMP，这导致了母胎评估的严重混乱。一旦在妊娠早期确定了预产期EDD，就不应该在此次妊娠中改变。

表6–2 确定妊娠日期的重要性

1. 进行胎儿适宜生长的评估
2. 确定胎儿非整倍体和异常筛查超声扫描的时间
3. 确定基于血清生化的非整倍体/PIH筛查的时间和解读
4. 计划侵入性产前诊断检查
5. 决定在PPROM/IUGR/胎儿畸形/多胎妊娠等情况下的分娩

所有产科医生和胎儿医学医生都应该记得在开始评估胎儿之前确定妊娠日期。这将自动消除大多数关于生长问题的困惑。关于生长评估的详细讨论将在第9章（“胎儿生长发育异常”）中进行。

6.4 妊娠中期和晚期胎儿生物测量

妊娠中晚期超声报告的标准胎儿生物测量值为：

- 双顶径（biparietal diameter, BPD）
- 头围（head circumference, HC）
- 腹围（abdominal circumference, AC）

• 股骨长（femur length, FL）

根据这些测量值带入公式计算得出胎儿的估计体重。现在大多数超声仪器的基本计算软件中都包含了这些公式，因此人们不需要记住这些公式，但了解它们的推导是很重要的。

6.5 双顶径

在轴向平面（经脑室平面或经丘脑平面）测量的胎儿颅骨两个顶突之间的长度。从近端顶骨外缘到远端顶骨内缘或顶骨外缘，垂直于颅骨最宽处的大脑镰测量（图6–2）。

6.6 头围

测量头围所需的解剖切面与BPD相同，在颅骨的外缘测量。HC可以直接用椭圆测量（图6–3a, b），也可以由BPD和枕额

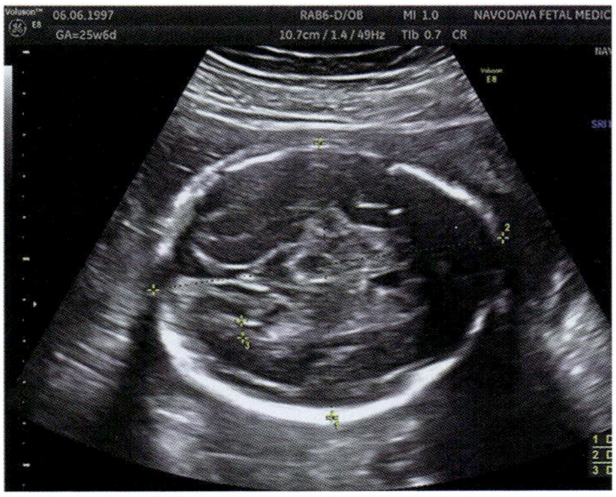

图6–2 BPD

表6–3 胎儿双顶径（BPD）的测量

沿经脑室/经丘脑平面的颅骨轴向视图
低增益设置以获得更锐利的骨边缘
大脑镰间的CSP（透明隔腔）应清晰可见，在此切面应看不见小脑
垂直于大脑镰测量双侧顶骨隆突间的最大直径
一个人可以测量O–O或O–I，但重要的是，在同一胎儿的所有系列测量中使用相同的方案

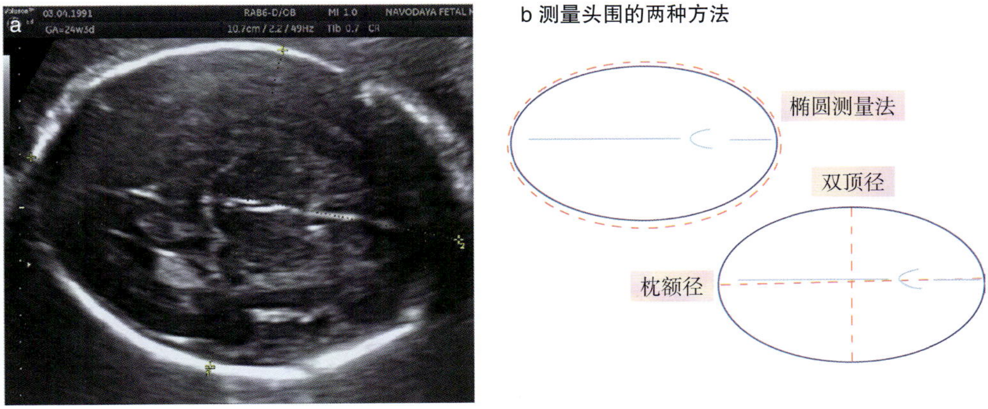

图6–3 （a）HC；（b）HC测量方法

径(occipital-frontal diameter, OFD)算出。

上面已讲述如何测量BPD，测量OFD是将卡尺置于额骨和枕骨的骨回声中间来获得。

在进行两个相互垂直的测量后，使用公式计算头围：HC=(BPD+OFD)× 1.62。

在某些情况下，OFD比通常更长，但BPD较小，胎头的横截面看起来有点像椭圆形，如图6-4a所示，这种情况称为长头。在许多情况下，这可能是一种正常的变异，特别是当胎儿臀位时，但仍有很少的可能是畸形序列的一部分，因此，需要详细的评估。

同样，有时头部形状略偏方，较小的

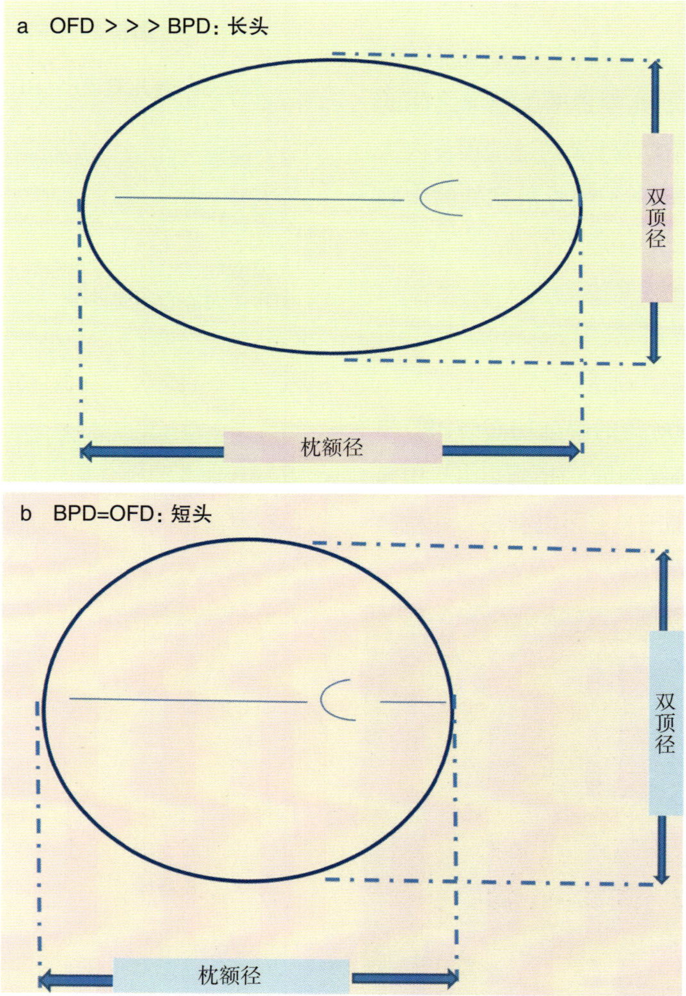

图6-4 (a) 长头 (b) 短头

OFD较大的BPD，导致头短（图6-4b）。这可能是一个正常的变异，但与一些胎儿异常和21-三体有关。

双顶径与枕额径的比值被称为“胎头指数”，其计算公式为：CI=BPD/OFD×100。

在正常情况下，在妊娠中期和晚期，CI在75%～78%，随着孕周的增加，足月胎儿和头位胎儿的CI高于早产胎儿或臀位胎儿。

椭圆测量法的优点是易于应用，但在由于先天异常或胎头已入盆衔接而难以获得胎儿头部完整视图的情况下，周长明显扭曲，可能测量效果不佳。在这种情况下，可行2个垂直轴的独立测量。

这二种方法在临床实践中都是可以接受的，大多数测量者都有个人偏好。重要的是保持相似的测量方案，以避免在系列评估中比较时的混淆。

胎儿头围的精确测量很重要，那些没有在孕早期确定妊娠日期的，可在孕中期用头围确定。对于妊娠的每个阶段，生物测量图表都可以将数值测量转换为“百分位”，在第5和第95百分位之间的测量值被认为是适于日期的。如果HC测量值低于第5百分位（小头畸形）或高于第95百分位（大头畸形），则需要注意胎儿异常的可能性，需要进行详细的评估和随访。

生物测量值可以用百分位数表示，或者用平均值 ±2.5 SD表示，或者用z值表示，这取决于哪种方法符合当地标准和使用者的习惯。在最近发表的论文中描述了使用z值有明显的优势，特别是在比较中，但由于大多数传统用户都精通“百分位数”的概念，它仍然是胎儿生物测定的最普遍的临床解释方法。

6.7 腹围

AC在腹部横切面上测量，可以看到胃泡的平面的外缘，脐静脉进入DV表现为向右弯曲的J型，双侧各有一根肋骨。同样，与HC一样，AC可以沿着上述平面的外边缘测量为椭圆，也可以在图6-5a，b中所示的同一水平上测量横向和前后直径的复合测量。

AC沿皮肤外缘测量，可以采用“椭圆”法，也可以采用两种垂直的径线测量法——腹部前后径（anteroposterior abdominal diameter, APAD）和腹部横径（transverse abdominal diameter, TAD），如图6-5b所示。APAD为前腹壁皮肤至脊柱后部的直线距离，横径为垂直于APAD的同一断面中最宽的距离。

然后用公式计算AC：AC=π（APAD+TAD）/2=1.57（APAD+TAD）。

表6-4给出了进行测量AC时的重要注意事项。

胎儿腹围是生长异常如胎儿生长受限（FGR）或巨大儿发生改变的首要参数之一。这与胎儿腹围的大小取决于胎儿

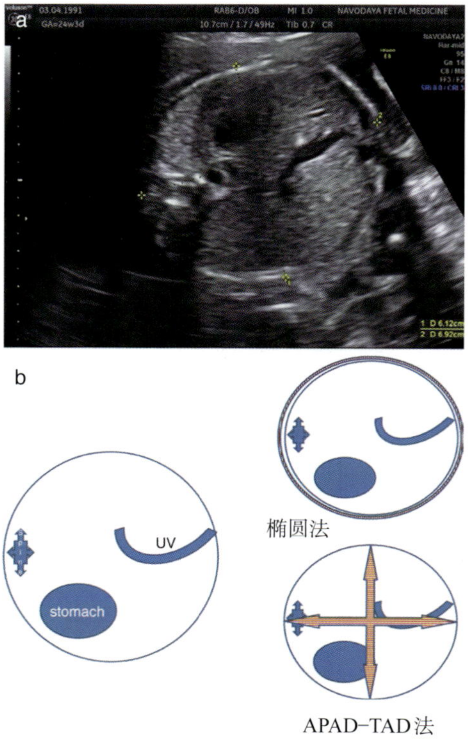

图6–5 （a）AC;（b）AC测量的不同方法

表6–4 测量胎儿AC（腹围）时的要点

胎儿腹部轴位图，在门静脉窦水平处可见脐静脉腹段
为了获得肋骨边缘外的软组织阴影，使用中等增益设置
正常情况下，该切面可以看到胃泡但看不到胎儿肾脏
AC可以沿着这个视图的外缘测量为一个椭圆
或者如文中所述那样单独测量TAD和APAD
最好在脊柱侧向放置的角度测量AC，脊柱在3点钟或9点钟的位置，而不是在前或后的位置
对孕妇腹部施加过大的压力会扭曲AC，导致测量错误

肝脏的大小有关，胎儿肝脏是胎儿能量的储存库。生长受限的胎儿在胎儿头或长骨发育受限之前就会有较小的腹部，因此，胎儿AC的变化是胎儿生长的敏感指标。

6.8 胎儿股骨长的测量

在妊娠中期和晚期，胎儿股骨长被视为通过超声测量估计胎儿的体重一个重要的组成部分。为了获得更清晰的边缘，所有的长骨都在低增益设置下检查，从除骨骺外的一端到另一端进行测量。因此，沿着股骨的长直径测量，同时最好将图像放大，并将骨头放置在与超声束45°～90°的角度。要注意排除股骨远端骨骺，只测量骨化的骨干。照射角度应该是最佳的，以免使骨影提前缩短或延长，导致测量结果不准确（图6–6）。

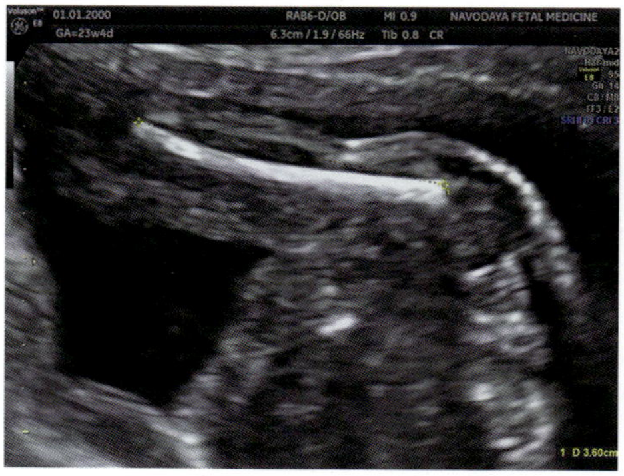

图6–6 股骨长

骨长在参考图上绘制，在连续生长评估中遵循百分位。骨长是一种家族性特征，有时在成人平均身高较低的家庭中，胎儿的长骨可能沿着较低的百分位出现。只要形状和回声正常，并且在2～3周的间隔内有明确的正间隔线性增长，则预计是正常的模式。然而，如果股骨长度远低于第5百分位，并且骨轴形状或曲率异常，则可能存在骨骼发育不良，需要进行详细的检查和检查。测量靠近探头的股骨以避免伪像和不准确。

在常规的生物测量中，没有必要单独测量所有的长骨，对四肢的存在和对称进行一般的可视化就足够了。然而，当孕周与股骨长度不一致时，必须测量所有长骨和胸围，以检查问题是孤立的还是普遍的。

6.9 超声计算估计胎儿体重

利用上述的生物测量参数，胎儿体重可以通过几个公式来估计。文献中有超过30个这样的公式，具有不同程度的准确性，但在常用的情况下，使用AC-FL-HC-BPD计算胎儿体重的Hadlock公式：

- Hadlock 1: Log 10（weight）=1.304+0.052 81*Ac+0.193 8*FL−0.004*AC*FL
- Hadlock 2: Log 10（weight）=1.335−0.003 4*AC*FL+0.031 6*BPD+0.045 7*AC+0.162 3*FL
- Hadlock 3: Log 10（weight）=1.326−0.003 26*AC*FL+0.010 7*HC+0.043 8*AC+0.158*FL
- Hadlock 4: Log 10（weight）=1.359 6−0.003 86*AC*FL+0.006 4*HC+0.000 61*BPD* AC+0.042 4*AC+0.174*FL

胎儿体重的估计准确率高达90%，在较大的胎儿和较大的孕周时，误差会逐渐增加。估计的胎儿体重是胎儿“大小”的标志，但胎儿的生长只能通过对胎儿体重动态的评估来确定。因此，只有在连续测量至少2～3周的时间间隔后，才能对生长进行评论。胎儿生长及其相关概念将在第九章单独讨论。

6.10 补充生物测量：小脑横径

虽然所有上述参数通常用于评估胎儿的大小和孕周，小脑横径也在妊娠中期和妊娠晚期作为孕周的确证证据。小脑横径（transcerebellar diameter, TCD）在一个平面上测量，通过后颅窝获得斜位视图，包括可视化丘脑中线、小脑半球和枕大池。测量穿过小脑脚的最长直径，并将该值与该妊娠的形态图进行比较。胎儿小脑可在孕10～11周时通过超声心动图显示。从妊娠中期开始，它与胎龄呈线性相关。在TCD病例中，小脑是受影响最小的参数，在胎儿生长受限的情况下保持其大小。因此，TCD可以预测精确的孕周（图6-7）。

小脑位于后颅窝，周围是致密的颞骨岩部和枕骨，使其能够承受由外部压力引起的变形，这使得即使在妊娠晚期也可以通过这种测量来评估孕周。因

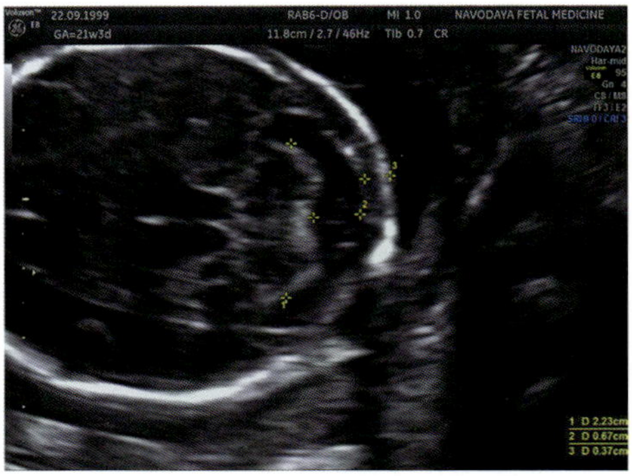

图6-7 小脑横径

此，将TCD测量作为胎儿评估的常规生物测量方案的一部分是一个很好的做法。

以上生物测量参数通常用于确定胎儿的大小，其他几个参数可以在胎儿中评估和测量，这些参数在特定情况下可能是相关的，不需要在每一个胎儿中评估。一个常见的例子是，当胎儿股骨长度比预期的短时，测量所有的胎儿长骨，或者当面部评估显示畸形或不对称时；测量眶间距离。在这些情况下，客观测量有助于量化问题或排除可能的情况。本章的目的是为想要更清楚地了解“通用于所有胎儿的”基础测量的人们提供的基础知识。为了避免混淆，本章中不包括这些扩展的生物测量参数。

在了解了基本的胎儿生物测量之后，同样重要的是要认识到生物测量只评估胎儿的“大小”，而不一定与“生长”相对应。要评论生长，至少需要一个基线确认日期，最好有连续的胎儿生物测量读数，这有助于评论生长模式。我们将在另一章详细讨论胎儿生长问题。

胎儿生物计测量学学习要点

1. 理想情况下，怀孕应该在妊娠早期确定“妊娠日期”——最多在妊娠前3个月末，应该有一个确定的EDD。
2. CRL最多可用于14周妊娠（即最长可达84毫米）；此后，如果需要，HC应该用于确定妊娠日期。
3. 一旦在妊娠早期确定了EDD，就不应该更改。
4. 用BPD、HC、AC和FL进行EFW的计算。
5. 测量TCD可以帮助证实妊娠日期不清的病例和生长情况。
6. 测量结果应与基于百分位/标准差或z值的标准图进行比较。
7. 生物测量是对胎儿“大小”的测量——“生长”评估需要序贯的生物测量。

推荐阅读

Hadlock FP, et al. Estimation of fetal weight with the use of head, body, and femur measurements—a prospective study. Am J Obstet Gynecol. 1985;151(3):333-337.

ISUOG. Practice Guidelines: ultrasound of fetal biometry and growth. Ultrasound Obstet Gynecol. 2019;53:715-723.

Robinson HP, Fleming JEE. A critical evaluation of sonar “crown-rump length” measurements. BJOG. 1975;82(9):702-710.

（陈甦 译）

中孕期胎儿异常超声扫查

7

胎儿解剖结构的系统评估对规划胎儿保健至关重要。中孕期异常超声扫查是最常应用的胎儿超声扫查方法。随着胎儿医学技术不断进步，早孕期胎儿解剖评估越来越受到重视；但中孕期胎儿异常超声扫查仍然不能被替代，由于早孕期胎儿的生理结构尚未发育完善，超声对很多解剖结构无法进行评估。关于早孕期胎儿评估的细节，请参阅第10章。本章节将集中探讨中孕期胎儿的解剖评估。

这种针对性的异常超声扫查，目的是在中孕期对胎儿解剖结构进行常规筛查。因此，所有孕妇都应接受此项检查。经过此项评估，大多数父母可以放心胎儿解剖结构是正常的，并且在超声检测到胎儿结构异常的情况下，可以调整相应的护理计划。

众所周知，即使在“低风险”人群中，有2%～3%的妊娠也可能出现胎儿结构异常。几十年来，随着超声仪器分辨率提高以及对胎儿解剖学和生理学认识深入，超声检测出胎儿异常的可能性显著增加。多年来，越来越多临床单位将此项评估作为常规护理的一部分，并制定了合理、可重复且实用的扫查方案。这些方案有助于规范扫查操作并调整其预期结果。中孕期胎儿异常评估是迄今为止检测大多数胎儿先天性异常最“有潜能的”时机，并且也是做出关于妊娠进程有意义决策的时期。

明确胎儿解剖结构是否正常，对父母和医生而言很重要；任何胎儿异常的诊断都需要进行更深入的检查，以明确预后，并根据胎儿异常的具体问题，对其产前、围产期和产后护理进行调整。由于本书无法对所有胎儿异常进行详述，本章将概述，在标准程序中，超声系统评估胎儿解剖结构的范围，并简要介绍常见的胎儿异常及其预期检查方案。

C. Ratha,A. Khurana, Fetal Medicine, https://doi.org/10.1007/978-981-19-6099-4_7

7.1 进行胎儿异常扫查的先决条件

胎儿异常超声扫查是一种高度专业化的胎儿解剖结构筛查方法，旨在检测胎儿结构异常。超声医师需要进行专业的培训，以获得胎儿超声图像成像的技能，以及对胎儿评估结果解读的能力。一台高分辨率的超声仪器，也是进行胎儿异常超声扫查的必要先决条件，同时它还需具备获取和存储用于记载图像的性能。目前有多种类型的超声仪器，且随着科学技术的发展，几乎每年都有许多新功能添加到常用的基础软件中。这些新功能很大程度上提升图像获取和显示的清晰度，与此同时，设备成本也显著增加。

期望全世界每个医院的产科超声单位都配备最先进的设备是不切实际的。因此，我们需要制定一些规范，使超声仪器达到可应用于开展胎儿异常超声扫查的基本水平。国际妇产科超声学会（ISUOG）规定：应用于胎儿解剖评估的超声仪器必须具备以下重要特征（表7–1）。

表7–1 进行胎儿异常扫描的机器要求

• 实时、灰阶成像
• 经腹探头3～5 MHz
• 声功率输出调节与显示标准
• 冻结功能
• 电子卡尺
• 固定/存储图像的能力
• 定期维护和维修，以获得最佳性能

以上列表可见，这些要求对超声仪器而言是非常基础的，预计大多数标准超声仪器均可配备，且多数产科超声单位有能力购买。此外，需要求超声医师的技术足够熟练，从而对胎儿异常作出准确诊断。这种技术可以经过系统培训和认证获得，并通过不断实践进一步提升。

在满足先决条件之后，中孕期异常超声扫查（图7–1）主要内容是对子宫内的胎儿进行全面的检查，以评估胎儿的数量、存活性、生物径线和解剖结构以及胎盘、脐带和宫颈的情况。

胎儿其他方面的内容已在本书其他章节中详细阐述，本章将专门讨论胎儿解剖结构的评估。胎儿解剖结构检查应包括表7–2所列举的结构。

7.2 胎儿数量和存活性

对妊娠子宫进行全面的检查能够明确胎儿数量，但我们始终仍需警惕多胎妊娠的可能性，尤其是在多胎妊娠数量不断增加的情况下。目前，多数孕妇都会在早孕期进行检查，因此多胎妊娠的诊断能尽早确定，但假如直至中孕期才首次接受胎儿超声评估，则有可能存在

中孕期异常扫查

应该提供给谁?

- 每个孕妇都应该接受该扫查以检查胎儿异常

应该什么时候完成该检查?

- 时间根据当地规定在18～22周之间进行调整

可以看见什么?

- 胎儿数量
- 胎儿心脏活动
- 胎儿生物径线
- 基本的胎儿解剖结构
- 脐带
- 胎盘外观和位置
- 宫颈长度

图7-1 中孕期异常扫查范围

表7-2 MTAS胎儿超声评估表

• 在进行详细的解剖结构检查之前，先检查胎儿数量、存活性和胎位评估	
胎儿解剖学：	**其他：**
• 颅骨	• 胎盘
• 大脑	• 脐带
• 颜面部	• 羊水
• 颈部	• 宫颈长度
• 胸部	• 子宫动脉多普勒
• 心脏	
• 腹部	
• 脊柱	
• 四肢	
• 生殖系统（依据当地法律限制应用）	

未被发现的多胎妊娠。

在多胎妊娠的情况下，必须先对胎儿数量、绒毛膜性及羊膜性进行评估，然后再对每个胎儿进行详细的解剖结构评估。

大部分妊娠为单胎妊娠，这一点应在胎儿异常超声扫查报告中诊断并记录。

胎儿存活性主要通过胎儿心脏搏动来确定。胎儿心脏搏动可以经实时超声观察心脏瓣膜和心室肌的节律性运动。同样也可以测量胎心率来记录。在中孕期，胎心率通常是在任意心脏瓣膜上使用频谱多普勒进行测量（图7-2），且正常胎心率为120～160次/分。

7.3 胎儿方位（胎位的评估）

胎位决定了内脏器官在胎儿体内的排列方式。在开始详细的解剖结构扫查之前，评估胎位并确保器官按"正常"解剖排列是必要的。如同开始长途旅行之前，必须查看导航并确定预期路线一样，进行解剖扫查之前也需明确胎位。有时，胃和心脏位于胎儿相反的两侧（图7-3），

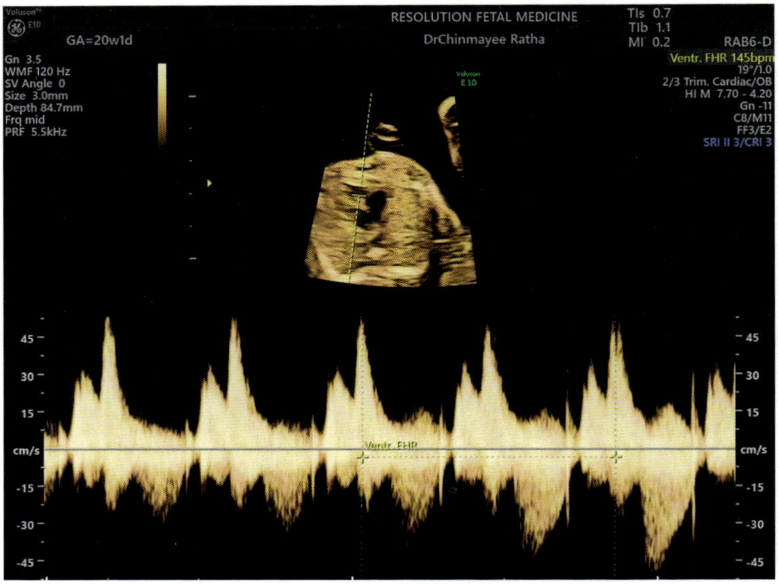

图 7-2　胎儿心脏的节律性跳动

此时须区分哪一个位于左侧和哪一个位于右侧。

正常胎心朝向左侧，胃位于左上腹部，但如果错误地假设心脏或胃位于胎儿左侧，将会漏诊严重的异常，如位于胎儿右侧的右位心或右位胃。

因此，开始胎儿超声扫查时，首先要明确胎儿左右侧的方位，并检验位于某侧的器官是否在正常位置。

Bronstein 等人提出的“右手拇指”法则，是经腹超声扫查评估胎位的一种常用辅助方法。在这种方法中，右手的手掌代表胎儿的脸，胎儿的心脏和胃位于检查者拇指的同一侧。当胎儿背在后时，检查者将右手置于仰卧位；当胎儿背在前时，则将右手置于俯卧位。

许多超声仪器内置导向系统，有利于初学者用来定位胎位。为了避免与其他确定胎位的方法相混淆，一种实用的方法是将一个玩偶放在检查室中，并将其摆成相应的胎位。

检查胎位的方法众多，每一种都有其优势。目前最可靠的方法是在屏幕上观察胎儿时，想象自己处于胎儿的位置来进行定位。屏幕的左侧和右侧显示了胎儿的不同结构，当观察到胎儿头部和脊柱的位置时，很容易想象自己躺在相应位置，并区分出左右侧。这种方法可以应用于处在相应位置的胎儿，接着观察胎儿胃和心尖的位置，确定它们是否位于左侧；这是最简单的确定胎位的方法，且适用于任何胎位及检查者（左利手或右利手）。

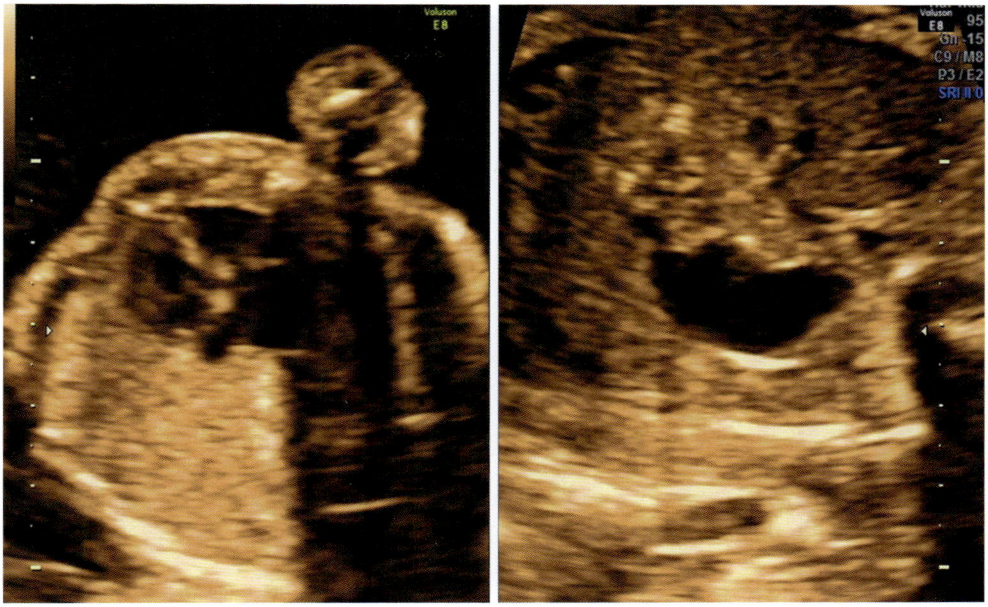

图 7-3 胃和心脏位于相反的一侧——位置异常

7.4 胎儿解剖结构评估

7.4.1 胎儿颅骨

需要关注胎儿颅骨是否存在、形状和轮廓是否正常（图 7-4），评估颅骨的大小、形状、完整性和骨密度。颅骨合适的形状为大脑及脑神经提供适宜的“外壳”，这对个体的整体功能具有重要意义。

正常形态的颅骨在解剖缝合处存在“缝隙”。胎儿头围及双顶径的测量方法详见第六章。在胎儿颅脑横切面中，正常颅骨呈椭圆形，但其形态可能因家族、遗传或种族特征而发生变异，如短头畸形、长头畸形等。然而，严重的形态异常可能预示着潜在的结构畸形，例如脊柱裂中的“柠檬形”颅骨或颅缝闭合中的“三叶草”颅骨等。

胎儿颅骨容纳着大脑，其关键作用在于为大脑发育提供坚实的外壳、充足的空间和容量。胎儿颅骨异常突起见于脑膨出病例；颅骨骨化不良（如成骨不全）则表明与遗传缺陷有关。与胎儿颅骨相关的常见异常有颅骨或颅盖骨缺失，以及导致颅骨形状异常的颅缝过早融合（颅缝早闭）。图 7-5 显示了其中一些异常的图像。

胎儿颅骨缺失或无脑畸形在产后是致命的，且无有效治疗方法。此类畸形往往需要终止妊娠。幸运的是，早孕期超声扫查可以诊断此类病变，因而孕妇能够在更为安全的时期做出妊娠决策。

异常扫查胎儿颅骨检查表

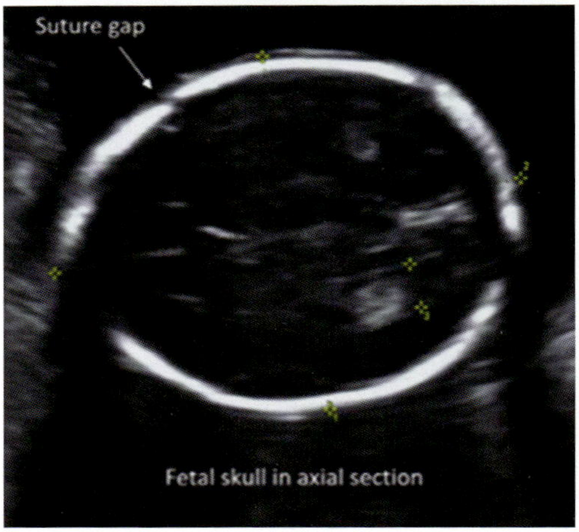

- 颅骨是否存在
- 在横切面检查头颅的轮廓是否正常
- 颅骨是否正常骨化、颅缝是否存在

图7-4　正常胎儿颅骨

胎儿颅骨畸形

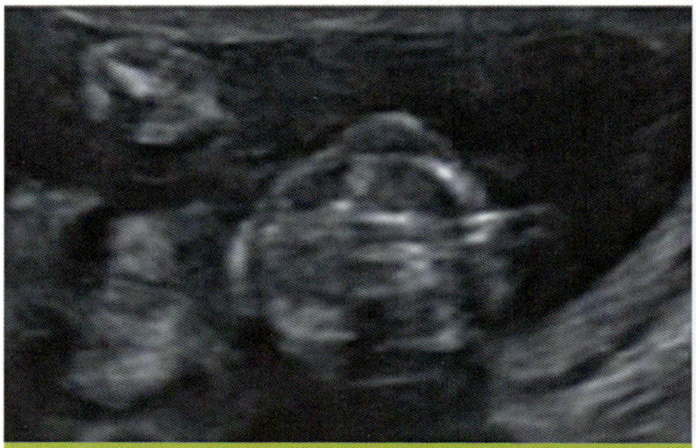

露脑——无脑畸形

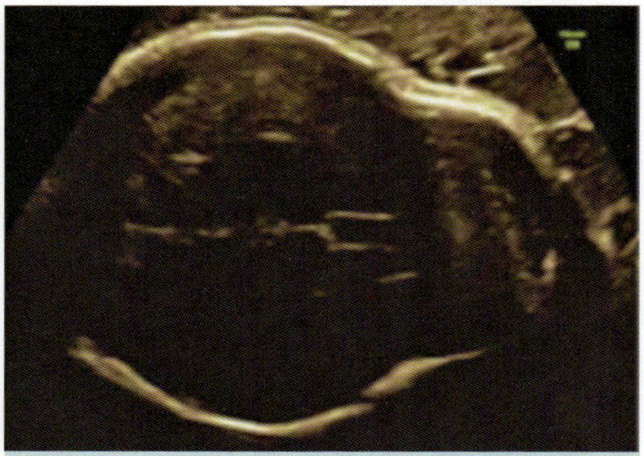

“三叶草颅骨”——颅缝早闭

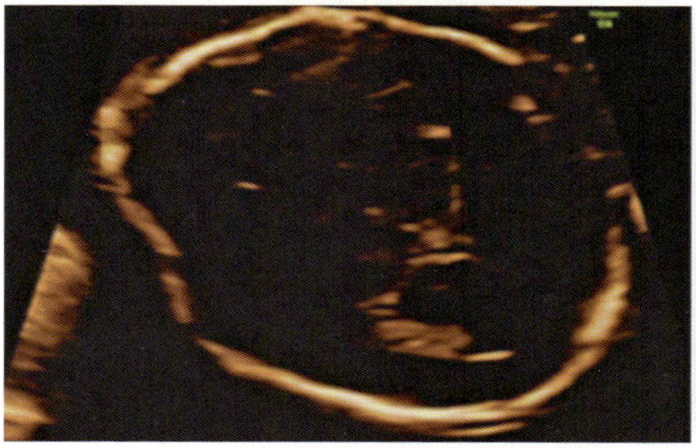

前额呈扇形——“柠檬型”颅骨

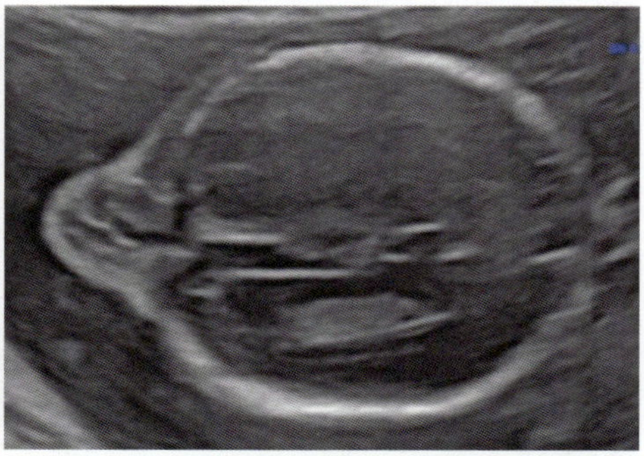

枕骨缺损伴脑膨出

图7-5　胎儿颅骨畸形

7.4.2 胎儿大脑

根据目前实践指南的建议，在中孕期扫查应对胎儿大脑进行评估。根据ISUOG和FMF指南，常规异常扫查应在3个横切面上评估胎儿大脑（图7–6）：

1. 经丘脑平面
2. 经侧脑室平面
3. 经小脑平面

检查表方法有助于建立特定孕期的正常解剖结构。在中孕期扫查中，建议在扫查胎儿大脑时观察以下结构：

- 侧脑室
- 双侧脉络膜丛
- 透明隔腔
- 大脑镰中线
- 丘脑
- 小脑
- 小脑延髓池

如果在大脑评估过程中发现任何异常（图7–7），应进行详细的“胎儿神经学超声检查”。

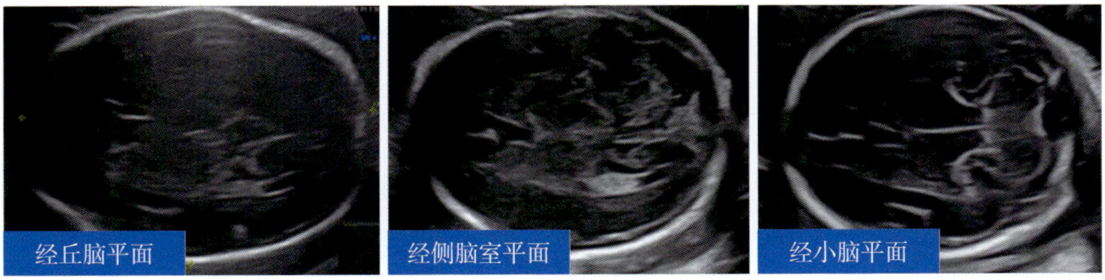

图7–6 胎儿大脑标准切面图

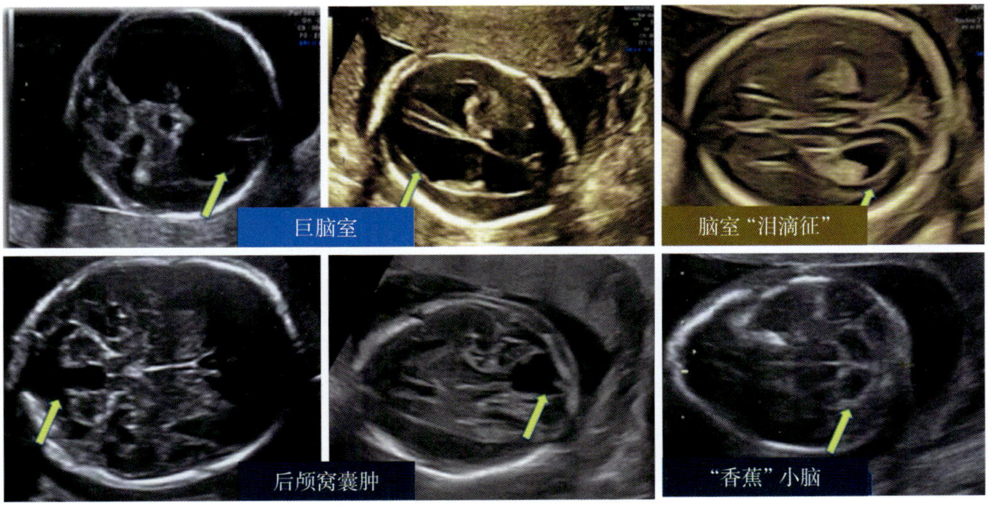

图7–7 常见的胎儿颅脑异常

需谨记，胎儿大脑是一个不断发育的结构，即使在某个孕期所有结构都显示正常，也必须告知父母，一些异常可能会随着时间的推移而“进化”，并在未来的扫查中显现。

7.4.3　胎儿颜面部

在正中矢状面和冠状面检查胎儿面部。矢状面有助于显示面部轮廓（图7-8），包括鼻隆突、鼻骨和上、下颌骨。前额冠状面能够显示完整的上唇，在该切面的基础上稍微倾斜可鼻孔。此外，检查胎儿面部特征的另一个切面是经眼眶横切面，在该切面下方可以看到胎儿的硬腭。

常见的胎儿面部异常如图7-9所示，包括唇腭裂、下颌畸形或小颌畸形、无眼畸形、眼距过窄或过宽、面部轮廓异常。

7.4.4　胎儿颈部

正常胎儿颈部（图7-10）是连接头和身体的圆柱形结构，由背部的颈椎和前部的软组织组成。

正常该区域不会出现异常的隆起、肿块或囊肿，如发现有任何以上表现，则视为异常（图7-11）。

常见的颈部肿块包括囊性淋巴管瘤、甲状腺肿块、血管瘤等。此外，还需要测量胎儿颈褶皮肤厚度，颈褶皮肤厚度增厚被认为是胎儿非整倍体和结构畸形的软指标。

7.4.5　胎儿胸部

胎儿胸部的评估主要在横切面上进行，同时检查者可通过纵切面评估膈肌、胸部整体外观以及胸廓边界与腹部的结

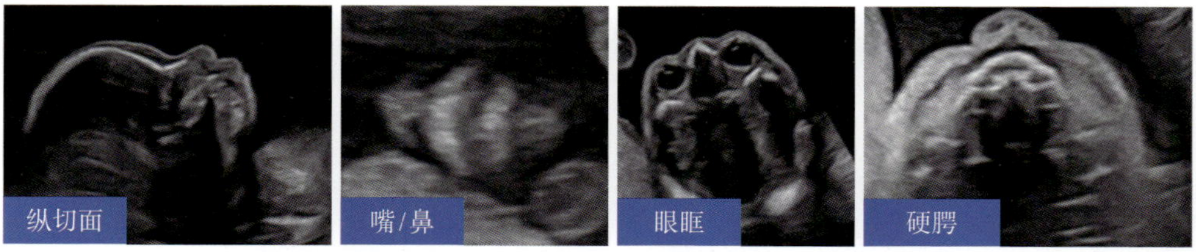

图7-8　正常胎儿颜面部的标准切面图

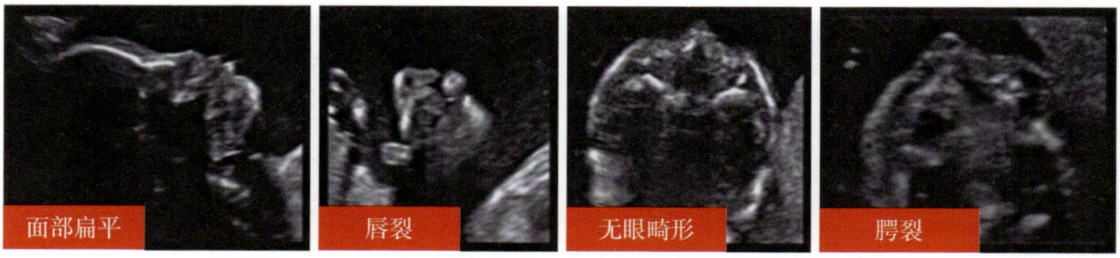

图7-9　常见的胎儿颜面部畸形

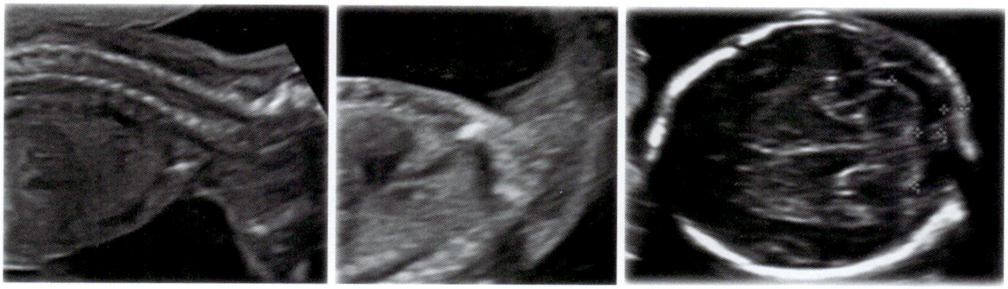

图 7-10 评估胎儿颈部颈褶的纵切面和横切面

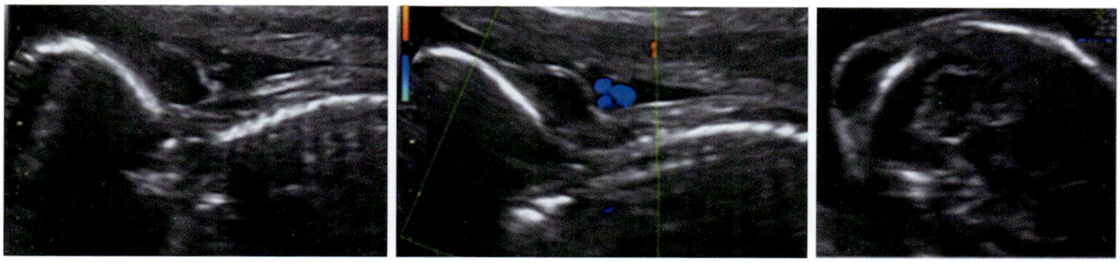

图 7-11 胎儿颈部背侧的异常隆起

合情况。正常情况下，胎儿胸部由正常形状的肋骨勾勒出横切面，心脏占据中间1/3，双侧有2个大小相等、外观相似的肺（图7-12）。

在胸部有异常内容物或器官排列异常的情况下（图7-13），胸部内容物可能会受到压力影响，进而对胎儿生理产生严重不良影响，因为位于胸部的心脏和

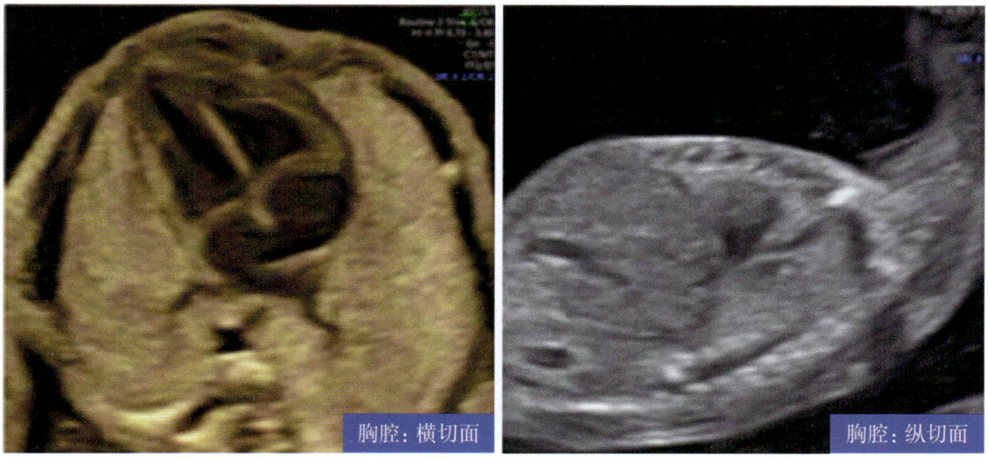

图 7-12 胎儿胸腔横切面和纵切面图

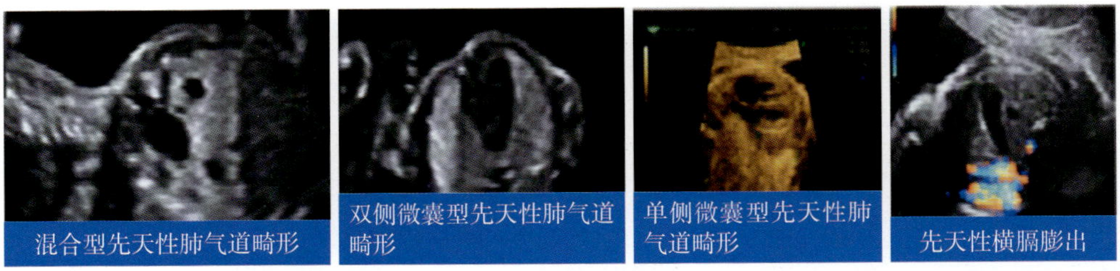

图7-13　胸腔畸形

肺都是重要器官。

7.4.6　胎儿心脏

评估胎儿心脏的首要步骤是判断心脏是否搏动。然而，异常超声扫查评估胎儿心脏，需进一步评估各个心腔和流出道的解剖结构和功能。心脏基础检查（图7-14）包括正常的四腔心切面、心轴正常（即心轴方向从中线向左45°±20°）、胎心率以120～160次/分节律搏动。

更详细的心脏基础检查（图7-15）包括对左、右心室流出道进行评估，以排除严重的心脏异常，如圆锥动脉干畸形和大血管转位。根据指南，在常规胎儿解剖扫查中可选择增加“三血管切面”。该切面有助于提高心脏畸形的检出率，因为它更容易观察流出道大小的差异和方向。同样的，在一些医疗单位，增加评估的切面还包括腔静脉切面和主动脉弓切面。

心血管异常是最常见的先天畸形之一，因此，有效的心脏检查方案是胎儿解剖结构评估的重要组成部分。值得注意的是，大多数先天性心脏畸形常发生在所谓的“低风险”孕妇。因此，保持高度警惕和严格的评估方案将有助于发现这些异常。如果在基础检查中发现任何异常（图7-16），应将胎儿转诊并进行详细的超声心动图检查。

胎儿超声心动图是指对胎儿心脏解剖结构和血流模式进行详细的评估。

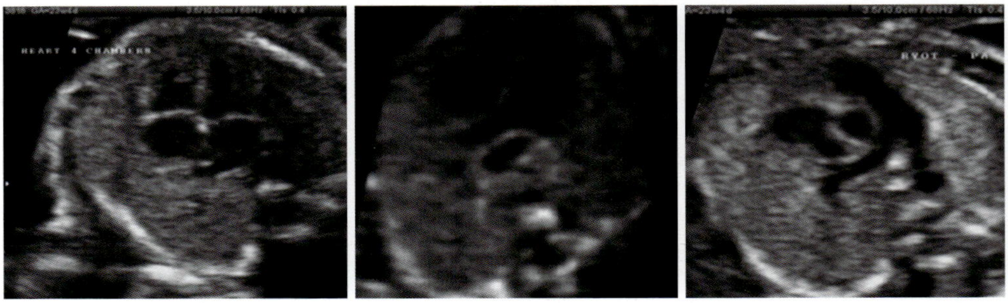

图7-14　胎儿基础心脏切面——正常

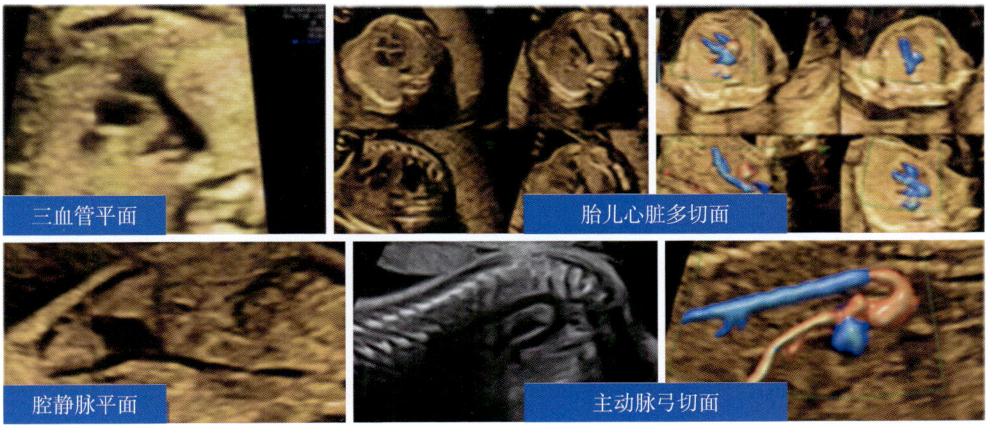

图7-15 扩展胎儿基础心脏切面——正常

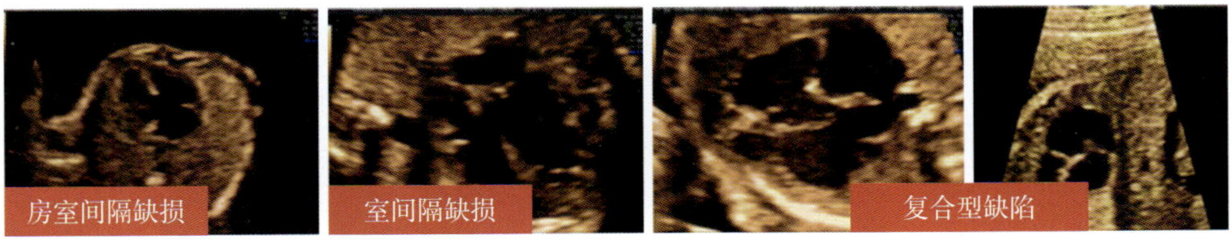

图7-16 常见的先天性心脏畸形

它包括二维成像评估心脏结构和连接方式，彩色血流成像观察各腔室和流出道的血流情况，多普勒频谱分析血流经过瓣膜和流出道的情况。此外，这可以辅助使用三维和四维技术。利用现今的机器和技术，可以描绘异常结构，评估心室容量、收缩压及压力梯度，以此向心脏病专家提供最佳信息，帮助他们在制定治疗方案时预测心脏畸形。

7.4.7 胎儿腹部

胎儿腹部主要通过横切面和纵切面进行评估（图7-17），以检查内脏器官是否存在、位置是否正常，以及腹壁和膈肌的情况。确定胎位后，左侧季肋部的胃泡大小正常表明胎儿上消化道通畅且具有吞咽羊水的能力，使其看起来像低回声的“气泡”。如果没有观察到胃泡，需要等待至少40分钟并重新检查，以建立胎儿胃的正常排空和充盈周期。胃泡缺如是胎儿胃肠道异常或神经肌肉疾病的重要标志。

胎儿的肝脏位于右侧季肋部，在横切面上，脐静脉呈“曲棍球棒”状向肝脏弯曲，远离胃部。胎儿腹围在此切面测量，这是常规生物学径线测量的一部分。

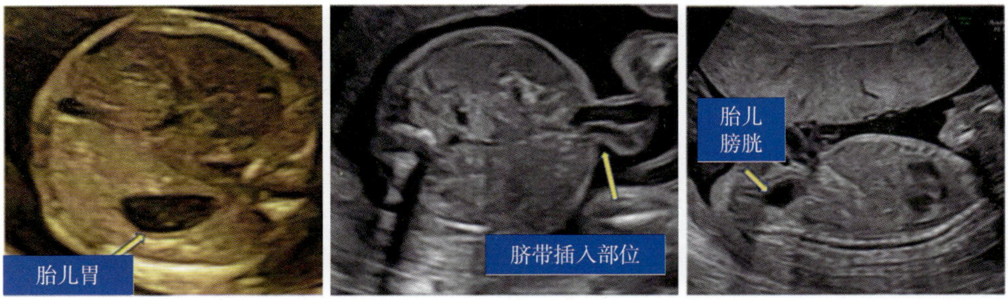

图7-17　胎儿胃部、腹部和膀胱的正常切面

胎儿肠道位于下腹部，肠道和肝脏的回声相似，但肠道存在间歇性蠕动，由此可以区分两者。下腹部还有低回声的膀胱；下腹部的横切面或脊柱后方的冠状面可显示胎儿肾脏（图7-18）。

腹壁脐带的插入口在横切面或纵切面上显示，正常的脐带插入口可以排除前腹壁缺陷。脐带周围及其插入口的囊性结构需鉴别诊断的异常包括假性囊肿、脐肠系膜导管囊肿、血管瘤、脐膨出或前腹壁缺陷。

胎儿腹部通常没有游离液体，肠管内液体也不明显。对于异常的液体积聚，如存在胎儿腹水或异常肠道扩张或腹部囊肿，应予以注意和记录（图7-19）。

7.4.8　胎儿脊柱

胎儿脊柱在纵、冠状和横切面进行评估（图7-20）。当胎儿处于背前位时最有利于观察脊柱。不仅要观察椎骨的正常骨性结构，还要观察覆盖于其上方的皮肤的完整性，以排除开放性脊柱裂。如果检查到脊柱不完整，且有证据表明其上覆盖的皮肤完整，则很容易漏诊小的脊膜膨出。因此，等待胎位转为背前位是有必要的，尽管可能花费更长的检查时间。

许多脊柱异常（图7-21）可伴有颅内异常表现，因此对于任何颅内异常，如脑室扩张，都必须对胎儿脊柱进行详细评估。

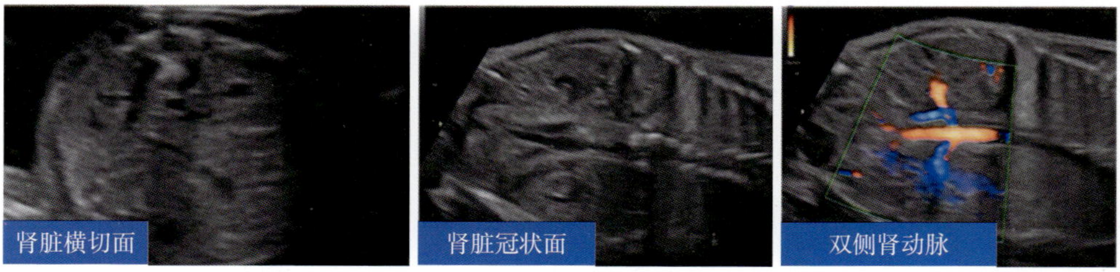

图7-18　正常胎儿肾脏

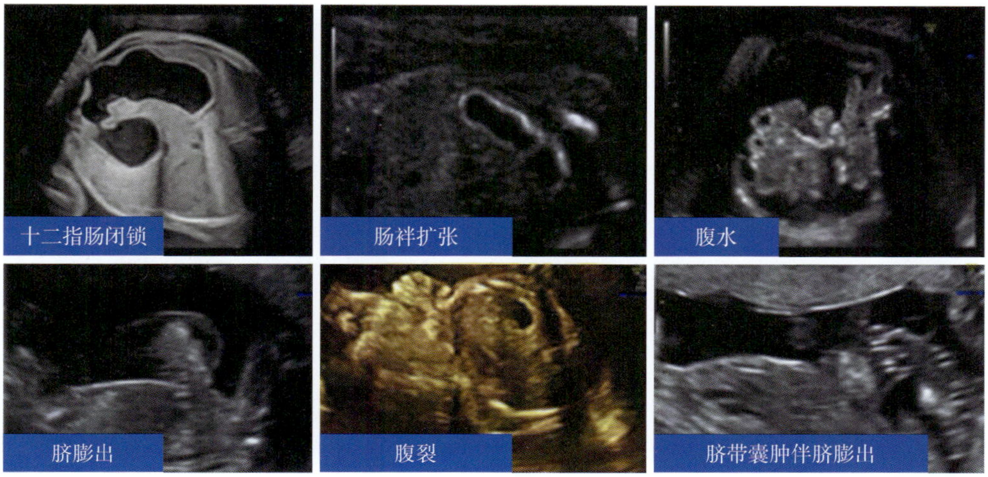

图7-19　胎儿胃肠道异常

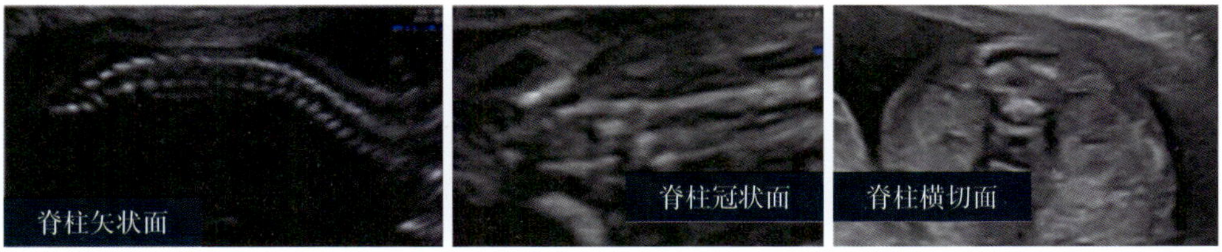

图7-20　胎儿脊柱标准切面

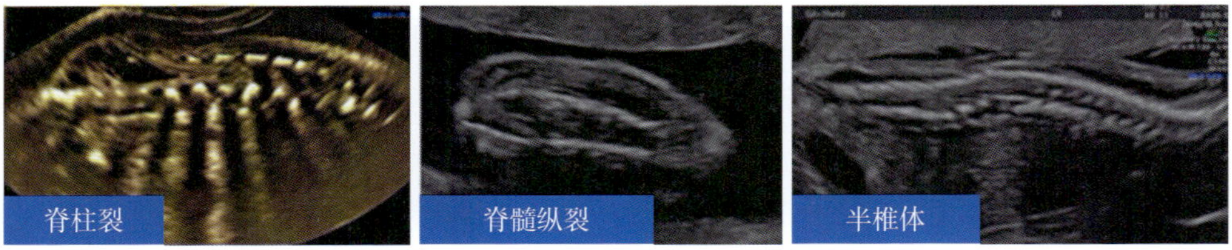

图7-21　常见的胎儿脊柱畸形

根据胎儿异常扫查的标准指南，脊柱常规评估可在二维灰阶图像上进行，其具备相当高的清晰度，无需额外使用多平面成像。

检测到脊柱异常时，采用多维、多平面成像（图7-22）有助于清晰显示缺陷处，并能更好地记录。

7.4.9　胎儿四肢

胎儿肢体评估包块上肢和下肢的

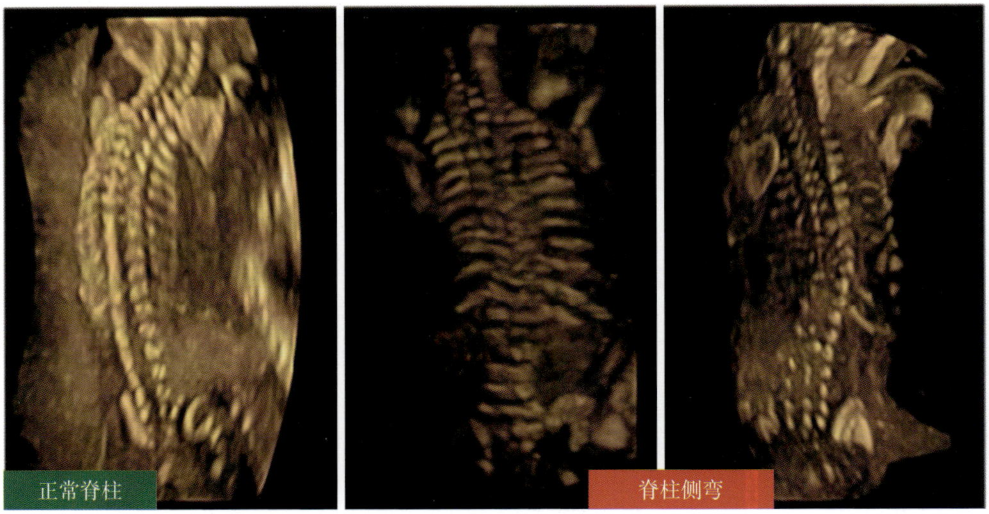

图7-22 胎儿脊柱的三维渲染

所有节段。在每个节段中，都应检查长骨情况，并通过观察整个扫查过程中肢体运动是否受阻，来评估各关节的活动性（图7-23）。虽然股骨长度是生物学参数测量中重要的一部分，但其他长骨也可以根据医院单位的方案进行评估。一些医院会测量所有长骨的长度，而一些医院仅依靠“目测”长骨长度和肢体运动来评估。每种方法都有其依据，具体取决于当地的要求。

如果怀疑或发现肢体有任何异常（图7-24），则必须记录所有长骨的长度，以便客观评估肢体解剖结构。同时，必须检查手和脚的存在，以及双侧腕关节和踝关节方向是否正常。

然而，在常规胎儿解剖结构评估中，并未特别推荐对手指和脚趾进行计数。除非怀疑或发现特定异常的情况下，可能需要进行该检查。

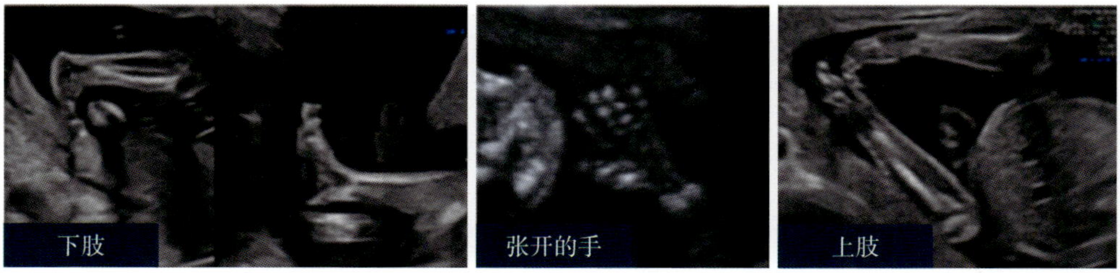

图7-23 胎儿四肢的标准切面

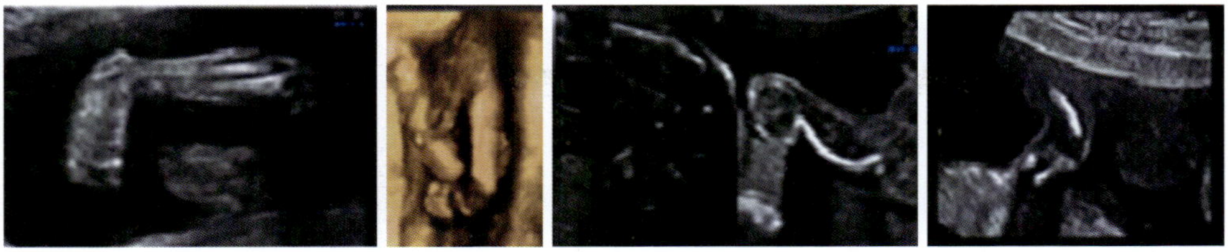

图7-24 肢体畸形

7.4.10 胎儿生殖系统

胎儿生殖器可以在中孕期异常扫查中进行评估，因为此时期的外生殖器已明显成形。然而，是否需要对其进行评估或报告取决于当地的法律准则。在印度等一些国家，法律明确禁止常规评估胎儿生殖器，只有在《孕前和产前诊断技术法》(PCPNDT法）允许的情况下才能进行此类检查。

7.4.11 MTAS评估的其他结构

在中孕期异常扫查中，除了评估胎儿解剖结构外，还需要评估其他重要结构（图7-25)，包括胎盘、脐带、羊水、宫颈长度和子宫动脉多普勒，具体由医院制定的检查方案而定。脐带血管应作为常规胎儿解剖检查的可选组成部分。评估这些结构及其临床相关性的技术将在本书的具体章节中进行讨论。虽然这些结构可能不会直接列在胎儿解剖评估表中，但它们会影响总体的妊娠结局。因此，报告中如果没有包含此类相关信息，中孕期胎儿评估仍然是不完整的。

7.5 中期妊娠畸形筛查的范围

尽管中期妊娠的畸形筛查是一个重要的检查时间点，可以检查出90%～95%的胎儿结构异常，但这并不意味“所有的”胎儿畸形均可被超声检出。我们习惯在免责声明中插入这句话，但是更重要的是，患者需要充分知道这些信息，从而使他们对扫描的结果有符合现实的预期。有些胎儿异常在超声波下是看不到的，一些结构问题，例如迟

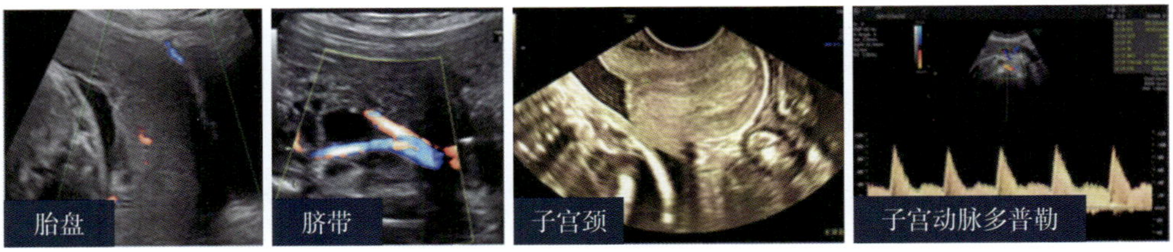

图7-25 MTAS评估的其他参数

发性小头症、肠梗阻性病变、非致命性骨发育不良、脑室扩大、先天性心脏传导阻滞等可能只有在妊娠晚期才会显现出来。

经过中期妊娠时检查、评估得到似乎正常的结果，若是在晚期妊娠发现胎儿出现异常，这会给父母和医生带来很多痛苦。因此，有必要在测试前咨询中适当地让父母参与，向他们解释尽管进行了详细的解剖学上的检查，结构异常的检出率也永远不会达到100%。检出率将会因为畸形种类、检查的孕周、操作者的技能、所使用设备的质量以及扫描所花费的时间的不同而有所不同。因此，这也表明所有这些参数需要优化，从而使排畸检查获得最佳的结果。

向父母说明扫描的局限性是很重要的。向他们提供一个测试前小册子可能是有用的，这样他们就能充分了解扫描的范围和局限性。

每个操作者都必须努力获取标准切面并完成胎儿解剖的检查表。如果在正确的位置和机器设置下仍无法获得标准切面满意图像，则可能存在畸形。基于操作者对胎儿解剖学的了解，从而识别和定义胎儿畸形。一个畸形的存在必须提醒操作者寻找其他可能会出现的相关畸形，因为孤立的畸形和多系统的畸形在原因、结果和复发风险方面是不同的。

如果在中期妊娠异常扫描中检测到胎儿畸形，必须使用当代医学先进的评估方法对胎儿进行详细评估，以确认畸形及其严重程度。检测到的胎儿异常可能是“致命的”或“非致命的”，后者与重要的产后发病率和长期残疾有关。一些胎儿疾病可以通过子宫内治疗，以降低发病率和死亡率，而其他疾病则需要产后评估或治疗，来获得相应的良好结局。因此，需要及时诊断胎儿畸形，从而可以组织多学科团队，这个团队可以为父母提供咨询，解除所有他们的疑虑和担忧，并计划进一步的后续照护。

7.6 发现胎儿畸形后的进一步照护计划

一旦检测到胎儿畸形，产前医疗照护的方向就会转为处理已检测到的畸形。在确认诊断并细致地将异常情况告知父母后，做出进一步检测和处理的决定。对于可以纠正的畸形，在确认这一畸形是孤立存在之后，需要对胎儿病史评估并且成立一个多学科团队（MDT）为后续治疗提供进一步指导。MDT包括产科医生、胎儿医学专家、临床遗传学家、新生儿专家和相关的儿科专科医生（例如，儿科外科医生、神经外科医生或神经内科医生、儿科心脏外科医生或心脏内科专家等）。

有些畸形可能需要专门的产前干预，以减少产前恶化并帮助产后修复。较少的畸形在适当的情况下可以通过产前修复来纠正，大多数胎儿畸形是通过产后矫正来处理的。本书另有一章详细介绍了其中一些胎儿的“治疗性”和“姑息性”手术。

根据畸形的性质，可以安排父母咨询相关儿科专科医生和新生儿科医生，以便更好地了解预期的产后结局。经过多学科会诊后，父母可以更好地了解异常情况，并对产前和产后的变化有清晰的认识。他们可以根据接下来将要发生的事提前作安排。在许多畸形中，完整的检查包括进行染色体/基因测试以排除此类疾病。可以通过羊膜穿刺术等产前检测方法进行相关的基因检测。产前基因检测的详细信息将在本书的后续章节中展现。

有些畸形可能在产后导致胎儿死亡，或者严重影响胎儿未来生活质量，父母可能希望终止妊娠。在适用的法律范围内，医务人员可根据单位协议适当支持此类决定。如果畸形的病因可能涉及染色体/遗传问题，则应通过产前检测或产后尝试对胎儿样本进行同样的检测。关于引产后病理检查可能性的讨论可以在这里进行，以便父母选择在终止妊娠后对胎儿进行尸检。这些问题可能很难与处于极度痛苦中的父母讨论，但胎儿医学专家和产科医生有责任帮助父母了解这项检查有助于规划未来的妊娠。

很多时候，考虑到情感的因素，甚至由于经济原因，此类讨论会被忽视，有价值的数据也会同样缺失。临床医生必须明白这样一个事实：如果妊娠结局不良，这并不代表一个故事的终结，而意味着未来再次妊娠存在可能需要解决的难题。通过有效的围产期检查、记录和咨询可以获得至关重要的线索。

推荐阅读

Bronshtein M, Gover A, Zimmer EZ. Sonographic definition of the fetal situs. Obstet Gynecol. 2002;99(6):1129–1130.

Fetal Medicine. Fetal anomaly scan – FMF guidelines. London: Fetal Medicine.www.fetalmedicine.org.

Ratha C, Optimising Multidisciplinary Perinatal Care in Correctable Foetal Anomalies. In: Current Progress in Obstetrics & Gynaecology V olume-6. Studd J, Tan SL, Chervenak FA (eds). 2021.

Salomon LJ, Alfirevic Z, Berghella V , et al. Performance of the routine mid-trimester fetal ultrasound scan. Ultrasound Obstet Gynecol. 2011;37(1):116–126.

（尚宁 郑明明 译）

多普勒成像基础知识及在胎儿医学中的应用

8

多普勒技术的使用以一种非常动态的方式彻底改变了胎儿评估，不仅仅是因为它可以处理移动的物体，而是因为它可以实时了解胎儿血流动力学，为预测、诊断和预测影响胎儿健康的条件打开了机会之窗。超声中的术语“多普勒”用于表明与血管中血流有关的信息。从技术上讲，多普勒研究是基于“多普勒效应”，指的是能够通过回声分辨移动的物体。从更广泛和更简单的意义上来说，“多普勒”成像是基于超声束与“移动”目标而非静止目标之间的相互作用。它基于“多普勒”效应（图8-1）其中波的返回频率因相对运动的起源和目标而改

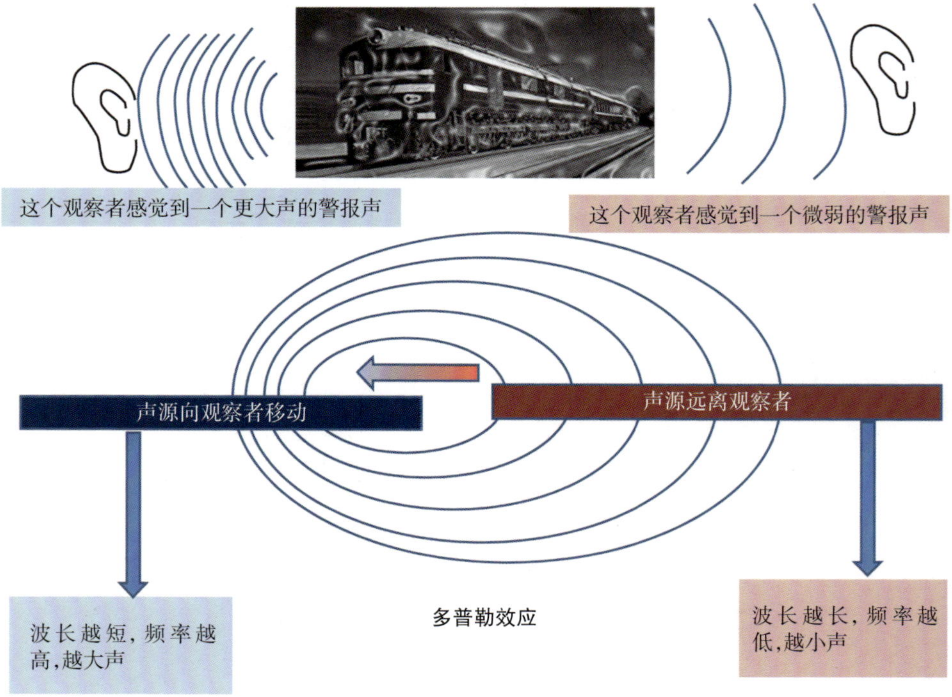

图8-1　描述声源移动时的“多普勒效应”

变。经典的例子是，当火车驶近时，站在站台上的乘客听到的火车警报声更响，而当火车驶离时，警报声又变得越来越弱。这表明由于信号源和信号接收器之间的“相对运动”使得声音频率发生了“明显变化”。火车以固定的频率鸣响警报器，但2个地点的观察者根据火车（声源）是向他们移动还是远离而感知到不同的声音。

在胎儿评估中，使用多普勒研究血流模式。信号源和受体是超声探头，移动目标是相关区域血管中的血细胞。返回的信号以2种方式映射-颜色或光谱。血管图可以以“颜色”的形式获得，这些“颜色”可以叠加在灰度图像上。这就是所谓的彩色血流图（图8-2）。

另一种绘图方法被称为多普勒频谱，它包括一张显示流动特征的波形图—多普勒频谱（图8-3）。

这些特征可以量化为速度、比率和

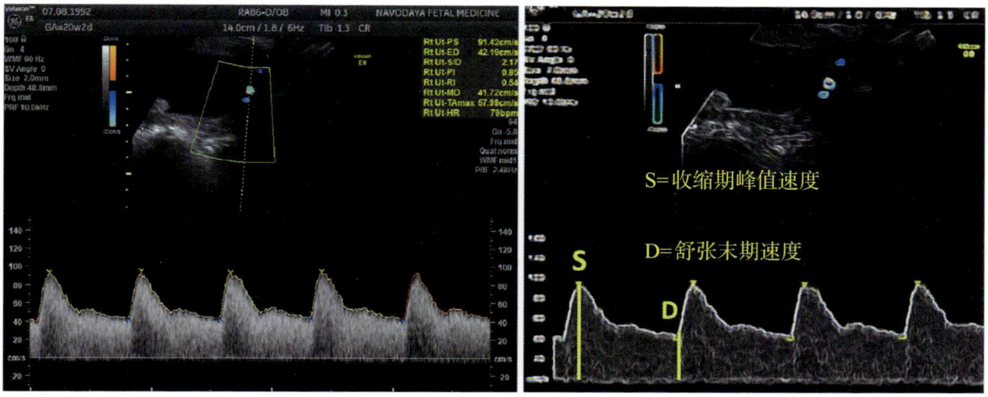

图8-2　彩色血流图

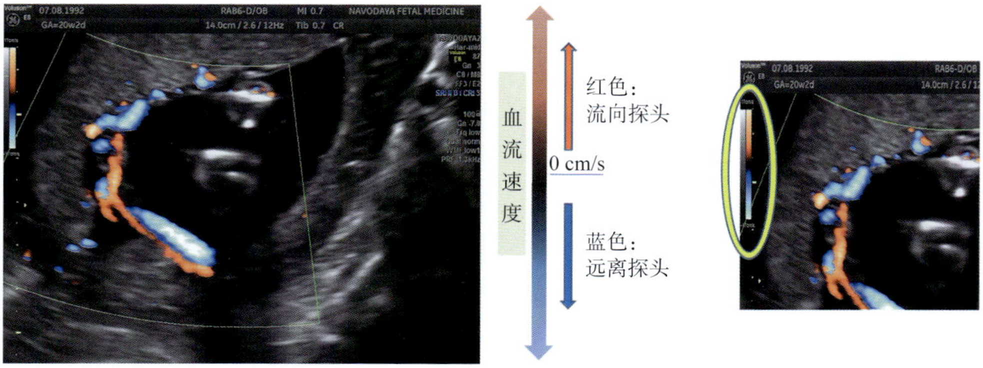

图8-3　频谱血流

指数。如图所示，“频谱”由心动周期的各个阶段产生。血管在心脏收缩期血流呈波峰，在舒张期血流呈波谷。如果血管顺应性好，血管壁的“阻力”不是很高，则从收缩期到舒张期会平稳过渡，而且舒张末期也会有一些正向血流通过被研究的血管管腔。如果血管壁的外周阻力高，从收缩期到舒张期的过渡可能会出现“切迹”，有时舒张期血流可能消失或反向。

可视化的波形可以对血流进行定性评估，但客观上最好通过量化来实现。因此，需要可测量的比率和指数。测定收缩期峰值速度（S）、舒张末期速度（D）和一个周期内的平均速度（A）。

搏动指数=（S−D）/A

阻力指数=（S−D）/D

值得注意的是，虽然两者都是测量血管阻力的指标，但搏动指数更适合统计计算，因为即使在舒张期血流消失的情况下，它的值也是有限的。在胎儿医学中，PI是常用的多普勒指数，在评估胎儿贫血时，则使用收缩期峰值血流速度（peak systolic velocity, PSV）。

彩色血流图提供了大范围的血流信息，但信息是比较笼统的-血流的存在或缺乏以及血流的方向。颜色通常被编码为红色和蓝色，并在屏幕上显示代码，一种颜色表示目标向探头移动，另一种颜色表示目标远离探头的相同运动。仔细评估这个“代码”，就会发现颜色的深浅会随着检查区域的血流速度而变化（图8-2）。当没有血流移动时，显然没有信号，因此屏幕上的颜色是“黑色”。当血流开始移动时，颜色会根据血流方向变成红色或蓝色。光滑、均匀的红色或蓝色信号表示管腔内的平滑的层流。然而，随着流速的增加，颜色也会发生变化，如图所示，红色趋向于橙色，而蓝色趋向于浅蓝色。当气流中出现“湍流”时，这种平滑的图案就会变成五彩缤纷的颜色，专业术语称为“混叠”（图8-4），功率多普勒（图8-5）是血流成像的另一种形式。它利用散射振幅而不是频率偏移来绘制组织流动图。由于其固有的特性，它对慢速血流的敏感度要高得多，因此在胎盘血管生成研究和一些胎儿畸形的血管评估中被证明是有用的。

基于血管腔内移动血细胞产生的实时回声，多普勒有助于确定血流动力学的细节，如心动周期特定阶段的血流速度。胎儿多普勒研究已成为计划管理生长受限胎儿以优化围产期结局的关键。随着越来越多精密超声仪器的出现，我们能够很好地定义胎儿的血流动力学，但这些研究的实际临床意义取决于我们对胎儿血液循环的理解程度。了解胎儿血流的路径、血流速度和血管阻力的预期模式有助于确定胎儿的生物物理状况。彩色多普勒可以清晰地显示胎儿循环中的血流情况。

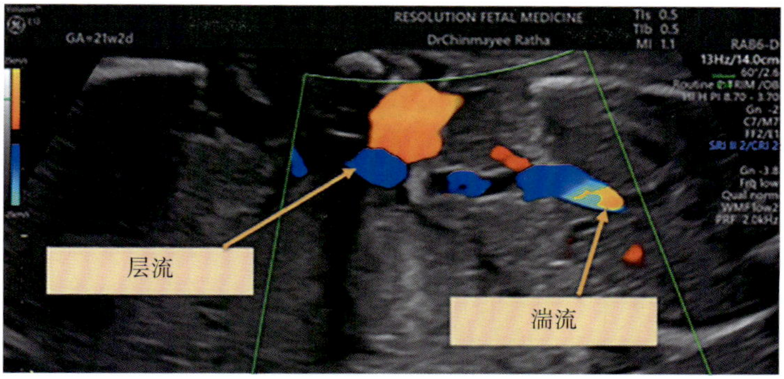

图8-4 层流和湍流

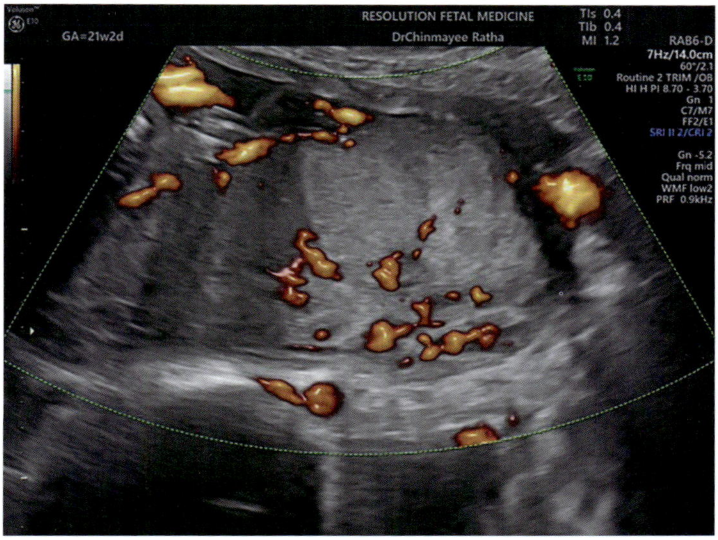

图8-5 功率多普勒

8.1 胎儿循环

胎儿血液循环是胎盘和胎儿身体之间的动态循环。胎儿本身不具备呼吸功能，因此依赖母体血液循环来进行气体、营养物质和废物交换。胎儿和母体的血液是不混合的；相反，它们在胎盘处交汇，进行气体和代谢物的交换以帮助胎儿进行携氧、清洁和营养。因此，胎儿的肺是无功能的，胎儿血管通路中存在一些分流，使这些器官几乎完全被绕过（图8-6）。

含氧血通过脐静脉和肝脏内的静脉导管进入胎儿体内，大部分血液绕过肝脏流入下腔静脉。静脉导管将脐静脉和下腔静脉连接起来，并通过括约肌控制血流进而改变经肝脏流向心脏血流的比例。

在胎儿心脏中，含氧血进入右心房

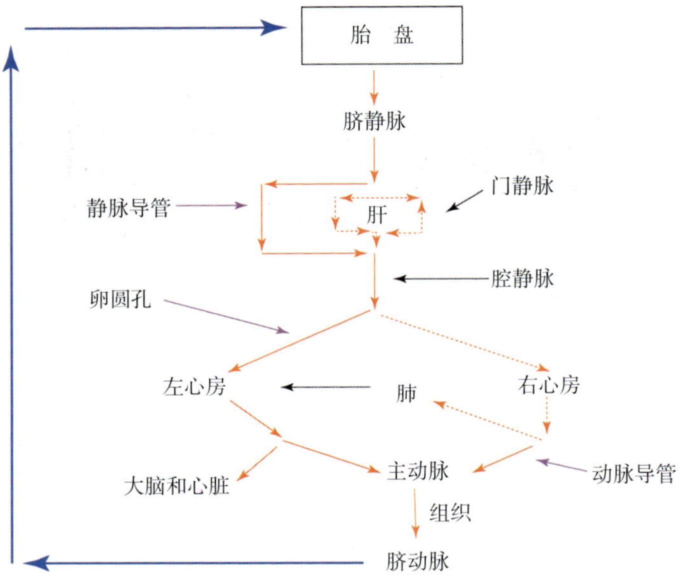

图 8–6　胎儿循环

和卵圆孔，卵圆孔是两个心房之间的开口，将含氧量高的血液绕过肺部从右心房分流到左心房，使血液直接进入体循环。室间隔直接将大部分通过卵圆孔进入右心房的血液导入左心房。在这里它与无功能的肺部通过肺静脉返回的少量血液混合在一起。

血液进入左心室然后被泵入主动脉和体循环。来自右心室的血液被泵入至肺动脉干，由于塌陷的胎肺阻力较大，更多的血液通过动脉导管进入下腔动脉。动脉导管连接肺动脉和主动脉，使胎儿具有同等的心室功能。在通往头部的动脉分叉后，动脉导管将血液泵入主动脉，从而确保大脑能获得足够的氧合血液。

然后，主动脉中的大部分血液通过脐动脉返回胎盘供氧。一旦我们了解了胎儿的基本血液循环，就不难理解研究胎儿血管对确保胎儿健康状况的重要意义。

8.2　脐动脉多普勒

在胎儿正常状态下，脐动脉代表着胎儿的外周循环，脐动脉多普勒显示出良好的收缩和舒张前向血流模式（图 8–7）。脐动脉多普勒通常在脐动脉的游离端进行测量，使用彩色多普勒来识别血管，然后将脉冲波多普勒的 2 ～ 3 mm 闸门放置于血管的正中间，闸门的角度最好沿血管的长轴对齐。心脏收缩时会出现一个高峰，舒张时会出现一个低谷，在所有周期中都能看到明显的舒张末期正向血流。

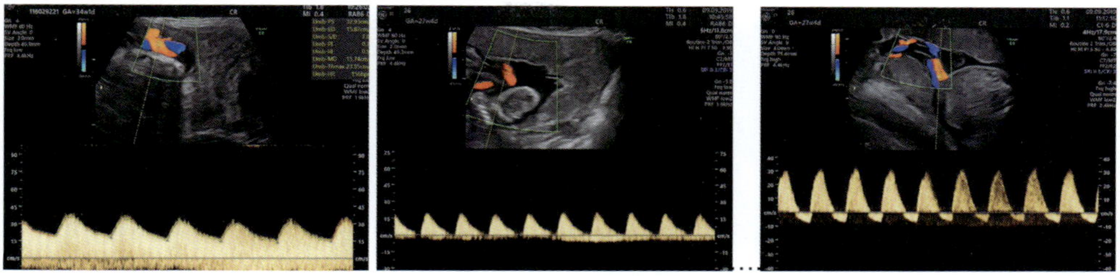

图 8-7 脐动脉血流模式（正常血流、舒张末期血流消失、舒张末期血流反向）

当胎儿处于应激状态时，脐动脉的血流阻力增加，表现为峰值增高和舒张期血流逐渐减少，导致“舒张末期血流消失”（absent end-diastolic flow, AEDF），这是生理失代偿机制的第一个信号。当胎儿持续窘迫时，血流动力学会发生逆转，脐动脉会出现“舒张末期血流反向”（reversed end-diastolic flow, REDF），如下图所示。

8.3 胎儿大脑中动脉多普勒

胎儿评估中另一个重要的血管是胎儿大脑中动脉（middle cerebral artery,MCA）。MCA 起自颈内动脉，向大脑外侧皮质、颞叶前部和岛叶皮质的许多部位供血。该血管承载了大脑半球接收的 80% 的血流量。在该血管近端 1/3 和远端 2/3 长度的交界处对其进行测量。闸门为 2 ～ 3 mm，插入角度应尽可能接近于 0，以确保速度测量的可靠性。胎儿 MCA 的正常血流模式是在收缩期出现较高的峰值（图 8-8）。胎儿低氧血症时，脑血管扩张，MCA 血流模式发生变化，舒张期血流增加，这种现象称为“脑保护”效应。这是胎儿循环中生理补偿的标志，以维持重要器官—胎儿大脑的灌注。

胎儿大脑中动脉血流模式有助于诊断影响胎儿血液动力学的另一种重要情况——胎儿贫血。当胎儿贫血时，胎儿大脑中动脉收缩峰值速度会高于该孕周中位数的 1.5 倍。不同孕周的 MCA-PSV 的图是可获取的，在监测疑似贫血的胎儿时，在序列图上绘制 MCA-PSV 是有

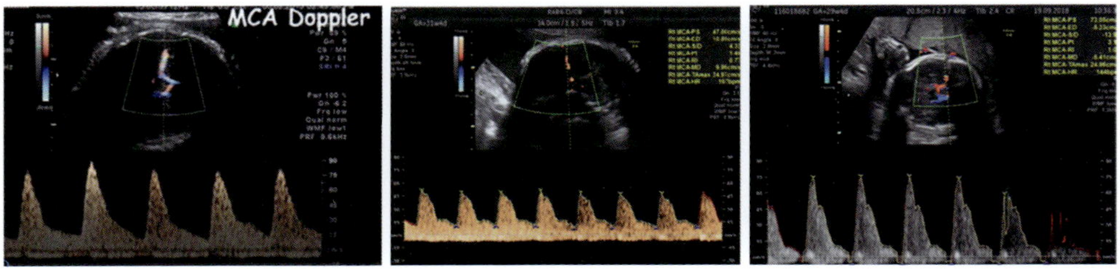

图 8-8 大脑中动脉血流

用的。作为一个大概的数字，在任何孕周，1.5MoM大约是胎龄（周）的2倍，例如，在妊娠32周时，胎儿MCA-PSV大于64 cm/s可能提示胎儿贫血。但建议使用标准图表，并据此绘制图表。

胎儿的MCA-PSV在检测胎儿贫血的敏感性非常高（＞99%），在临床怀疑胎儿贫血的情况下，升高的MCA-PSV足以诊断贫血，而且有方法对其进行量化，以保证胎儿输血。有关评估和处理的详情，请参阅第16章。

8.4 胎儿静脉导管多普勒

胎儿静脉导管是连接脐静脉和下腔静脉的导管。脐静脉将胎盘中的含氧血液输送给胎儿，因此，静脉导管将这些含氧血液输送到下腔静脉，再由下腔静脉分流到胎儿的右心房。静脉导管内的血流模式反映了门静脉的压力梯度和心脏右侧的压力（图8–9）。

胎儿静脉导管中的正常血流代表心室和心房收缩阶段的血流速度。异常静脉波形的特点是下腔静脉和右肝静脉在心房收缩时正向舒张期峰值降低，反向峰值增加。由于胎儿代偿机制对胎儿含氧血的供应至关重要，因此DV是胎儿生长受限时最后受损的血管之一。异常的静脉导管多普勒是胎儿死亡风险最重要的单一指标，因为它表明胎儿在缺氧情况下的血流动力学代偿机制已经崩溃。

主动脉峡部是胎儿的另一项多普勒研究。主动脉峡部是胎儿主动脉中左锁骨下动脉起源和动脉导管交界处之间的区域。在胎儿循环流出的血液中，这个峡部代表了流向上半身的含氧量高的血液和流向下半身的部分含氧量低的血液之间的界面。在正常的循环模式下，动

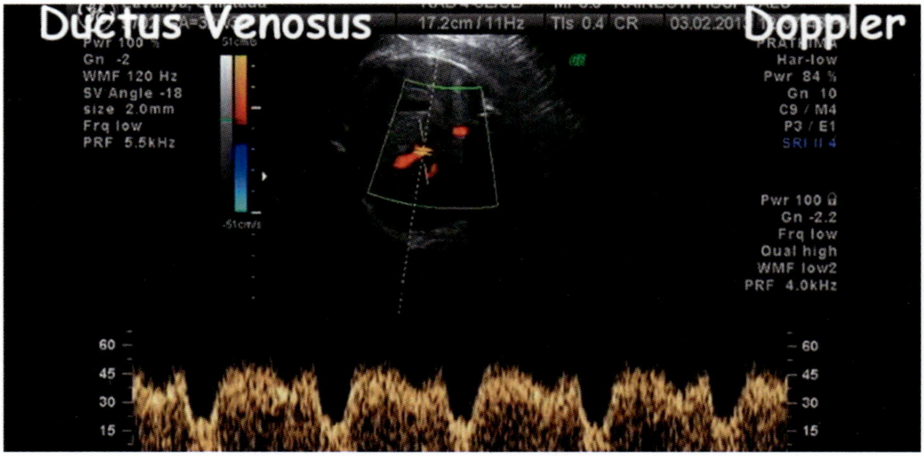

图8–9 静脉导管血流

脉导管在心动周期的各个阶段都有向前流动。峡部是一个狭窄的区域，在收缩期表现为急剧的峰值血流，舒张期为前向血流，收缩后则为狭窄的切迹。然而，主动脉峡部舒张期血流反向被认为是异常的，表明胎儿大脑供氧减少。主动脉峡部的这些变化几乎比静脉导管血流的变化早一周发生，因此，它已成为预测“完整存活”而不仅仅是“存活”的潜在标志物。而今，由于评估主动脉峡部血流的技术难度、观察者之间的差异性以及缺乏可靠的数据限制了其在临床实践中的广泛应用（图8-10）。

在胎儿生长受限导致胎儿损伤的一系列事件中，最先改变的是脐动脉。早期变化如舒张期血流正向伴阻力增加，随后出现舒张末期血流断流或反流等晚期变化。晚期变化代表了胎儿的失代偿机制，除非孕周是限制因素，否则胎儿可能会被娩出，以避免胎儿进一步的宫内受损。进行性胎儿损伤与大脑中动脉、主动脉峡部以及静脉血流的改变有关，这表明胎儿严重失代偿。管理这些窘迫胎儿的挑战是在以进一步妥协为代价的子宫内成熟和以早产为代价的子宫外生存之间取得适当的平衡。因此，解读多普勒变化对于了解胎儿应激水平和优化分娩时机至关重要。在胎儿生长受限的情况下，在最终决定之前要考虑许多因素是很重要的决定——包括胎儿评估，产妇并发症，新生儿救治条件，以及父母的意愿。

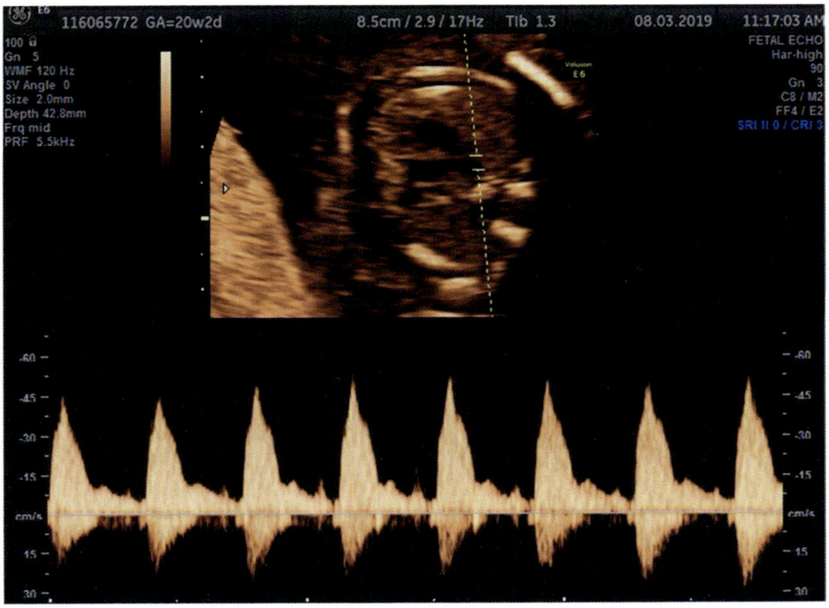

图8-10　主动脉峡部多普勒

解读胎儿多普勒的意义在于明确胎儿血液循环及其独特的分流机制，即静脉导管、卵圆孔和动脉导管。

在整个孕期，胎儿循环是通过胎盘交换氧气、营养物质和代谢产物来维持胎儿的生理功能。新生儿的循环在出生时会发生重大的变化，随着胎盘通道的断开，新生儿的肺取代胎盘成为呼吸交换器官。当新生儿第一次呼吸时，肺和肺血管扩张，从而大大降低了血流阻力。这随之降低了肺动脉和心脏右侧的压力。另外，胎盘剥离会导致体循环阻力增加，从而增加心脏左侧的压力—这些变化会导致在整个孕期都处于开放状态的卵圆孔关闭。

新生儿的出生也会触发其他胎儿循环分流的关闭。前列腺素E2和前列环素是血管扩张剂，静脉导管对其反应均较弱。由于缺乏脐带血供应，肺清除率提高，前列腺素的作用减弱。血供缺乏也会引起静脉导管括约肌收缩，从而将血液泵入肝脏。出生2～3周后，静脉导管会永久闭合，残余的静脉导管形成静脉韧带。

动脉导管是一条肌性动脉，出生后通过动脉导管的血液含氧量立即增加，产生缓激肽，引起平滑肌收缩从而关闭分流。这种生理性关闭使得血液从肺动脉流向肺部，而肺部已经扩张并开始工作。虽然功能性关闭是最早发生的，但真正的解剖性关闭需要大约2个月的时间，通过内皮的折叠和内膜下结缔组织层的增殖形成的残余韧带，称为动脉韧带。这些独特的分流机制的关闭标志着胎儿循环向出生后循环适应的转变，胎儿对胎盘供氧的依赖转变为新生儿对其肺的依赖。

8.5 子宫动脉多普勒

子宫动脉是母体的血管，研究子宫动脉用于预测妊娠期母体发生子痫前期和胎儿生长受限的风险。子宫动脉起源于髂内动脉前干，早孕期可在靠近宫颈处进行评估，中孕期可在髂外血管交叉处进行评估。评估双侧子宫动脉并测量其平均PI。这可用于在扩展筛查方案中对上述问题进行风险评估，详见第11章。

除了评估胎儿缺氧的阶段及其相关的代偿事件外，特定的多普勒结果可用于关联胎儿非整倍体的危险因素，诊断和预测胎儿异常，并确定多胎妊娠的特有问题。个别情况将在书中各自的章节中详细讨论，下面是一个综合表格（表8-1），总结了胎儿多普勒在各种临床情况中的应用。

显然，多普勒技术已经彻底改变了对胎儿解剖和生理的评估，可以用于诊断、预测，甚至解决胎儿健康问题。因此，每个产科医生都必须了解多普勒在产科中的应用。

表8-1 在特殊临床条件下胎儿多普勒的应用

	多普勒检查项目	临床目的	说明
1	心脏瓣膜频谱多普勒	评估胎心率	评估胎儿心率和心律可以确定胎儿存活与否、正常情况或异常情况（如心律失常或心脏传导阻滞）
2	孕早期胎儿静脉导管	胎儿染色体非整倍体的风险评估	静脉导管血流阻力增高与胎儿染色体非整倍体高风险相关
3	孕早期胎儿三尖瓣反流	胎儿染色体非整倍体和心脏畸形的风险评估	三尖瓣反流增加发生胎儿染色体非整倍体和心脏畸形的风险
4	孕中期膀胱周脐血管	彩色血流用于确定两条开放的脐动脉	可以显示正常的脐带血管系统，并可以检测到像双血管脐带这样的异常
5	孕中期心脏和流出管道	彩色血流用于检查室腔的通畅性和流动模式	异常的血流模式提示间隔缺损、瓣膜功能障碍或异常连接
6	胎儿畸形的评估	彩色血流用于识别几种情况，例如，血管畸形和某些血管的存在或彩色血流改变的过程提示异常情况	肾动脉的存在排除了肾发育不全，通过胎儿臑肌肠系膜上动脉走行异常有助于鉴别肠疝等
7	多胎妊娠问题的评估	彩色血流评价单绒毛膜双胎并发症中血流不一致的情况	异常多普勒血流有助于单绒毛膜双胎TTTS、TAPS和TRAP的分类
8	代偿期时胎儿血流动力学的评估	通过评估重要血管的血流频谱有助于诊断胎儿贫血和预测胎儿生长受限	MCA中的高PSV提示胎儿贫血。脐动脉、DV和主动脉峡部的血流阻力高提示胎儿生长受限代偿期的恶化，正如MCA的血流阻力低是胎儿缺氧的标志

8.6 胎儿多普勒的安全问题

多普勒会使胎儿暴露在高频信号下，因此存在安全隐患，所以在使用该技术时必须遵守ALARA（尽可能低）原则。安全隐患在“胎儿成像基础”一章中讨论。与任何技术一样，多普勒在胎儿医学中应用的最佳结果只能通过优化使用、正确选择病例和遵守正确的操作流程来获得。

多普勒成像的关键学习要点

1. 多普勒技术为评估母胎血流动力学提供了非常有用的方法。
2. 恰当使用多普勒可为胎儿-母体-胎盘单元的生理和病理过程提供非常重要的信息。
3. 透彻理解胎儿循环对解读胎儿多普勒结果至关重要。
4. 可通过多普勒指数对有明确的血流模式的血管进行定量研究，并将其用于分析相关的临床结果。
5. 使用胎儿多普勒可以提供一个非常可靠的方法来预测胎儿的结局，如胎儿生长受限、贫血、单绒毛膜双胎并发症及其他胎儿异常，从而制定出合理的分娩方案。
6. 多普勒研究已经成为当前围产期临床实践中提供大多数关键临床决策信息的基础技术。

推荐阅读

ISUOG. Practice guidelines: use of Doppler ultrasonography in obstetrics. Ultrasound Obstet Gynecol.2013;41(2):233–239.

（刘春桃 译，凌奕　校）

胎儿生长发育异常

9

胎儿的“生长”是一个连续的过程，从受孕开始一直持续到出生以后，这取决于其固有的遗传潜力。“生长”被认为是人类生命的基本特征，定义为身体尺寸的增加。需要注意“身体尺寸的增加”和“生长”虽然密切相关，但存在基本区别。身体尺寸的增加可以通过当前的生物特征参数来定义，它可能在或不在正常范围内，但“生长”是一个连续的过程，因此，即使“身体尺寸”在正常范围内，生长也可能并非最佳；而即使“身体尺寸”矮小，但经过小幅、间断的增长也可将生长维持在正常范围内。

我们在第6章中已经解释过可通过胎儿各个部位的测量，综合提供胎儿“尺寸”的数据。在妊娠的每个阶段，都可测量特定的胎儿生长参数，并将其表示为该妊娠阶段的百分位数。每当我们想要量化胎儿生长并将其与该胎龄的预期参数进行比较时，将实际生长情况绘制成有代表该妊娠期预期参数的第5、第50和第95百分位的图表是一个很好的做法。如今用于大多数产科超声报告都内置了这些图表。还有专门能够绘制每个评估日期的胎儿生物统计数据获得胎儿生长趋势图的产科超声检查报告软件。

正常的生长过程是指在一定的时间范围内达到这些参数。当胎儿生长偏离预期轨迹时被归类为胎儿生长发育疾病——生长可能低于或高于预期。图9-1显示了生长趋势图的示例以及显示胎儿生长的预期趋势与实际观察到的趋势之间的差异。

从图9-1中可以看出，观察到的生长参数低于预期水平，因此这是生长速度“减慢”的一个例子。3个参考曲线分别表示胎儿生长的第10、第50和第90百分位，用垂直轴（图表中的Y轴）代表胎儿体重（以克为单位），用水平轴（图表中的X轴）表示妊娠孕周。如果个体测量值落在该妊娠阶段的第10至第90百分位数内，则认为胎儿生物测定符合孕周。若个体测量值明显偏离预期的生长参数时，则诊断为胎儿生长发育异常。截断值百分位的定义是与之前的生长预期相比，胎儿增长放缓超过2个四分位数。而“胎儿正常生长”是指随着孕周进展，胎儿遵循“生长曲线”，连续生物测量得出

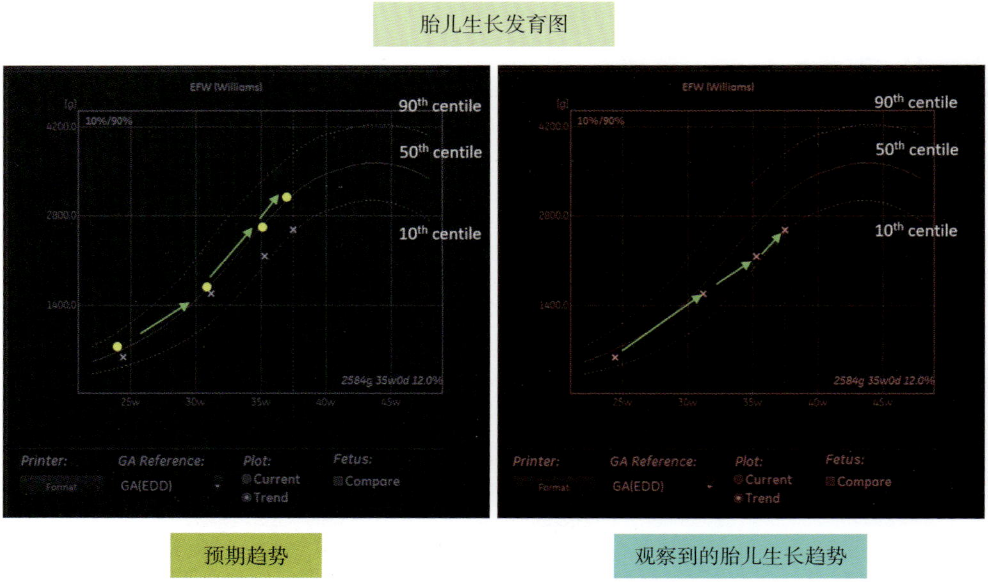

图 9-1 生长图上绘制的观察到的和预期的胎儿生长模式

的相似的百分位轨迹。

无论如何，如果胎儿生物测量参数与孕周不符时，均需考虑到以下可能性：

1. 孕周错误；

2. 胎儿生长发育异常——小于或大于孕龄。

首先，需要再次核对孕周，这在前面章节中已经提到过。在对胎儿进行评估之前，需先核对预产期。早孕期超声检查及CRL测量是迄今为止确定孕龄的最佳方法。如何正确测量CRL已在前面的“胎儿生物测量”章节中讲明。

一旦进行了早孕超声检查，需要根据CRL测量值所提示的孕龄与末次月经对应的孕龄进行比较，允许存在7天内的差异。如果差异超过7天，则需基于早孕期CRL重新纠正末次月经及预产期。

在矫正孕龄后胎儿生长曲线与预期趋势仍不符合，则可诊断为胎儿生长发育异常，临床以胎儿生长受限多见。

9.1 胎儿生长受限

胎儿无法达到其遗传所决定的生长潜力称为胎儿生长受限。这是一种非常值得关注的临床表现，对围产期健康有巨大影响。因此，所有参与胎儿和新生儿护理的医生都必须非常清楚地理解这个概念。几十年来，我们在这方面做了大量的研究，虽然从宏观上看其中的概念似乎在发生变化，但正是从这个过程中我们更好地理解了核心问题，重新定义了各种生物物理、生化和超声参数。我们现在能够通过基于阶段的方式预测疾病，将子宫内的临床事件与出生后的后遗症相关联。

Barker的“成人疾病的胎儿起源”假说可以通过多例胎儿生长受限病例的病理生理变化来进行验证。其中各种器官和系统的宫内应激可导致出生后的器质性功能障碍。随着对这些压力起源的进一步了解、胎儿监护能力的提高及新生儿护理能力的改善，如今对胎儿生长受限的管理包括最大限度地强调确保新生儿和未来成人期的“有质量的生存”，而不仅仅是存活。

9.1.1 胎儿生长受限的病因和分类

胎儿的生长受到胎儿固有的遗传生长潜力以及外部因素的影响，这些外部因素可能是母体状况、胎盘问题以及胎儿结构异常等胎儿本身问题。图9–2突出显示了可能导致胎儿生长受限的主要因素。

从图中（图9–2）可以明显看出，这些因素中有许多是相互依存的，因此，胎儿的生长是各种力量复杂相互作用的结果，这些力量相互之间保持着良好的平衡，以促进胎儿的生长和发育过程。如果任何不利因素占主导地位，那么胎儿的生长就会受到“限制”。

胎儿生长受限早期被分类为“均称性”或“不均称性”。在均称性FGR中，所有胎儿部位的生物特征均成比例落后，而在“不均称性FGR”中，胎儿头部生物测量参数比胎儿腹部生物测量参数受到的影响更小。这种分类方式旨在区分FGR的病因，并假设均称性FGR可能

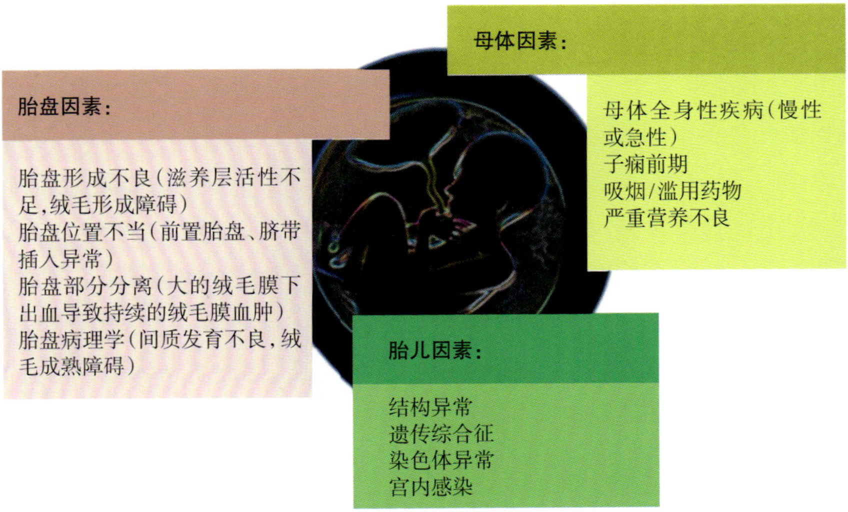

图9–2 导致胎儿生长受限的因素

是由遗传生长潜力较差等问题引起。另外，不均称性FGR代表了由于胎盘功能不全等外部因素对生长的“限制”，胎盘功能不全会在怀孕早期表现为正常生长。作为一种自然的适应机制，宫内资源“再分配”，试图在外周器官受累的同时首先保护胎儿的大脑生长。因此，胎儿双顶径（BPD）或头围（HC）可能仍在正常范围内，而胎儿腹围（AC）处于较低的百分位数，因此BPD/AC和HC/AC比值在不均称性FGR中发生了改变。流入肾脏的血流量也减少，导致羊水减少，随着病情进展，随之发生经典的多普勒血流改变。

均称性FGR通常是由于非整倍体异常和遗传综合征等胎儿自身的问题，导致胎儿的生长潜力低于正常。这种小并非生理性的偏小，它是因为出现了与病理因素相关的“限制”而导致的生长潜力恶化，胎儿的生长速度连续下降，从而被归类为“生长受限”。

根据胎儿生长受限发生的孕周，现将胎儿生长受限分为“早发型”和“晚发型”。以妊娠32周为界，如果在32周之前诊断FGR，则称为早发型FGR；而在32周后出现则称为晚发型FGR。需注意，不能仅仅因为FGR病例在35周时被诊断出来，就自动将其标记为“晚发型”，除非有证据表明直到32周胎儿的生长均正常。对胎儿生长的连续监测将有助于减少这种混淆，因为“晚发型FGR”和“早发型FGR”的晚期识别具有不同的病理生理过程及预后。

对“早发型”和“晚发型”FGR的分类取决于胎盘是否对胎儿生长起关键促进作用。如果胎盘功能障碍，则根据胎盘功能障碍的时间，会出现相应类型的生长受限。早发型FGR的相关研究表明，胎盘通常较小，单位表面积的绒毛数量较少。这导致营养交换不良以及胎盘床的血管“阻力”增高。这种阻力体现在胎儿脐动脉和母体子宫动脉的高阻力血流。胎儿循环和多普勒血流的细节详见“胎儿多普勒”一章。

9.1.2 胎儿生长受限的诊断与评价

前面章节澄清了“生长受限”和“长得小”意义不同。因此，除了简单的生物学测量，胎儿生长受限的诊断还有很多方法。准确的孕周和连续的生物学测量始终是评估胎儿生长受限最重要的线索，但胎儿多普勒测定有助于明确诊断并区分“生理性”的小胎儿。图9–3描述了一种明确诊断胎儿生长受限的流程图。

一旦超过30%的胎盘功能受损，脐动脉多普勒就会明显改变。在“早发型FGR”中，胎盘绒毛形成障碍导致胎盘功能不良，因此脐动脉多普勒血流早期就开始出现改变，表现为阻力增加，继而舒张末期血流缺失和倒置。胎盘阻力增加会影响整个胎儿血流动力学，为保护重要器官，胎儿循环出现“重新分

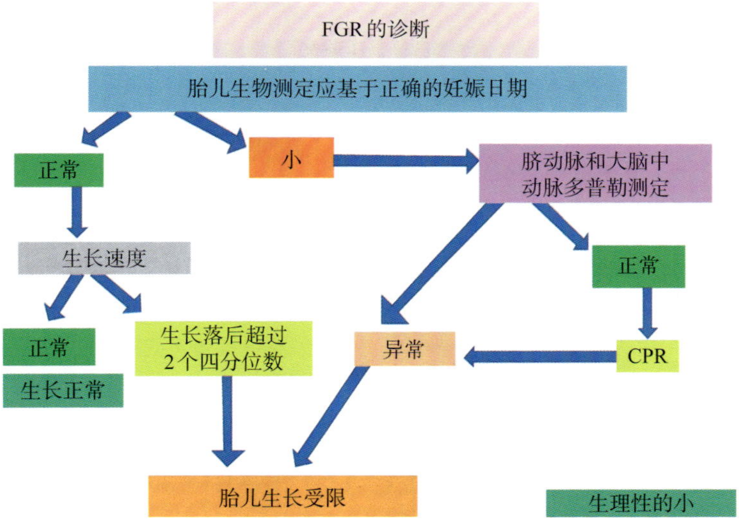

图9-3 诊断胎儿生长受限的流程图

配”，从而肠、肾和四肢等外周器官的灌注减少。这种再分配是一种代偿机制，随着它的加剧，会对胎儿器官造成不良影响。

在“晚发型FGR”中，胎盘由于绒毛成熟障碍而在妊娠晚期出现功能障碍，通常表现为32周后胎儿生长欠佳。晚发型FGR的多普勒血流变化相对较小，因此大脑中动脉的PI可能降低，而脐血流变化不大。此时即使单个参数可能没有明显改变，大脑中动脉的PI和脐动脉的PI的比值，即脑胎盘比（CPR）显示出明显的变化。因此，在晚发型FGR，大脑中动脉多普勒和CPR是胎儿损害的良好指标；而在早发型FGR中，脐动脉改变最先出现，且更为严重。表9-1总结了早发

表9-1 早发型及晚发型FGR之间的差异

	早发型 FGR	晚发型 FGR
发病孕周	32周前	32周后
发病率	约1%	3%～5%
胎儿生长发育	EFW通常小于第10或第5百分位	EFW不一定小于10百分位，而是由于生长百分位数比之前显著下降才被发现
多普勒变化	脐血流先改变，随后大脑中动脉和静脉导管改变	大脑中动脉的改变更明显，而脐血流的改变较小，静脉导管仍然正常。脑胎盘比明显改变

（续　表）

	早发型FGR	晚发型FGR
胎盘病理	胎盘的绒毛数量减少，绒毛血管面积明显减少	胎盘绒毛数量不减少，但成熟障碍
胎儿的临床风险	严重的早产以及血流再分配导致的胎儿小和高患病率	"近足月"胎儿缺氧的风险，由于储备减少，不能及时发现临床"微妙"的改变而导致严重损害
母体的临床风险	如子痫前期等	妊娠并发症不常见，但手术分娩的风险增加
临床医生的挑战	平衡严重早产与宫内死亡的风险，选择适宜的分娩时机	发现问题并选择适宜的分娩时机，以避免胎儿缺氧损伤带来的风险

型FGR和晚发型FGR之间的差异。

一旦明确诊断胎儿生长受限，胎儿多普勒血流评估至关重要，该指标与FGR胎儿生理变化的严重程度密切相关，是预后评价的重要指标。大多数处理决策也是根据多普勒血流异常程度而制定。图9-4显示了胎儿生长受限时多普勒异常的临床意义。

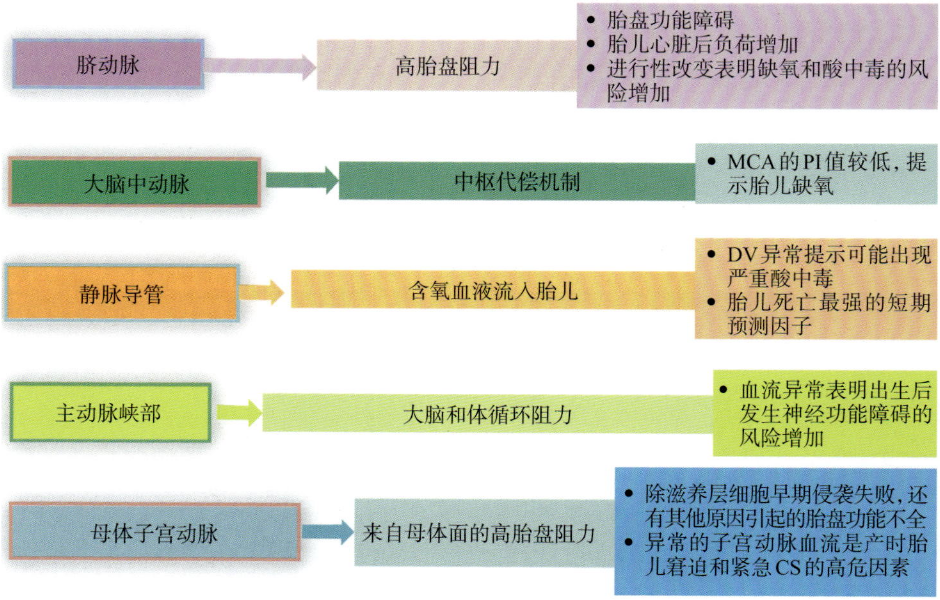

图9-4　FGR中多普勒异常的临床意义

9.1.3 胎儿生长受限的管理

胎儿生长受限面临的问题是胎儿在宫内虽有生长能力却不能生长，即宫内环境不适合胎儿生长。对于这种情况的解决方案是进行干预以改变宫内环境，或及时分娩以脱离不良环境，使胎儿在宫外生长。这2种策略听起来合乎逻辑，但却存在内在挑战。在妊娠晚期改变子宫内环境的可能性极其有限，只有与产妇营养不良和吸烟或滥用药物相关的少数FGR可能通过改善孕妇饮食、避免吸烟及药物滥用而获得改善。目前也无证据表明有药物可在妊娠晚期改善子宫胎盘循环以改善胎儿生长。因此，胎儿生长受限目前并无有效的“治疗方法”。对FGR胎儿的管理目标是加强胎儿宫内状况的监测，选择合适的分娩时机，这是FGR的核心管理原则。

宫内生长受限的胎儿通过代偿机制来应对宫内不良环境。代偿机制的严重程度与新生儿发病率相关，失代偿最终导致胎儿宫内死亡。

胎儿生长受限的管理挑战在于选择

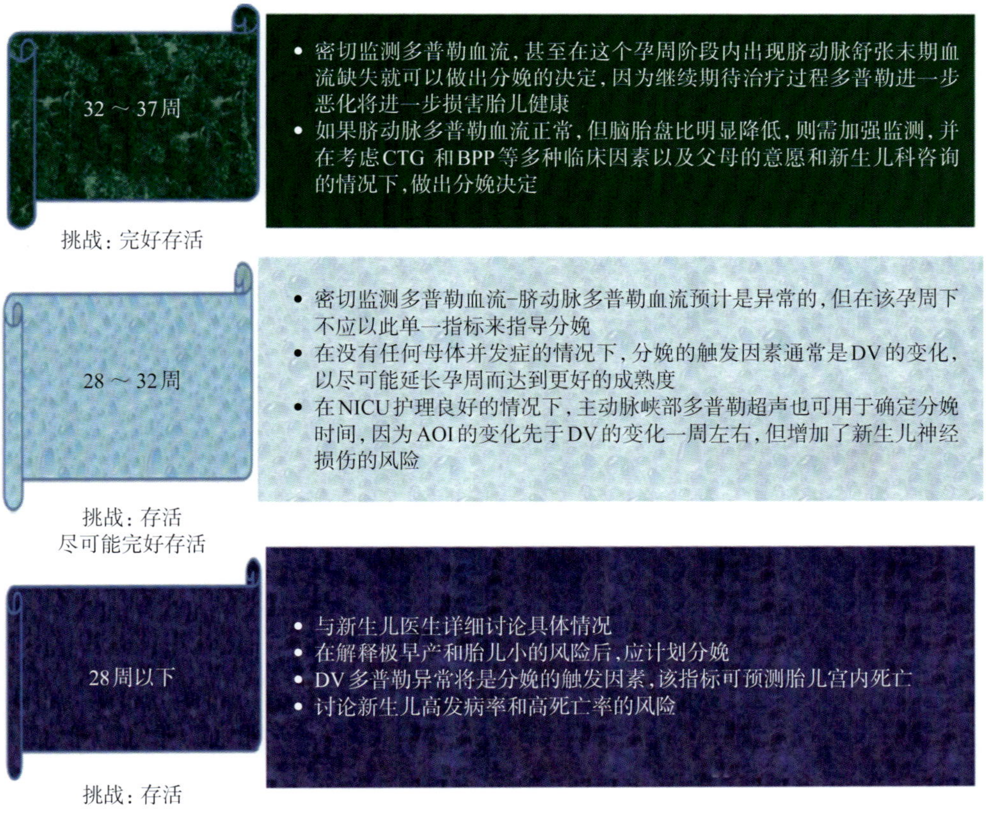

图9-5 不同孕周FGR分娩计划的制定

恰当的分娩时机，即在不发生营养和血流动力学代偿所造成的不可逆胎儿损伤及死亡的基础上，选择最佳分娩时机以尽可能保障胎儿的成熟度及出生后的存活质量。

胎儿监测的目标是实现合理的成熟度。超过37周继续妊娠并未显示出任何好处，如果多普勒血流没有提示胎儿已出现严重损害，可考虑37周足月引产。然而，当孕周较小时应综合评估分娩时机。由于生长受限的胎儿对阴道分娩的耐受性较差，分娩方式可选择剖宫产。图9-5总结了在不同胎龄时管理FGR所面临的挑战，以及做出分娩决定所依据的因素。

对生长受限的胎儿，需综合考虑多种因素以确定分娩时机。而现实中需结合父母的意愿、新生儿重症监护室的设施条件、母亲的身体状况等个性化处理。如果同时存在母体疾病，应以围产期母体安全为首要考虑因素。因此，对于FGR胎儿的分娩管理，无法采用统一的评估标准，应遵循医疗保健有益和无害的基本原则，在做出最终决定之前权衡每种情况可能带来的利弊。胎儿生长受限的管理仍然是当今医疗保健最严峻的挑战之一。

9.2 胎儿过度生长

当胎儿的生物测量值超过预期的百分位数，并且超过同孕龄第90百分位数时，称为大于孕龄儿（LGA）。需注意若怀疑胎儿发育不正常，首先要核对怀孕日期。若孕周计算错误，则可能造成诊断错误。

如果纠正了孕周，胎儿仍为LGA，需确认两点：① 母体的血糖；② 胎儿的解剖。母体高血糖增加了巨大儿的发病风险，且随着母体糖尿病的发生率逐渐增高，母体血糖导致的巨大儿也越来越普遍。母体糖尿病获得诊断后，相应治疗使血糖控制在正常范围有助于稳定胎儿的生长速度。在某些情况下也需注意排除与LGA胎儿相关的胎儿异常和遗传因素导致的胎儿过度生长综合征。图9-6显示了巨大儿的检查流程。

当怀疑胎儿存在过度生长综合征时，可考虑相应的遗传学诊断，这有助于胎儿预后及再次妊娠的复发风险评估的咨询。

如果没有发现具体的病因且胎儿结构正常，LGA也可能是生理性或家族遗传特征的体现，这种情况下胎儿预后良好。

除母体确诊存在糖尿病之外，目前指南并不推荐因巨大儿而选择性引产。巨大儿对产科医生而言具有挑战性，它与肩难产、臂丛神经损伤等分娩创伤、手术分娩和突然死产的风险增加有关。因此，必须准确识别LGA的病例，进行完善的产前检查，以便于围产期更好的管理这些高危患儿。

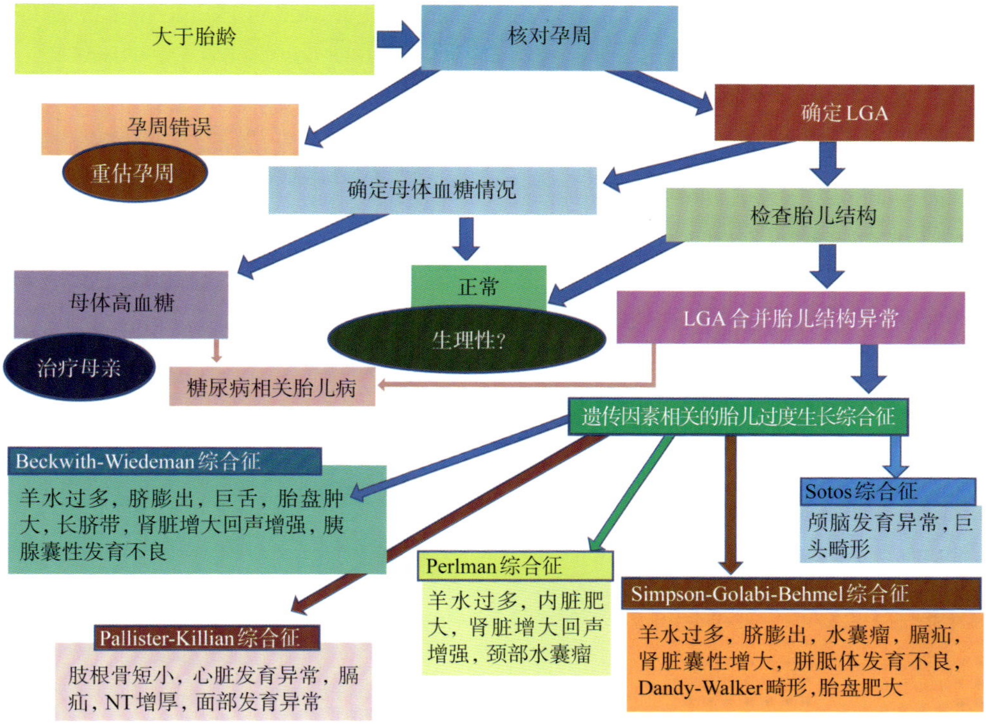

图9-6 LGA的评估流程

胎儿生长发育异常的学习要点

1. 胎儿生长是一个稳定的过程，从受孕开始并持续一生。
2. 在生命的不同阶段都有一个确定的“预期”的生长模式，被定义为“生理性”。任何偏离这一预期模式的行为都可能导致生长失调。
3. 准确的孕周对评估胎儿生长至关重要。
4. 系列生物测量并使用图表绘制生物测量值百分位数可以帮助评估生长模式。
5. 胎儿生长受限比胎儿过多生长更常见。
6. 胎儿生长受限（FGR）可由多种原因导致，目前对早发型和晚发型FGR的分类以及对其发展变化的了解为FGR的管理提供了指导。多普勒研究在FGR监测中至关重要。
7. 母体代谢紊乱或胎儿遗传因素可导致胎儿过度生长，其预后取决于根本病因。

推荐阅读

Alfirevic Z, Stampalija T, Dowswell T. Fetal and umbilical Doppler ultrasound in high-risk pregnancies. Cochrane Database Syst Rev. 2017;6(6):CD007529.

American College of Obstetricians and Gynecologists. Practice Bulletin No. 173: Fetal Macrosomia. American College of Obstetricians and Gynecologists Committee on practice bulletins—obstetrics. Obstet Gynecol. 2016;128(5):e195–209.

Figueras F, Gratacos E. An integrated approach to fetal growth restriction. Best Pract Res Clin Obstet Gynaecol. 2017;38:48–58.

Gordijn SJ, Beune IM, Thilaganathan B, Papageorghiou A, Baschat AA, Baker PN, Silver RM, Wynia K, Ganzevoort W. Consensus definition of fetal growth restriction: a Delphi procedure. Ultrasound Obstet Gynecol. 2016;48:333–339.

ISUOG. Practice guidelines: diagnosis and management of small-for-gestational age fetus and fetal growth restriction. Ultrasound Obstet Gynecol.2020;56:298–312.

（邹刚　译）

妊娠早期的（11 ～ 14 周）超声筛查　10

妊娠早期是一个非常重要的阶段，胎儿开始分化出明确的形态，母体也逐渐适应妊娠过程。以前进行妊娠早期产检时，我们产科医生通常通过超声检查来确定胎儿的存活和推算实际的孕周。而现阶段产检中超声检查的作用越发重要，它不仅可以对胎儿的结构做较为准确的检查，能及早发现大多严重的胎儿畸形，还能对超声异常的胎儿进行预后评估。这样一来，致死性的胎儿畸形可以在早期发现，需要终止妊娠的胎儿畸形也能够在妊娠早期就得到处理，既降低了医学治疗的风险，也更符合社会伦理的要求。随着孕产妇年龄的增大，以及某些地区近亲结婚现象的普遍存在，在妊娠早期对非整倍体和遗传综合征的超声软指标进行筛查，有助于尽早制定产前筛查或诊断的方案，对孕妇及胎儿的健康评估及产检方案制定具有重要作用。

超声筛查可以在妊娠早期进行客观的风险评估，能够帮助我们预测早产、胎儿生长受限及子痫前期等孕产妇并发症的发生风险。这种预测有助于对需要特殊监护的孕妇进行分流，并及早采取适当的预防措施。众所周知，与其他影像学检查方法相比，超声检查更加简便易行，它可以在大多数临床环境中被使用。优化妊娠早期的胎儿畸形超声筛查有实实在在的益处，实用且性价比高，因此，所有产科医疗中心都应开展妊娠早期超声筛查的技能培训。

妊娠早期（11 ～ 14 周）的超声检查是早期全面评估胎儿的重要手段，并具有以下用途：

1. 再次确认胎儿存活并核对孕周。

2. 详细的结构评估，可以诊断严重的畸形，如无脑儿、肢体发育不全等。

3. 对一些孕中晚期可能会出现的畸形进行筛查，如评估脊柱裂的颅内透亮度。

4. 通过测量胎儿颈部透明层厚度和其他标志物（如鼻骨、三尖瓣血流和静脉导管血流）评估胎儿非整倍体的风险。

5. 多胎妊娠的基本检查，包括确认绒毛膜性和羊膜性、胎儿存活情况和孕周，以及筛查是否存在超声异常，如多胎中胎儿生长或解剖结构的早期不一致。

6. 测量母体子宫动脉彩色多普勒血流，以评估子痫前期及胎儿生长受限的发生风险。

7. 检查孕妇宫颈情况，以评估早产风险。

10.1 胎儿存活及核对孕周

在妊娠早期，我们可以通过检测胎儿贲门区域的节律性搏动来评估胎儿的存活情况。妊娠早期超声检查可以对胎儿的心脏进行初步的结构检查，其中胎儿的心跳是存活的重要指标。需要注意的是，一旦在超声检查中看到胎儿，操作者首先需要确定胎儿的心脏活动，例如，可以通过将 M 型多普勒（图 10–1）或脉搏波多普勒（图 10–2）置于胎儿活动区域来测量胎心率，并根据机器设置在1个或2个周期内读取读数，报告描述“每分钟搏动次数”，如“148次/分”。

超声检查是一项实时评估，因此，在每一次超声报告中，都应记录胎儿心率标准测量的图片。指南提出，在妊娠早期测量胎儿的头臀长（CRL）是确定妊娠日期的最佳方法；而与更早孕周的超声检查相比，孕11 ～ 14周时胎儿的结构更加清晰，测量误差的可能性更低。因此，通常来说孕11 ～ 14周超声测量胎儿的头臀长核对孕周更加准确。

综上，我们可以知道，胎儿头臀长是对核对孕周十分重要的参数，以下是测量过程中的一些注意要点：

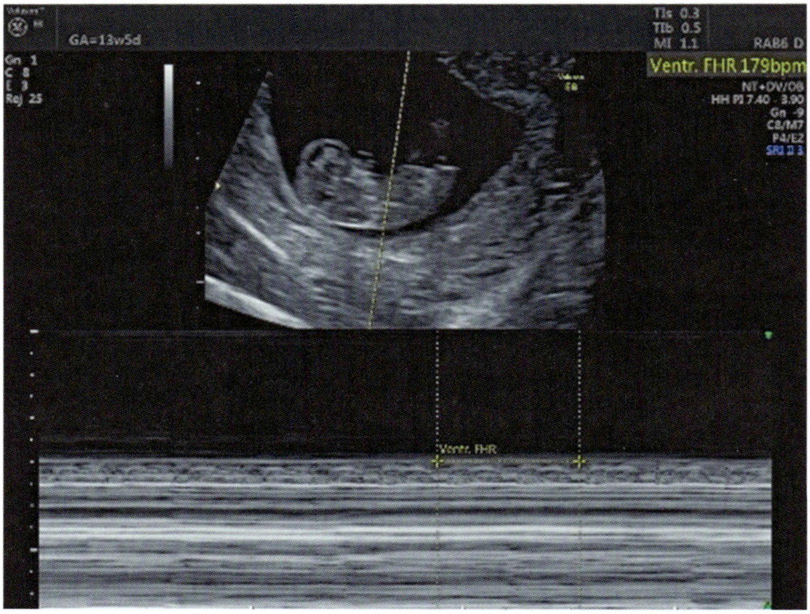

图 10–1　胎心率测量（M型多普勒）

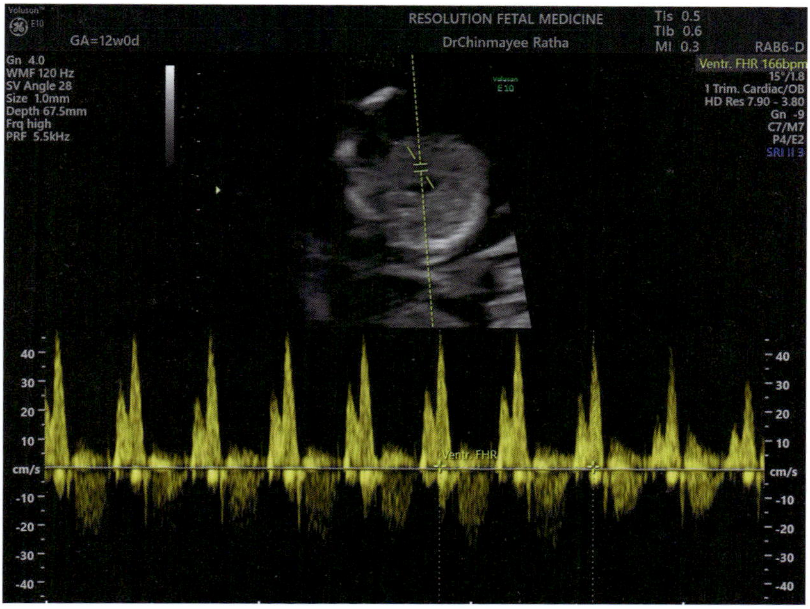

图 10-2 胎心率测量（脉搏波多普勒）

1. 测量胎儿头臀长时，应取中矢状切面，从胎儿头顶测量至臀底，不包括四肢及卵黄囊（图 10-3）。

2. 胎儿的姿态应保持中立；过于屈曲会低估胎儿的长度，而胎儿的高度伸展则会获得较长的头臀长，均不符合测量要求（图 10-4）。

3. 胎儿不是持续静止的，在检查过程中会不断移动，因此建议对头臀长进行多次测量，最后取 3 个最佳图像的平均值，报告该妊娠阶段的最终头臀长。

孕 11 ～ 14 周超声检查胎儿的外观明显更清晰，而在某些情况下，与孕 5 ～ 6 周相比，测量结果可能会出现差异。如果两次测量都遵循了指南规范，那么就需要将病例转介到专业的胎儿医学中心进行详细评估，以确定出现差异的原因。

在大多数情况下，误差可能是由于在孕早期扫描时卡尺的位置不理想造成的，因为孕 5 ～ 6 周时胎儿小，有可能会看到胎儿相当斜的视角或有点“端视”，这样就有可能出现过大或过小的头臀长值。所以更推荐使用孕 11 ～ 14 周测量的头臀长来核对末次月经。

胎儿保健的一个重要原则，是在孕 11 ～ 14 周扫描前核对末次月经日期，此后不要反复更改。临床上经常会遇到孕妇平时月经欠规律，或是超声测量孕周与根据末次月经计算的孕周差距较大，这时候就需要向孕妇解释，需要纠正她的末次月经及孕周，并告知纠正后的预

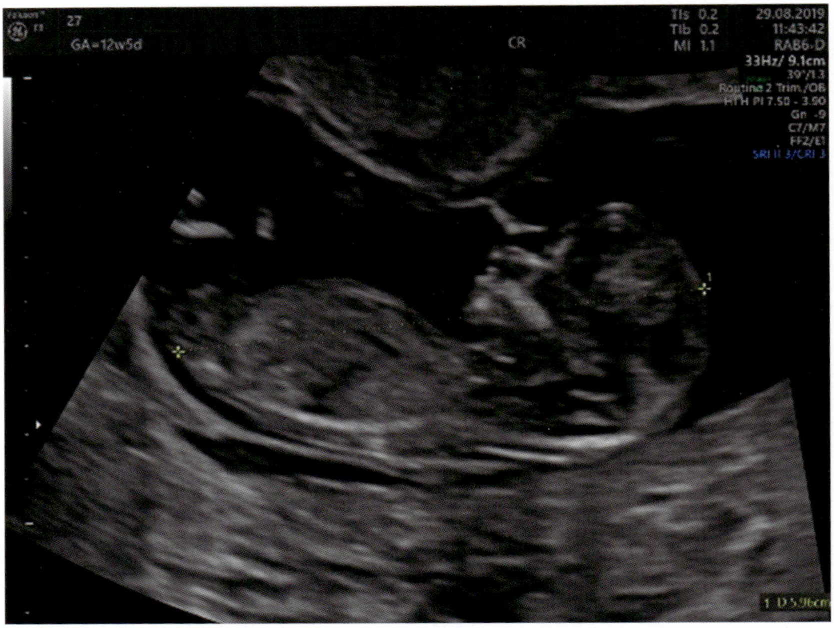

图10-3　孕11 ～ 14周头臀长（CRL）的标准测量切面

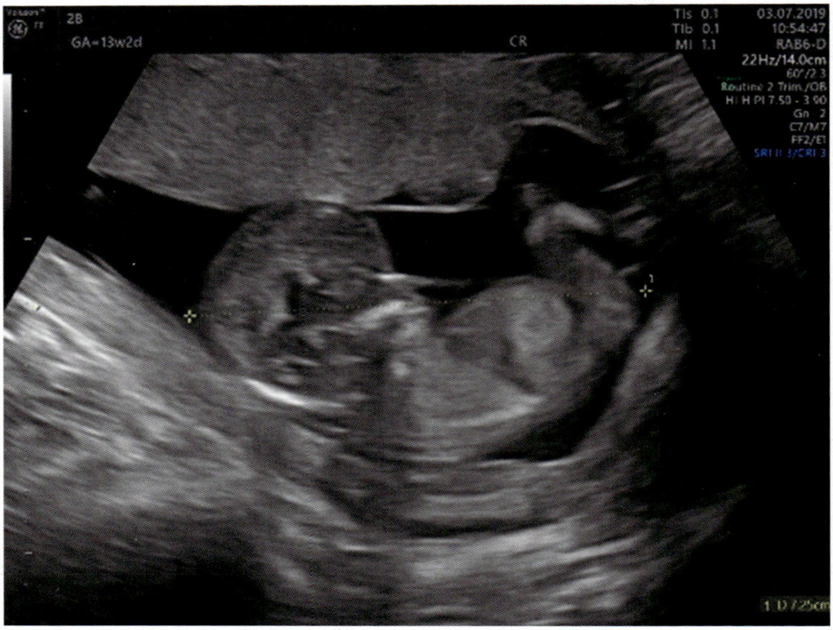

图10-4　胎儿过屈，影响头臀长的测量

产期（孕40周）时间，在产检手册上记录纠正后的日期，后续产检中使用纠正后的末次月经来计算孕周。如果孕妇没有注意到孕龄的纠正，而产检手册上也没有记录，在后续产检很可能会遇到超声测量胎儿大小偏大或偏小的情况，容易出现误诊或漏诊，不利于监测胎儿的生长发育。

10.2　孕11 ～ 14周超声筛查——详细的胎儿结构评估

孕11 ～ 14周超声筛查中，需要对胎儿进行“从头到脚”的结构进行详细筛查评估。

头部

横切面评估胎儿的头部，可以看到光滑的头骨轮廓，以及中线的大脑镰和大脑镰双侧的侧脑室，侧脑室中充满脉络丛，超声下呈现出特征性的“蝴蝶”外观（图10-5）。

如果胎儿头部轮廓不清晰或外观异常，则应警惕中枢神经系统重大异常的可能。一些重大畸形可在妊娠早期的超声检查明确诊断，如无脑畸形（图10-6）、无叶全前脑（图10-7）或脑膨出（图10-8）。这些重大神经系统畸形预后不良，往往致死或导致严重的神经系统障碍，早期诊断有助于早期处理。

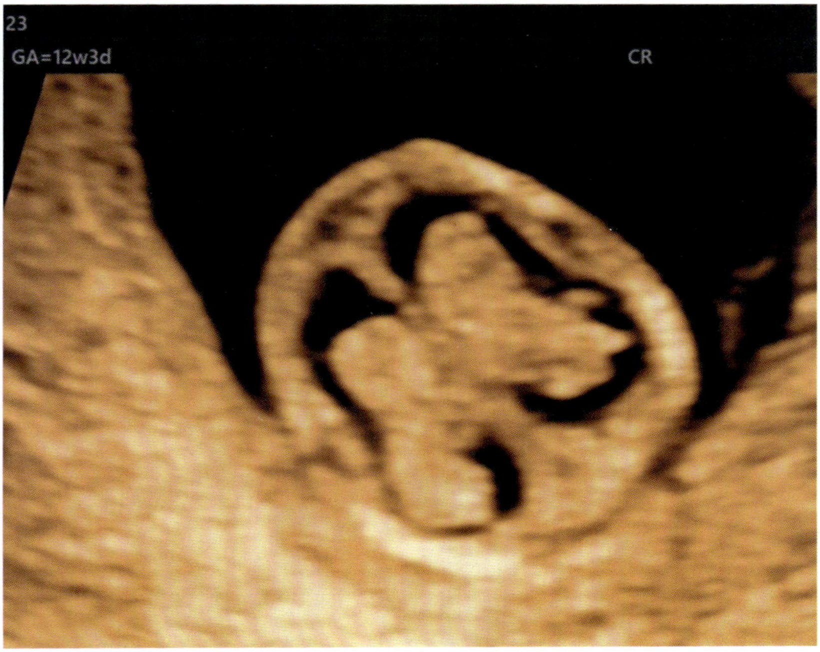

图10-5　孕11 ～ 14周正常胎儿头部图像

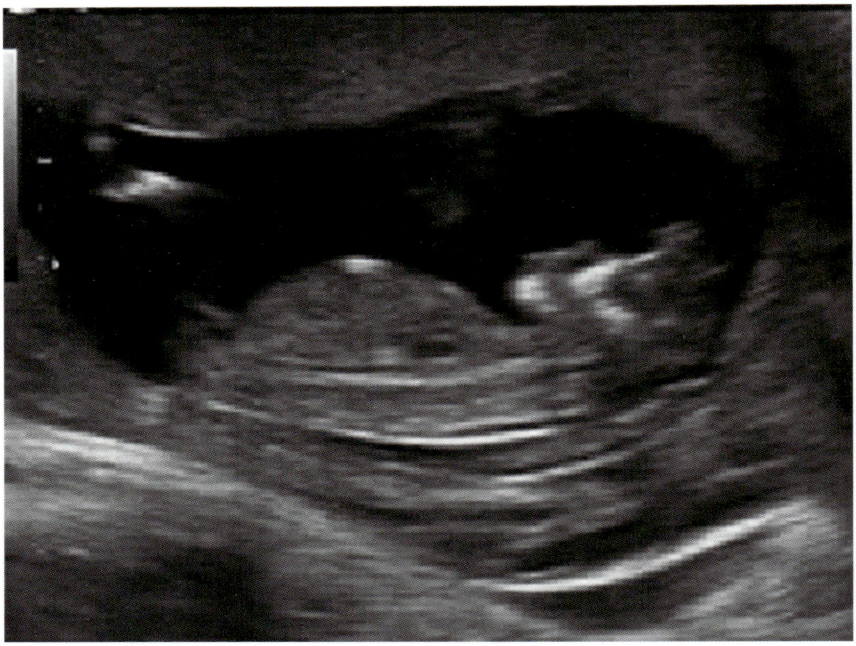

图10-6　孕11 ～ 14周无脑畸形儿

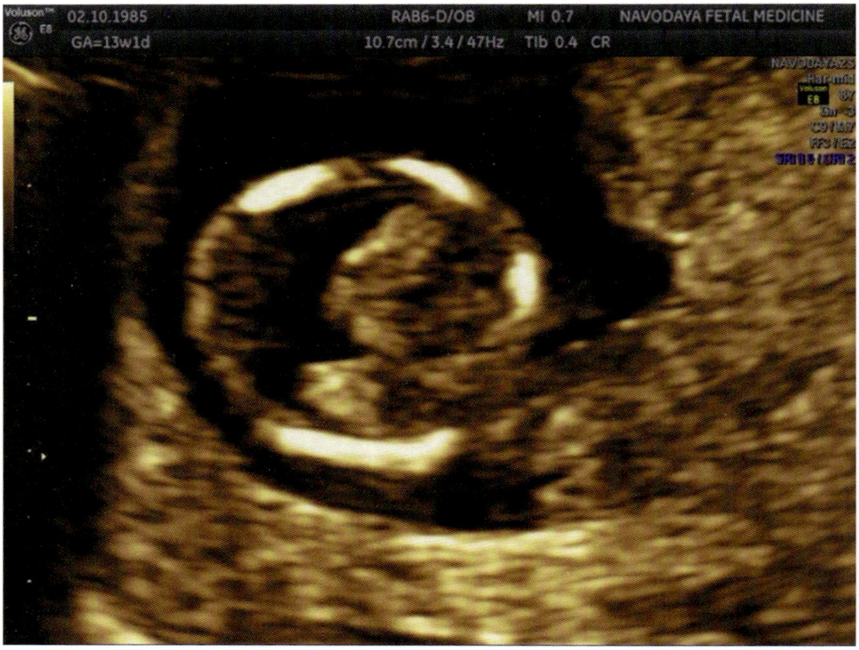

图10-7　孕11 ～ 14周无叶全前脑胎儿

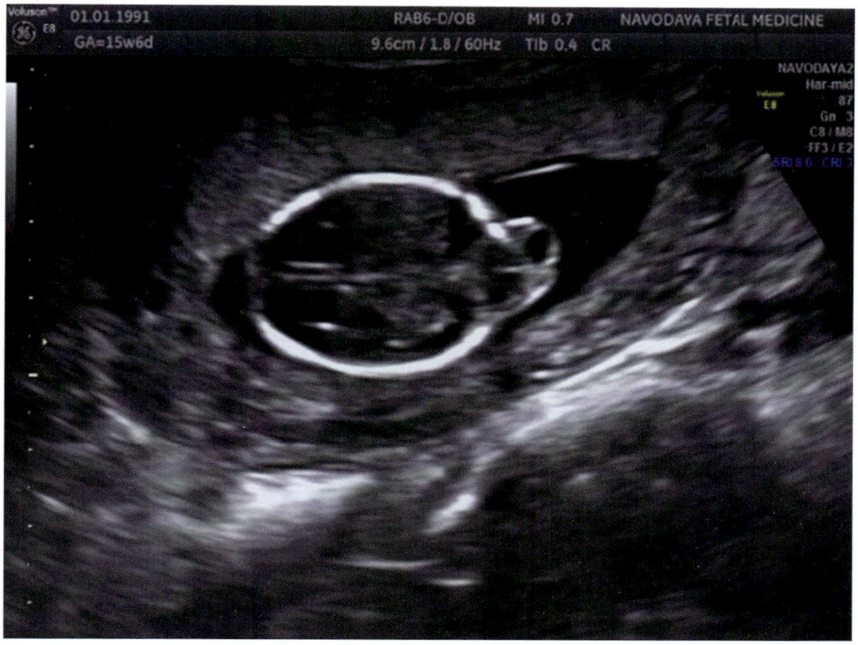

图10–8 孕11 ～ 14周脑膨出胎儿

颈部

孕11 ～ 13^{+6}周期间，可以在正中矢状切面上对胎儿颈部进行评估。颈项透明层增厚是胎儿非整倍体和结构异常的重要标志。妊娠早期胎儿颈部皮下后方的液体聚集，需要注意胎儿颈部是否有肿胀或肿块，并测量颈项透明层厚度(NT)。

颈项透明层厚度的测量应参照英国胎儿医学基金会(Fetal Medicine Foundation)建议的标准方案进行测量，并将测量结果应用于妊娠早期的风险评估方案中。胎儿颈项透明层在正常范围是非整倍体风险降低的一个标志(图10–9)。相反，若胎儿颈项透明层异常，则提示胎儿结构和染色体异常的风险增加，包括轻度增厚、囊性扩张，甚至全身皮肤水肿。图10–10(a–i)为妊娠早期胎儿颈部异常的不同表现。

胸部

在轴向切面上对胎儿胸廓进行评估(图10–11)，通常显示胎儿心脏占据纵隔和胸廓总面积的1/3，两侧是等大的肺。如果发现肺部肿块或胸腔积液，则表明胎儿出现异常(图10–12)，需要进一步检查。

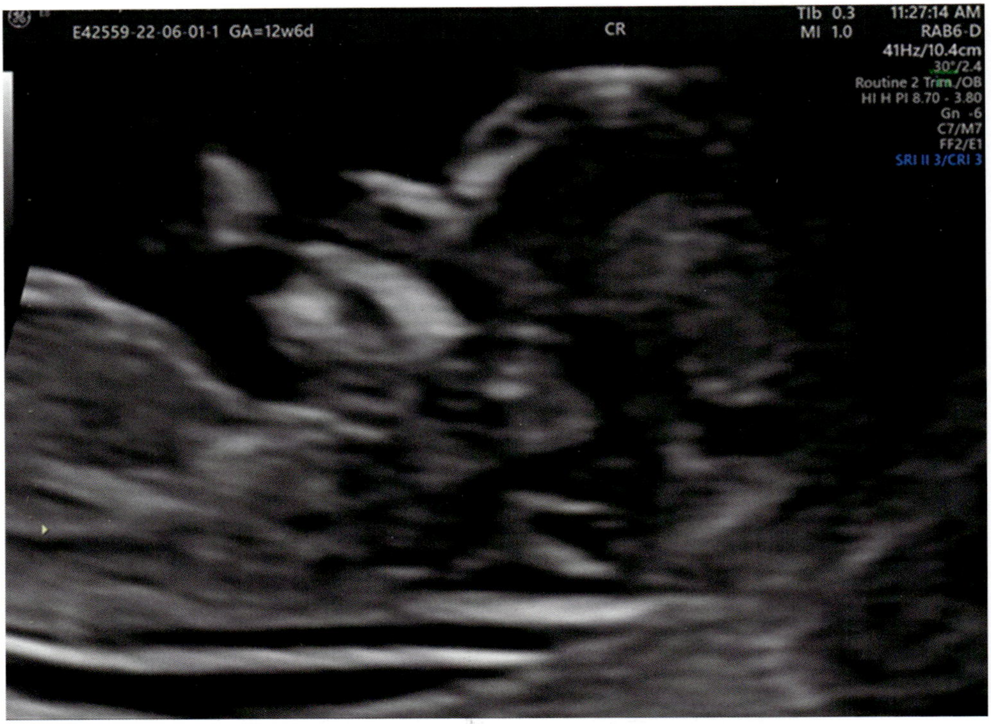

图 10-9　孕 11 ～ 14 周正常胎儿的颈部图像

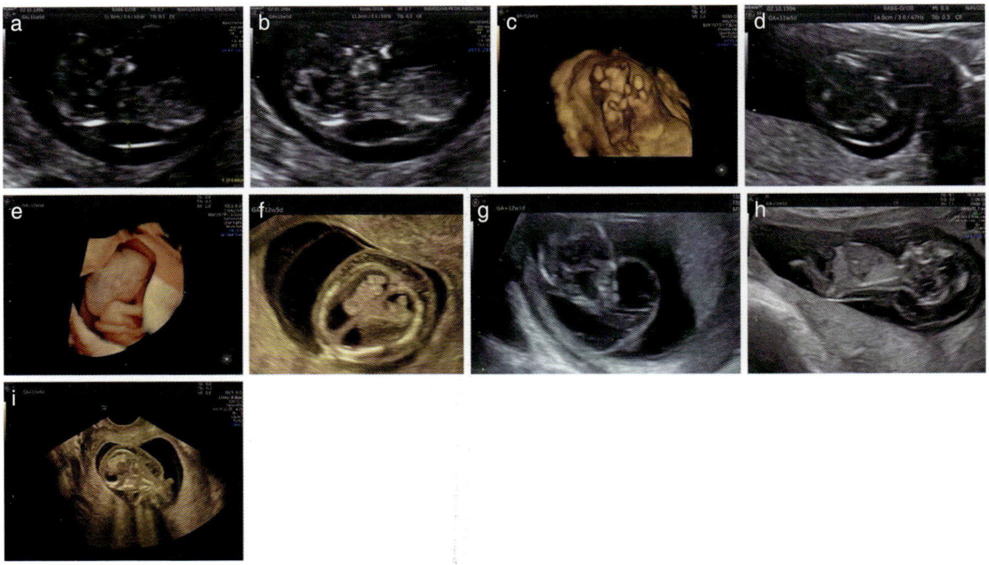

图 10-10　(a–i) 孕 11 ～ 14 周胎儿 NT 增厚或颈部淋巴水囊瘤

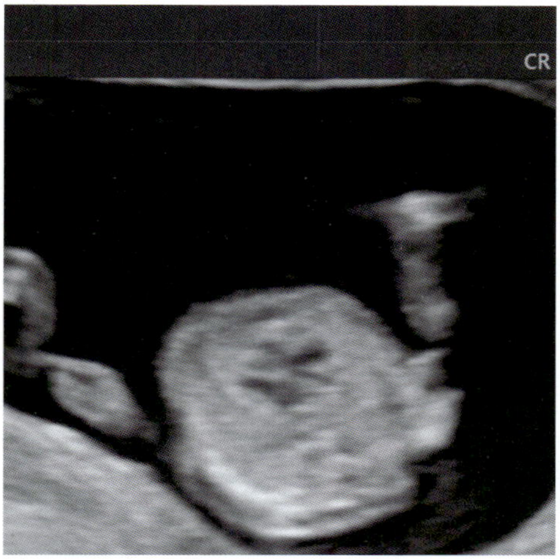

图 10-11 孕 11 ～ 14 周正常胎儿的胸部图像图

心脏

孕 11 ～ 13^{+6} 周是初步评估胎儿心脏的良好窗口期。随着高分辨率机器的出现，以及对胎儿心脏解剖的更深入了解，妊娠早期胎儿心脏详细成像的可能性增加，因此有些医院的胎儿医学专科会在孕早期即做胎儿的超声心动图。妊娠早期的胎儿超声心动图至少要对心脏进行四腔切面检查，并对流出道进行基本评估，这样才能制定出一套实用、高效、易于重复且技能合理的良好实践方案。

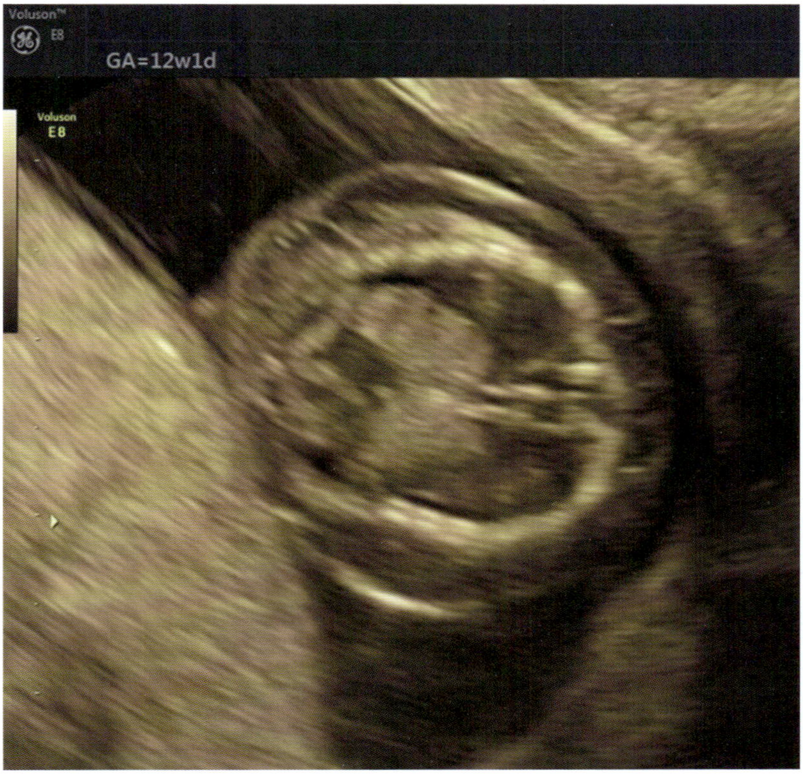

图 10-12 孕 11 ～ 14 周胎儿胸腔异常

彩色多普勒超声检查胎儿心脏，“X”征代表正常流出道交叉，“Y”征代表正常三血管气管视图，可进一步提高妊娠早期严重胎儿心脏畸形的检出率。胎儿心脏在妊娠早期的正常图像见图10–13（a，b）。若出现心室比例失调或明显的心流出道异常，超声可见异常表现，如图10–14（a–d）。

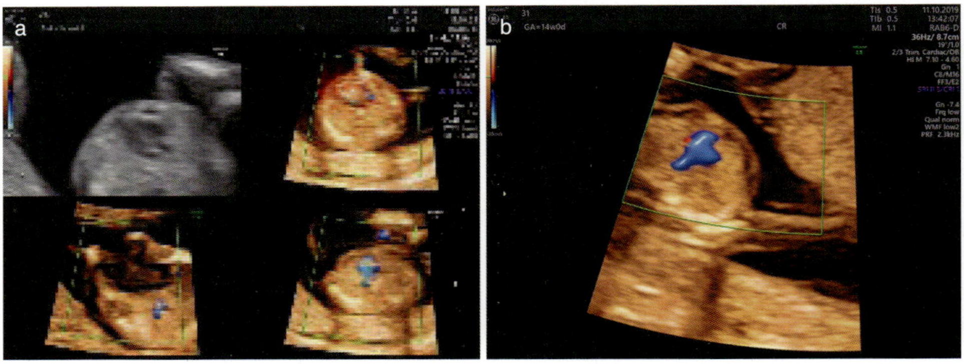

图10–13 （a,b）孕11～14周正常胎儿的心脏图像

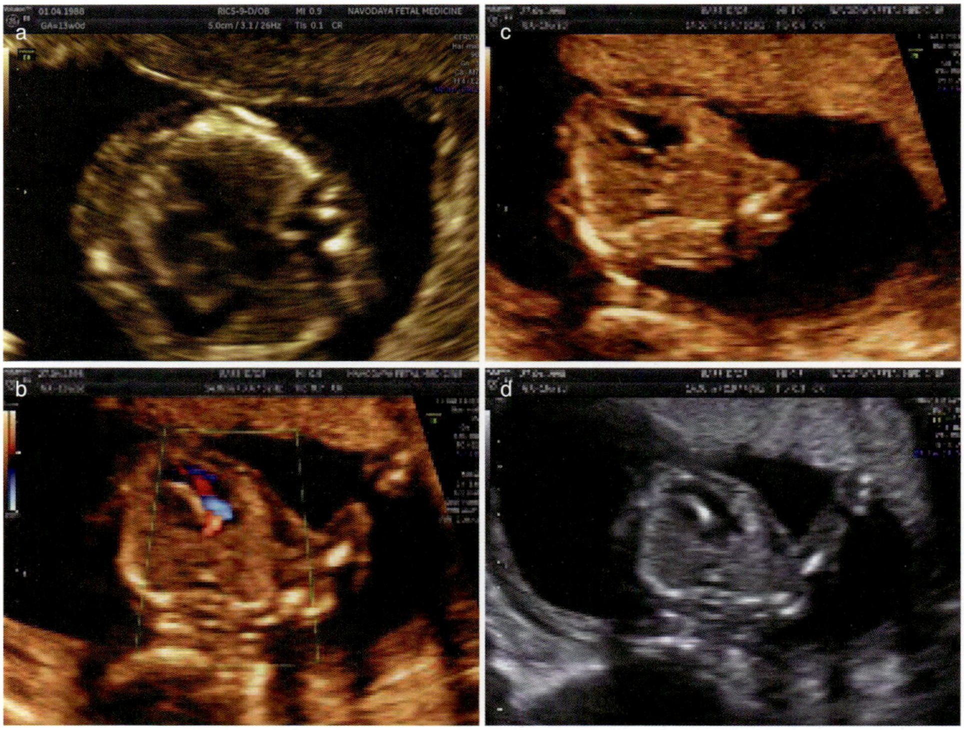

图10–14 （a–d）孕11～14周胎儿心脏异常

腹部

胎儿腹部的评估包括胃水平的上腹部轴向切面，显示正常大小的胎儿胃泡。妊娠早期超声若出现非常小或无胃泡声像，则表明胎儿可能存在上消化道梗阻或因神经肌肉问题导致吞咽困难。但胃泡消失也可能是一过性的，因此在诊断前应反复评估，确定胃泡是否为持续性消失（图 10–15）。

另一个评估胎儿腹部的平面是脐带插入水平面，显示该部位正常的前腹壁轮廓，从而排除任何前腹壁缺损，如脐膨出或腹裂（图 10–16）。

妊娠早期的生理性脐膨出预计会在孕 11 周时消退，因此如果在孕 12 周后才出现腹部前壁缺损，则基本可以确定是病理性的。腹裂可能与其他畸形或胎儿非整倍体有关，因此，妊娠早期发现腹裂，需要调整产前诊断方案并进行进一步的详细检查（图 10–17）。

在妊娠早期超声还可以观察到胎儿下腹部膀胱的低回声区。若显示不清，则可以在该囊性区域两侧显示脐动脉，来确认该区域为胎儿膀胱。另外，在孕 12 ～ 13 周左右可以直接看到胎儿的肾脏，但也可能显示不甚清晰。正常大小的胎儿膀胱是胎儿肾脏功能正常的间接

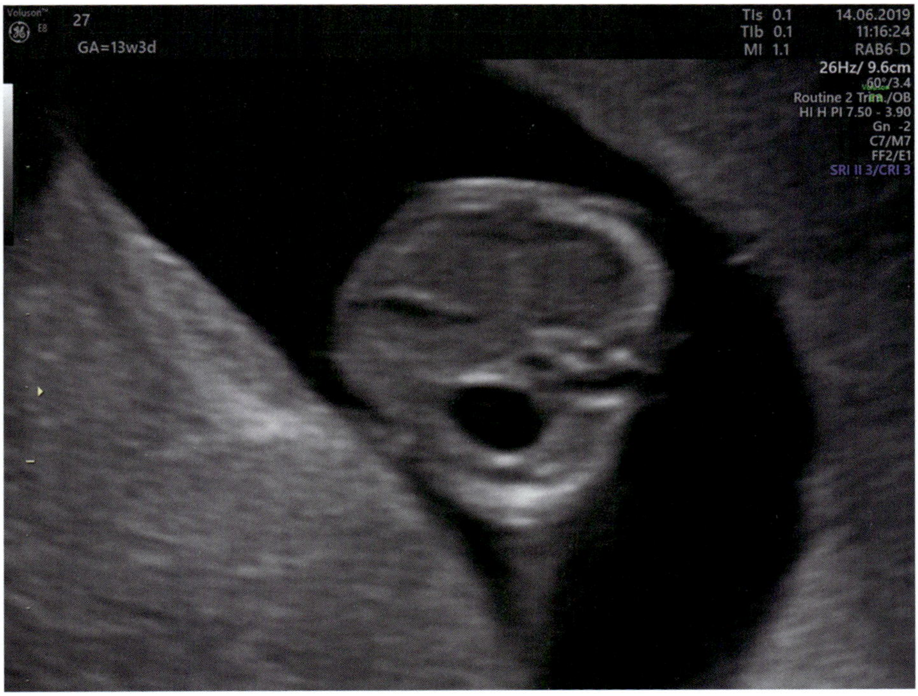

图 10–15　孕 11 ～ 14 周胎儿胃泡超声图像

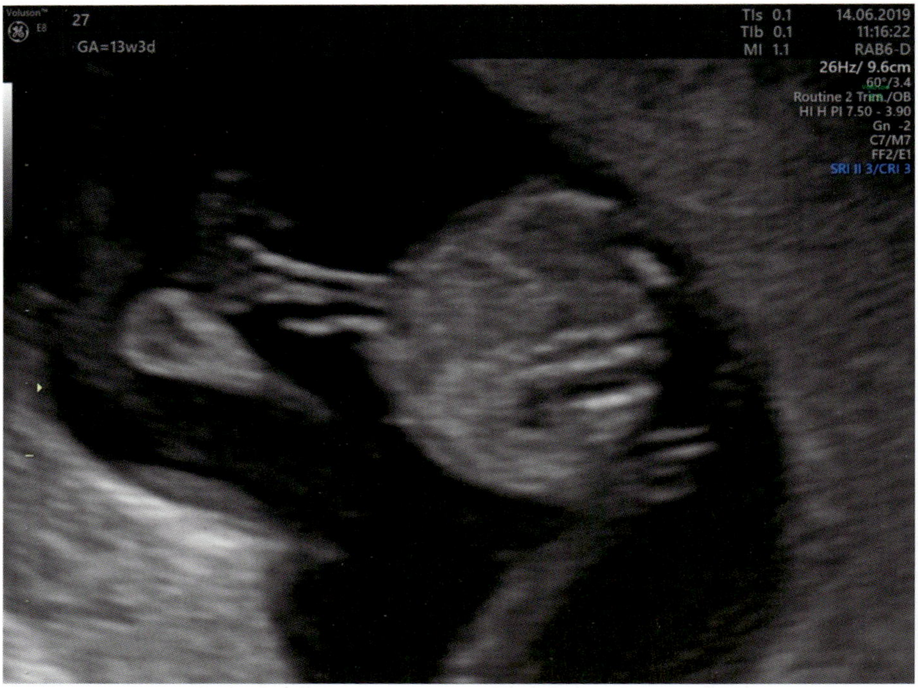

图10–16 正常胎儿的经脐腹部横切面

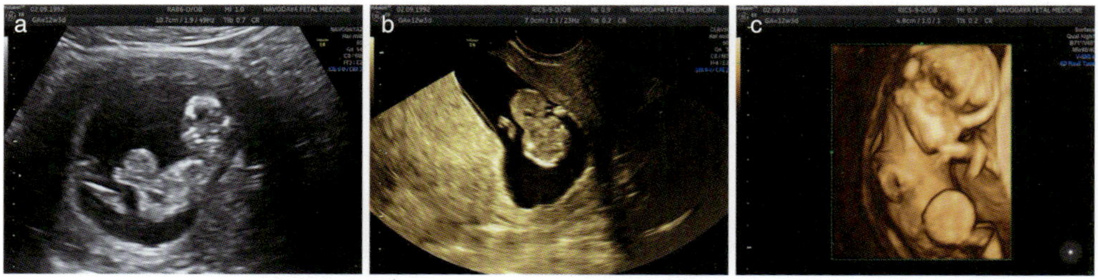

图10–17 （a–c）孕11～14周胎儿脐膨出

指标，胎儿肾脏产生的尿液会充满膀胱（图10–18a，b）。胎儿膀胱的纵向直径在孕3个月内小于7 mm，超过7 mm时被称为“巨膀胱”（图10–19a，b）。14 mm以下的巨膀胱是胎儿非整倍体的标志，而超过14 mm则更可能是膀胱流出道梗阻所致。

胎儿膀胱在孕3个月内的超声下持续不可见，可能提示双侧肾发育不全或肾功能不全。但妊娠早期的羊水是由胎盘和胎膜产生的，因此不能作为肾功能的良好指标，如果这时超声下未见胎儿膀胱，则应在孕16周时再次对胎儿肾脏进行详细评估。

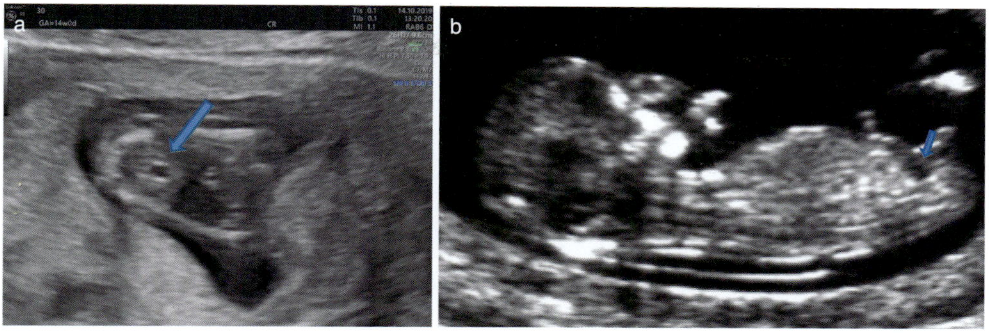

图10–18 (a,b)孕11 ～ 14周正常胎儿的膀胱

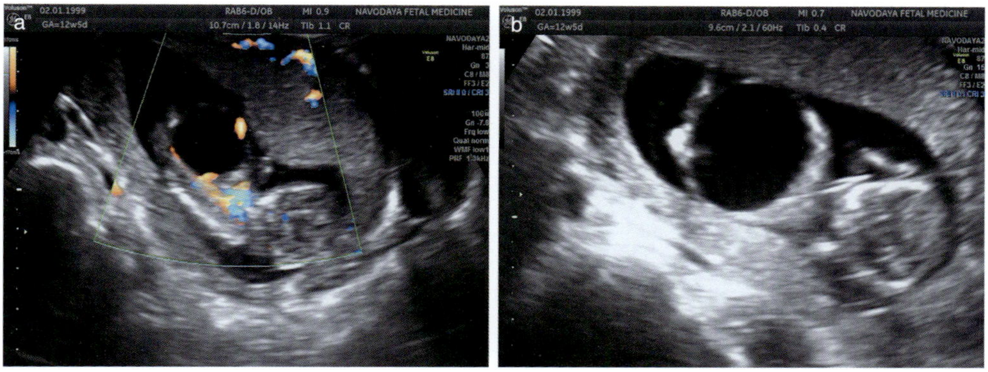

图10–19 (a,b)孕11 ～ 14周胎儿巨膀胱

四肢

孕3个月超声检查是评估胎儿四肢的最佳时机。在这个阶段可以清楚地显示胎儿四肢的所有3个节段，能同时看到胎儿的双上肢和双下肢，因此是检测胎儿肢体重大异常（如肢体发育不全或肢体节段发育不良）的最佳时机。如图10–20所示，在胎儿躯体的轴切面上，可以看到胎儿的双上肢上端连接在躯体上，所有3个节段（上臂、前臂、手掌）均清晰可见。

胎儿的双下肢也同样可见（图10–21a，b），推荐在报告中同时记录双腿图像，有助于在胎儿评估的这一阶段确定肢体的存在，避免漏诊因羊膜带等导致横向肢体截肢的罕见发育异常病例。

脊柱

矢状切面或冠状切面上对胎儿脊柱进行评估（图10–22a，b），正常的脊柱轮廓及皮肤覆盖完整。脊柱轮廓异常可以在妊娠早期超声检查到，对胎儿的健康影响重大，若能早期诊断，需向孕妇

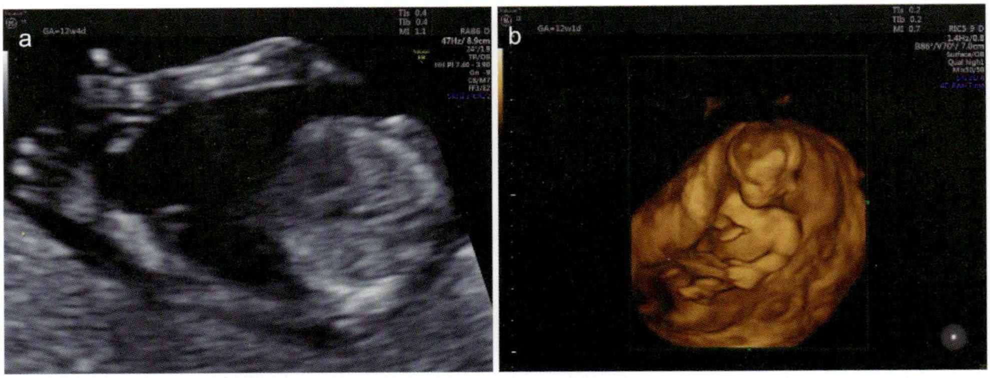

图10-20 （a,b）孕11～14周正常胎儿的上肢图像

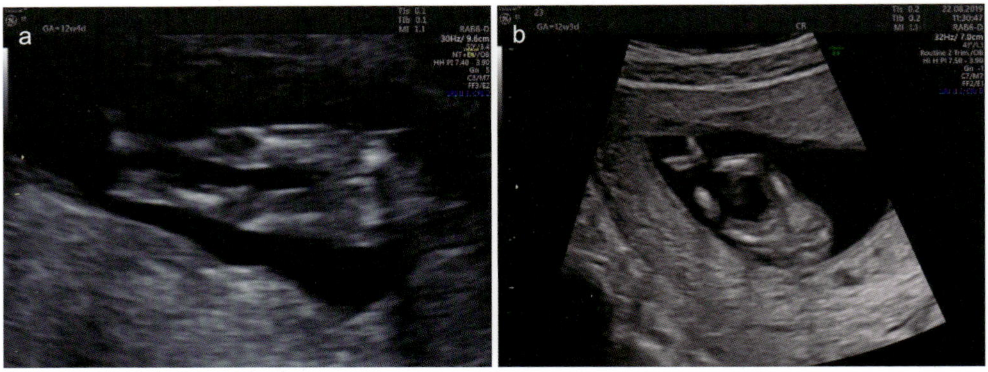

图10-21 （a,b）孕11～14周正常胎儿的下肢图像

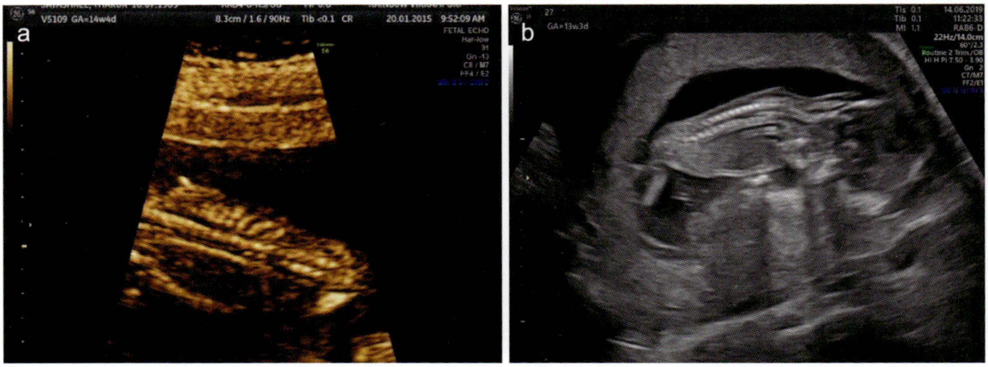

图10-22 （a,b）孕11～14周正常胎儿的脊柱图像

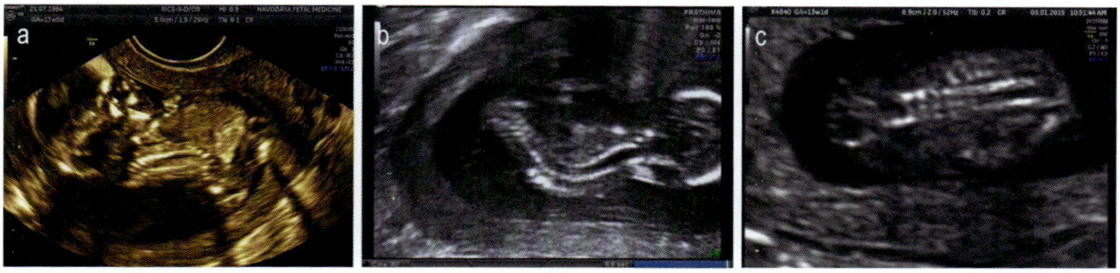

图10-23 (a-c)孕11 ～ 14周胎儿脊柱异常

及家属解释病情及预后，并进一步相关检查。开放性脊柱裂在妊娠早期有时不能发现，但也可以通过对颅内透亮度(intracranial translucency，IT)等标志的筛查来评估风险，从而分流需要在孕16周进行详细早期解剖评估的胎儿。

10.3 颅内透明层(IT)筛查脊柱裂

颅内半透明(IT)实际上代表了妊娠早期胎儿头部和颈部正中矢状面第四脑室的外观。在评估胎儿NT的同一切面中，胎儿脑干、第四脑室和枕大池几乎是平行的空间。IT为低回声区，代表孕11 ～ 14周时胎儿大脑的第四脑室。外观正常的IT(图10-24)是令人放心的，而塌陷的IT是由于开放神经管缺陷的脑干尾侧移位导致第四脑室受压，开放性神经管缺陷在孕早期扫描中可能难以清楚地看到，但异常的IT可提醒我们需要进一步关注这个问题，IT异常则高度怀疑开放性神经管缺陷，有助于更早地检测并进行更好的后续随访。

10.4 孕11 ～ 14周扫描胎儿非整倍体筛查标志物

孕11 ～ 14周的扫描是评估胎儿染色体异常的重要时机。以母亲年龄为背景评估的各种标志物可以提供21-三体的筛查测试，其敏感性高达85% ～ 90%，假阳性率低于5%。

胎儿非整倍体筛查和风险评估方案问题的详细信息见第4章(“胎儿非整倍体筛查原则”)。在本章中，我们将强调在进行妊娠早期扫描时对这些标志物的正确成像。

10.4.1 胎儿NT

根据胎儿医学基金会(FMF UK)给出的指南，应将图像放大，使超声屏幕图像只显示胎儿正中矢状切面的头部及上胸部。胎儿姿势应为胎儿头部与脊柱呈一直线。颈部不应该太过弯曲，也不应该太过伸展，胎儿应处于自然姿势，胎儿的下巴和胸部之间应存在液体。图像应具有足够的对比度，这可以通过减小

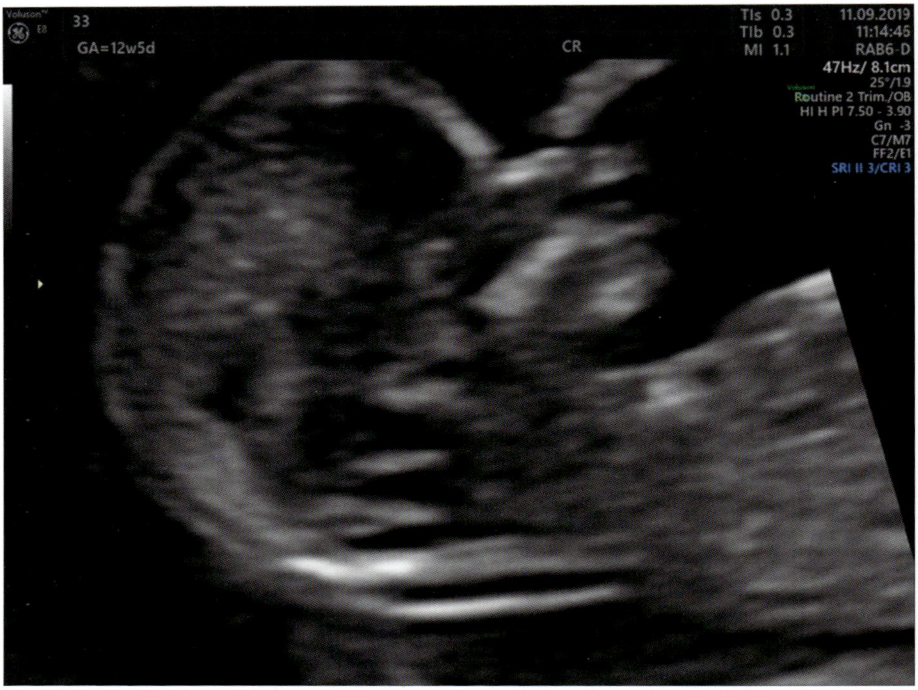

图10-24　颅内透明层

“增益”设置来实现，并且应该能够看到颈部后面线条的清晰边缘。随后，使用“加号形状”的游标测量胎儿颈部透明层，使游标的水平线与代表颈部液体区域的内部边界融合。如果增益设置不理想，这种锐利的边缘将无法被界定，测量结果可能是错误的。游标必须进行调整，使每次移动都使测量值精确到0.1 mm。

为了评估胎儿非整倍体风险，胎儿CRL必须为45～84 mm，并且NT必须根据FMF定义的标准进行测量。由于精确测量NT对于得到正确的胎儿非整倍体风险评估至关重要，所有操作人员都必须完美掌握这项技术。在本章末尾的“建议阅读”部分引用的胎儿医学基金会网站清楚地描述了这项技术和扫描的认证过程。

这个过程是最成功的自学策略之一，在这个过程中，操作员可以按照说明进行操作并获得自己的图像，一旦获得令人满意的水平，就可以将图像发送给FMF专家进行在线评估。这次评估提供有关图像质量的反馈，如果图像合格，操作员就可以获得FMF UK的风险评估NT测量认证。这个流程强烈推荐给所有希望进行有意义NT扫描的操作员，因为这个认证有助于标准化图像采集并减少操作员间的变异性（图 10–25）。

10.4.2　胎儿鼻骨

胎儿鼻骨可以在与NT相同的切面中进行评估，其放大倍数、姿态和增益标准与上述类似。为了区分鼻骨，将扫描探头朝向鼻子的方向放置，并进行非常微小的侧倾，可以观察到与鼻前皮肤平行的第二条线。这种平行线排列，也被称为"等于"符号，以皮肤为上线，下线表示鼻骨，在正常情况下，鼻骨比皮肤看起来更亮，如图 10–26 所示。

如果看不到下线或下线不比皮肤亮，则分别视为鼻骨缺失或发育不良。文献明确指出，在计算风险时，鼻骨"缺失"或"发育不良"被视为一个共同的问题。

10.4.3　三尖瓣血流

流经三尖瓣的血流应该是单向的，正常的血流模式见图 10–27。

三尖瓣返流被认为是胎儿非整倍体的次要标志物，并且与胎儿心脏异常的风险增加相关。

根据FMF标准评估三尖瓣血流的正确方法是在胎儿胸廓的横切面上进行，心尖四腔心切面占屏幕的 75% ~ 80%。将脉冲多普勒取样容积

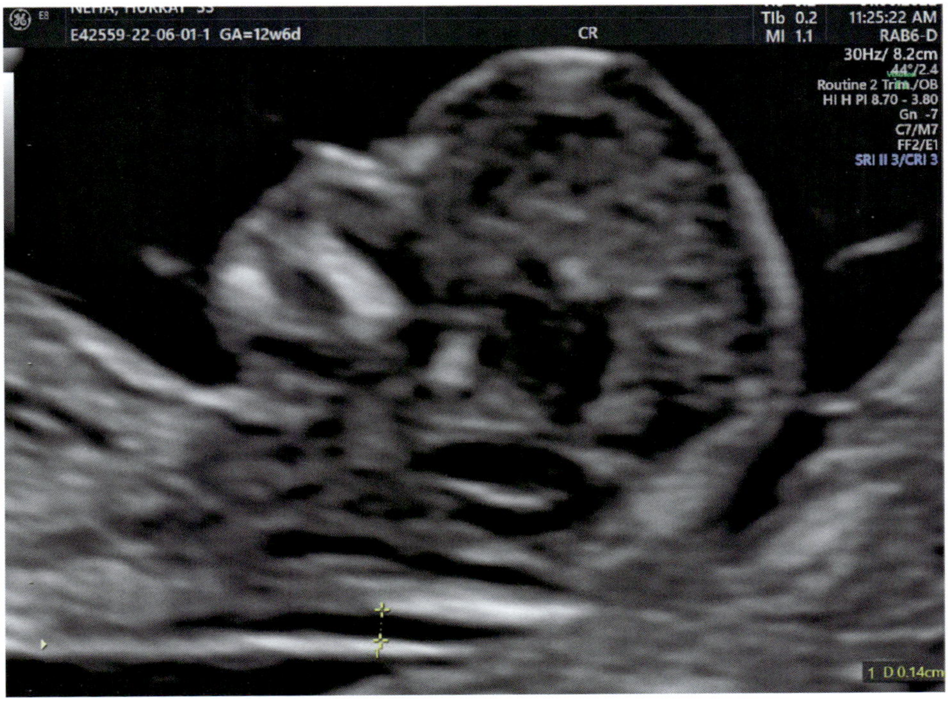

图 10–25　胎儿NT

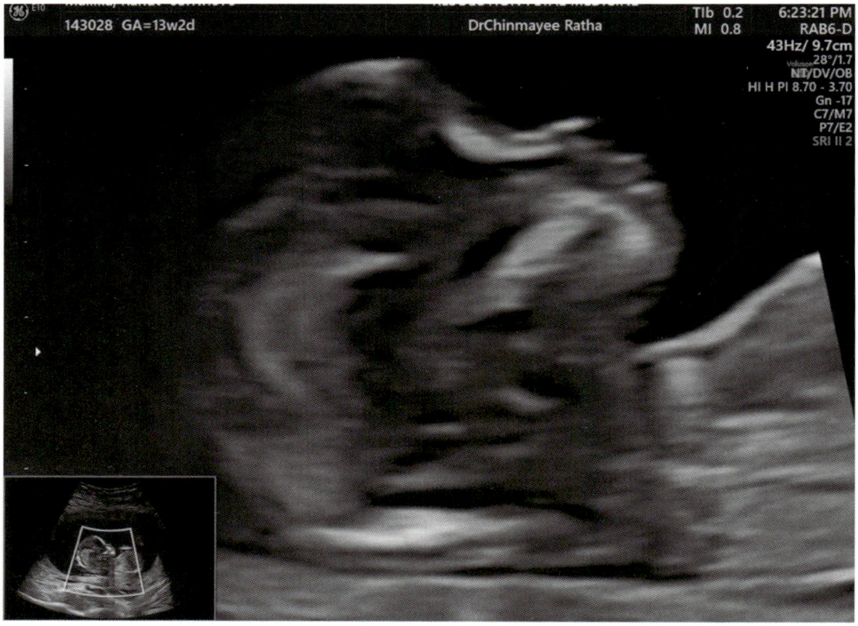

图 10-26 胎儿鼻骨

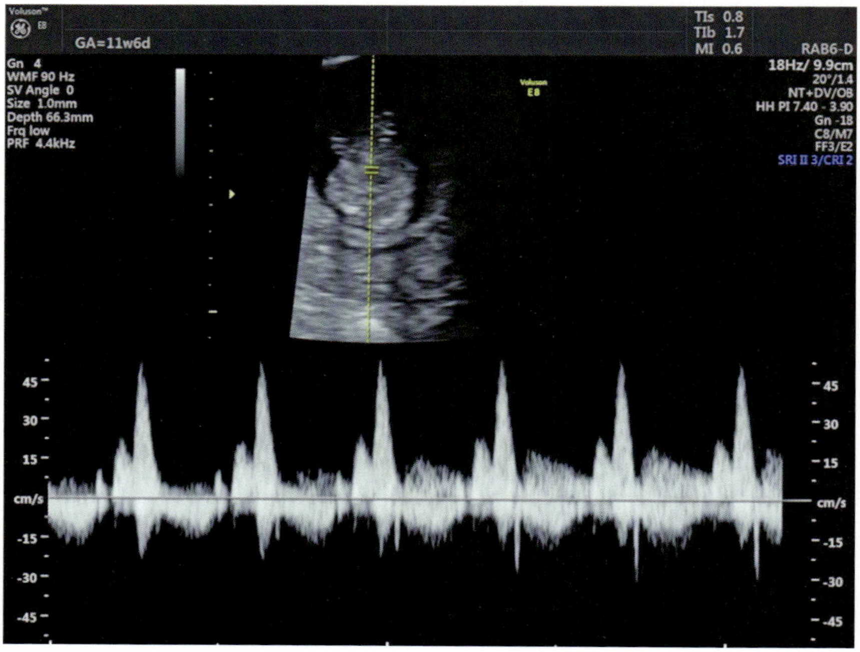

图 10-27 胎儿正常三尖瓣血流

设为2 ~ 3 mm，横放在三尖瓣上，角度最好沿血流方向对齐，血流与室间隔角度切勿超过30°。扫描速度调至2 ~ 3 cm/s，并记录血流模式。在心室收缩期间，不应有返流，但有时可能有小的生理性返流。如果返流速度达到60 cm/s或更高，并且占据了收缩期一半以上的时间，则视为三尖瓣反流，如图10–28所示。

10.4.4　静脉导管血流

胎儿的静脉导管（DV）是脐静脉的延续，在汇入下腔静脉（IVC）之前形成一条狭窄的导管。由于口径狭窄，在彩色多普勒的应用下，通过DV的血流显示“混叠”，从而被识别出来。由于DV血管较小，最好在胎儿静止状态测量DV血流，并使用0.5 ~ 1 mm大小的取样容积（图10–29）。

彩色多普勒可在胎儿腹部正中矢状切面识别胎儿DV，胎儿DV位于脐静脉和下腔静脉之间的一小块混叠区域。调低滤波频率（50 ~ 70 Hz）有助于获得受右心房活动影响的该血管的三相波。

在基于超声扫描的胎儿非整倍体风险评估方案中，DV静脉搏动指数被用作风险计算的参数。异常的DV静脉搏动

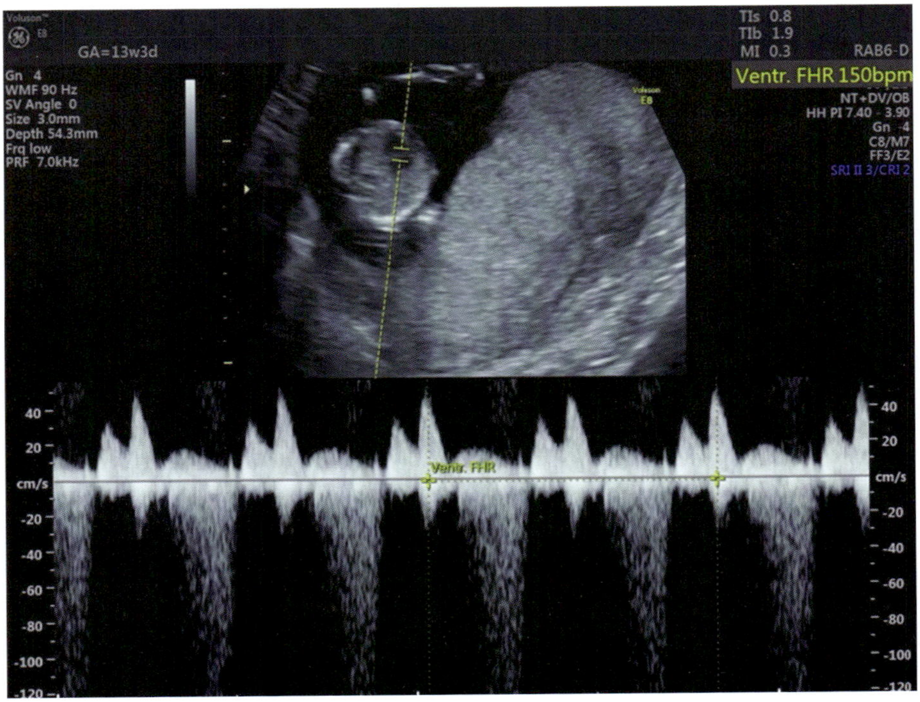

图10–28　三尖瓣返流

指数与非整倍体、胎儿心脏异常，甚至胎儿死亡的风险增加相关。

10.5 孕11～14周超声检查时多胎妊娠的基本检查

妊娠早期的多胎妊娠评估最重要的方面仍然是评估胎儿数量和明确绒毛膜性。如果双胞胎的两个胎盘明显分开，则很容易确定“双绒毛膜性”。然而，如果胎盘靠得很近，“λ”征（图10–30a，b）表示双绒毛膜性，而“T”征表示单绒毛膜性（图10–31）。对胎儿个体的评估与单胎妊娠相似，而对一般多胎妊娠评估的具体方案见第11章（“多胎妊娠评估”）。

在三胞胎的情况下，“Benz”符号表示三胎性（图10–32）。绒毛膜性将通过评估不同胎盘交界处的“λ”征或“T”征来确定。因此，三羊膜三胞胎可以是三绒毛膜、双绒毛膜或单绒毛膜。

绒毛膜性是多胎妊娠最重要的预后因素，最好在孕11～14周超声检查时进行。在多胎妊娠的妊娠早期检查中不确定绒毛膜性应被视为次优评价。

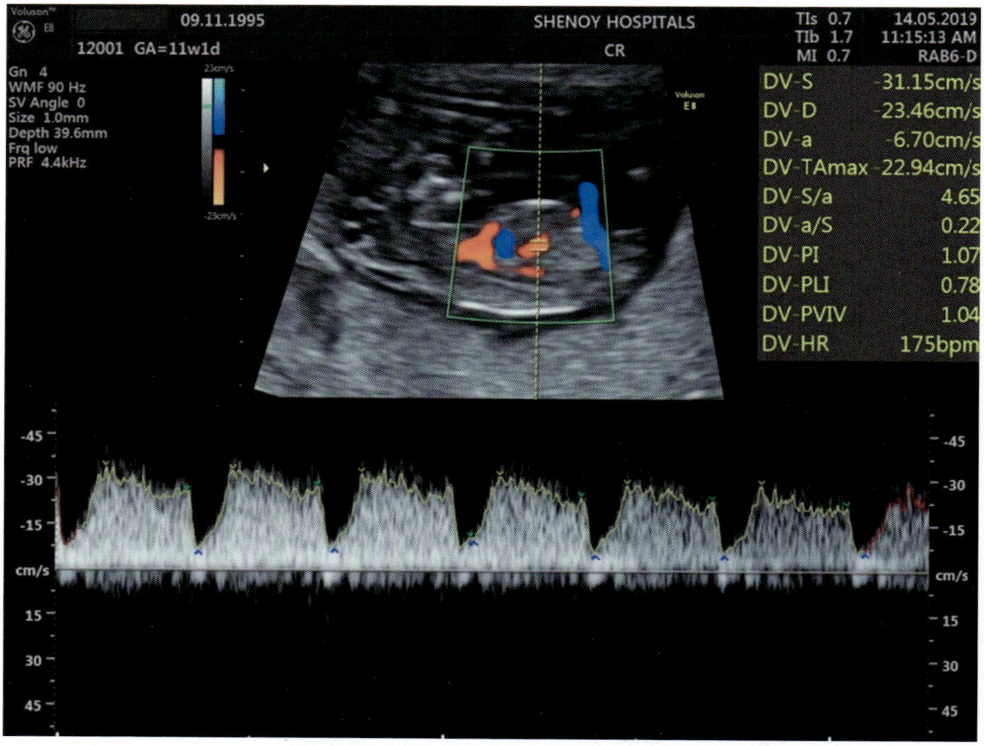

图10–29 妊娠早期胎儿静脉导管血流

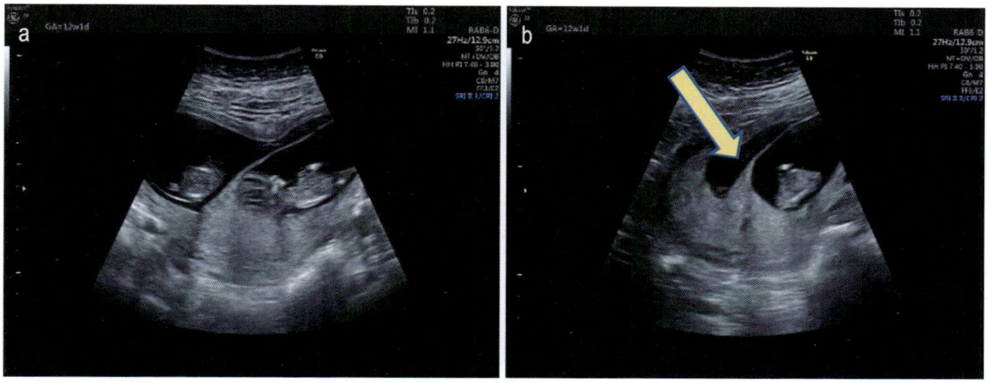

图 10-30　a,b 双绒毛膜性双胎——“λ”征

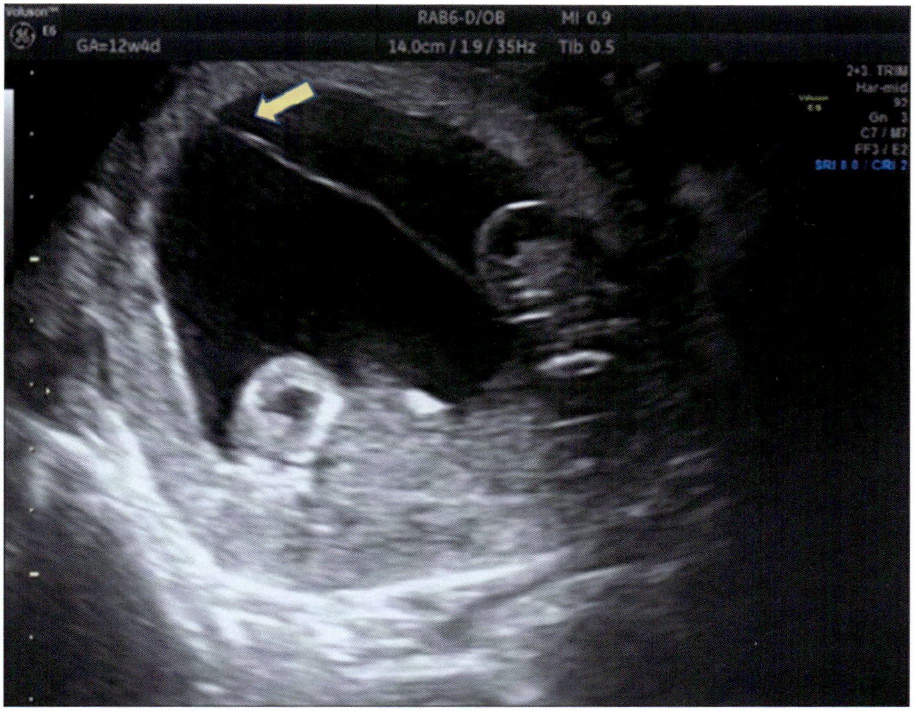

图 10-31　单绒毛膜性——“T”征

10.6　妊娠早期子宫动脉多普勒超声评估

子宫动脉多普勒血流是反映子宫胎盘阻力的重要参数，已成为筛查母体先兆子痫、胎儿生长受限等子宫胎盘功能不全相关疾病风险的有效指标。孕早期子宫动脉多普勒血流的评估是首先显示

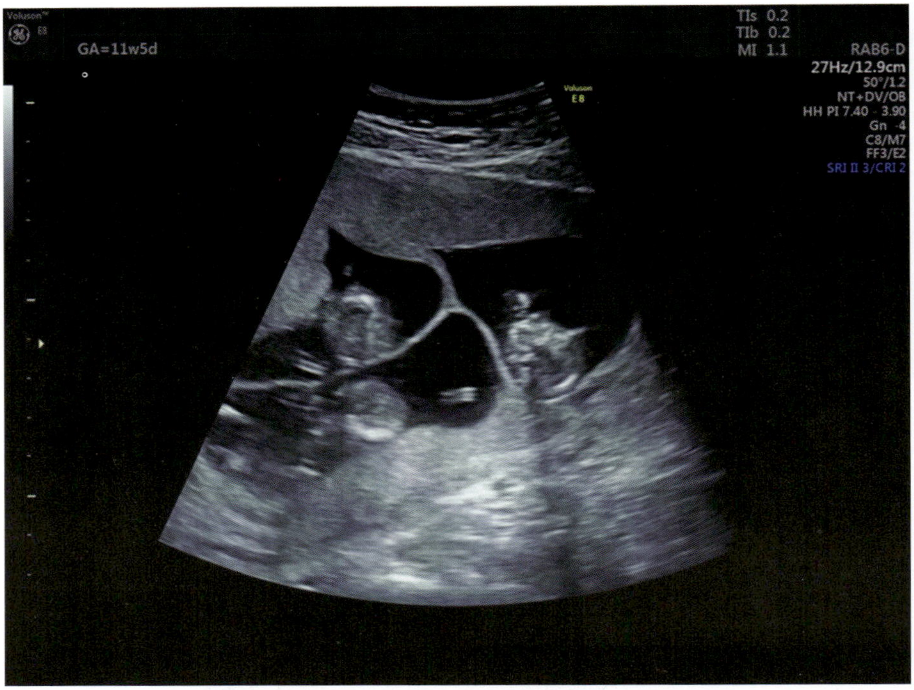

图10-32 妊娠早期三胞胎

子宫腔矢状切面，然后移动超声探头到宫颈内口水平稍外侧来测量。在这个平面上通过彩色多普勒识别子宫动脉，并使用2 mm的取样框和小于30°的夹角测量子宫动脉。收缩期峰值流速大于60 cm/s，则确定血管为子宫动脉，如图10-33所示。要测量孕妇两侧（左侧和右侧）的子宫动脉，并分别测量子宫动脉的搏动指数。PI的平均值与其他生化和生物物理参数一起用于计算妊娠早期子痫前期的风险。

10.7 妊娠早期宫颈超声的评估

妊娠早期宫颈的评估最好是在排空膀胱的情况下经阴道超声获得。确定宫颈内口和外口、宫颈管和宫颈黏膜非常重要。宫颈长度评估的详细内容见妊娠期宫颈评估章节（第12章）（图10-34）。

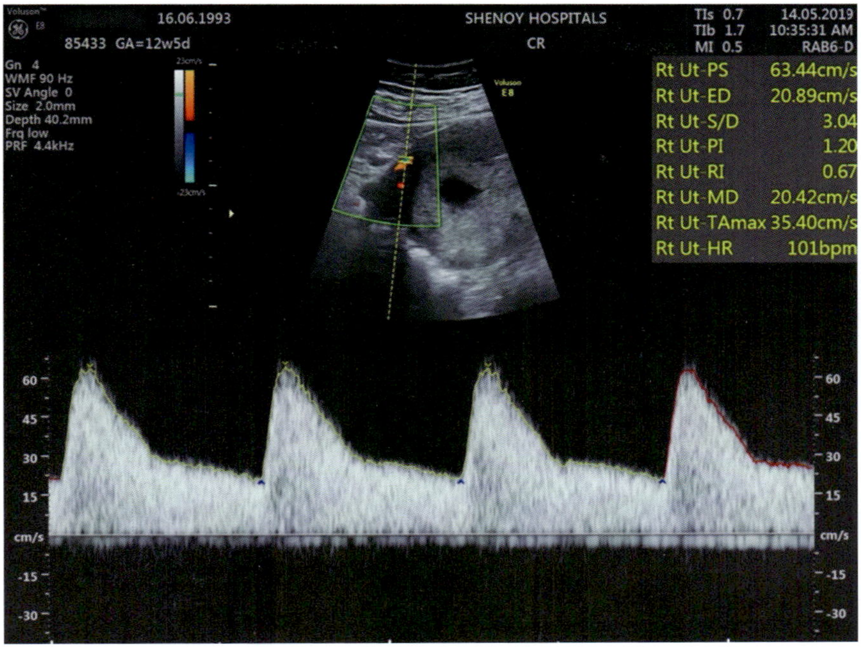

图 10-33　妊娠早期子宫动脉多普勒超声

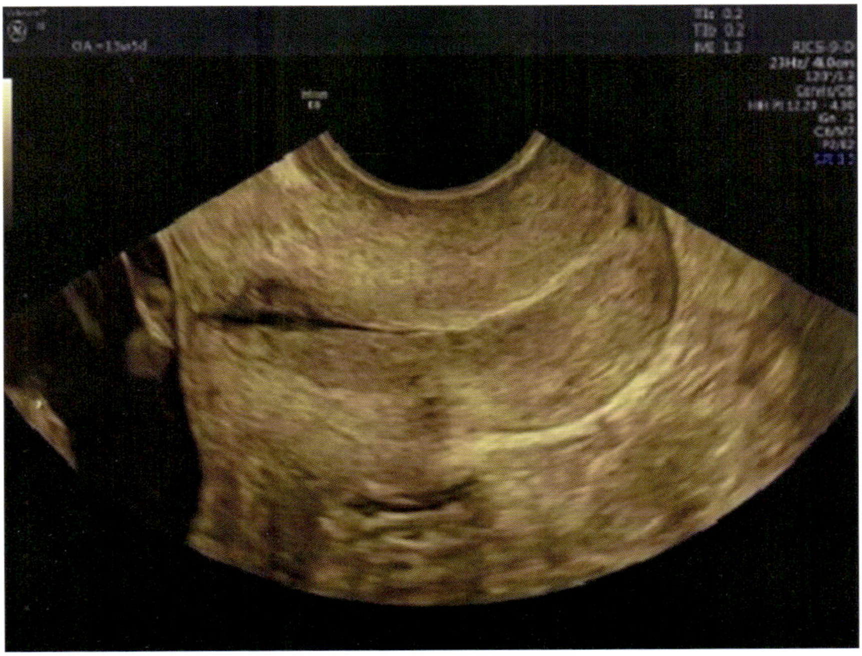

图 10-34　妊娠早期超声评估母体宫颈

推荐阅读

First trimester scan guidelines on www.fetalmedicine.org.

Nicolaides KH. First-trimester screening for chromosomal abnormalities. Semin Perinatol. 2005;29:190–194.

Nicolaides KH. Turning the pyramid of prenatal care. Fetal Diagn Ther. 2011;29:183–189.

Nicolaides KH, et al. The 11–14 week scan. Baillieres Best Pract Res Clin Obstet Gynaecol. 2000;14:581–594.

Ratha C, Khurana A. "First things first" : images for a proper nuchal translucency in the first trimester 11–13+6 weeks scan. J Fetal Med. 2014;1(2):1–3. https://doi.org/10.1007/s40556-014-0015-x.

Ratha C, Khurana A. "First things first" : fetal nasal bone imaging in the first trimester 11–13+6 weeks scan. J Fetal Med. 2015;2(1). https://doi.org/10.1007/s40556-015-0034-2.

（陈月芬 朱薪 何桂林 王瑞霞 王丽 译；凌奕 总校）

胎儿医学临床实践中的多胎妊娠评估 11

多胎妊娠是指母亲子宫内同时有多个胎儿的情况。最常见的多胞胎类型是双胎妊娠，三胞胎、四胞胎、五胞胎等比较罕见。根据经典的“Hellin规则”，双胞胎的发生率被认为是1/89，其他多胎妊娠的发生率似乎是1/89的（n−1）次方，其中n是同时在子宫内的胎儿数量。若多胎妊娠只是因为自然原因导致，例如，超数排卵、受精后分裂，上述“Hellin规则”适用。但在当今世界，这条定律不适用。多胎妊娠的发生率因为辅助生殖技术的出现在20世纪显著上升，该技术很大程度上依赖于多卵泡排卵，尽管生活方式的改变和更好的诊断技术也起了一定的作用。随着早孕超声越来越受到产科医生的青睐，大多数多胎妊娠都是在早孕时诊断出来的。在当今的产前照护方案中，超声已成为多胎妊娠最重要的诊断、预后，甚至是指导治疗的工具。

11.1 建立多胎妊娠以及绒毛膜性的诊断

在妊娠子宫中发现多个胎芽是当今医学实践中诊断多胎妊娠最明确的方法。这项检查可以在妊娠早期（6 ～ 8周）之后的任何时间进行，而对于多胎妊娠的绒毛膜性的诊断，在孕14周之前最为明确。计算胎儿的胎芽数，可以将妊娠标记为双胞胎、三胞胎、四胞胎等。然而，在临床上，这种标记仍然是不够的，直至确定绒毛膜性或羊膜性，因为这些是重要的预后标志物。在胎儿医学中，多胎妊娠命名只有包含3点才能完整：

1. 胎儿数量；
2. 胎盘数量（绒毛膜性）；
3. 羊膜囊数量（羊膜性）。

图11-1显示了基于羊膜性和绒毛膜性的不同类型多胎妊娠的一些例子（双绒双羊，单绒双羊，单绒单羊，四绒四羊，

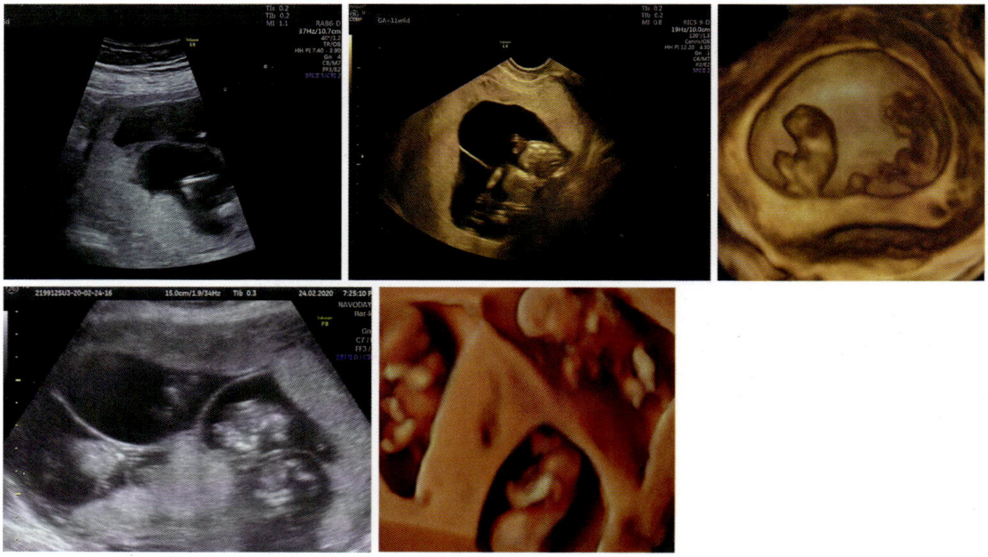

图 11-1　孕早期多胎妊娠的超声表现

三绒三羊）。要理解这种分类的基础是重要的，而不仅仅是学习名称。尽管专家们一再强调这一事实，但在多胎妊娠的超声报告和病例记录中，由于不遵守一些基本规则，绒毛膜性和羊膜性要么没有提及，要么是错误的，这种情况仍然屡见不鲜。人们必须意识到，每个胎儿的营养和代谢支持都来自胎盘（绒毛），因此，每当有多个胎儿附着在一个共同的胎盘上时，这种支持必须由2个或多个胎儿共享，自然可能并不总是对每个胎儿公平，因此单个胎儿的“份额”可能不平等。通过这个我们可以理解为什么多胎妊娠不仅仅是子宫的力学上的过载。此外，每个胎儿都是一个个体，可能有自己的结构、发育、染色体或遗传组成或生长轨迹相关的并发症。这可能会导致同时存在的多个胎儿出现“不一致”，从而使处理这样病人变得非常困难。临床上，绒毛膜性仍然是最重要的临床指标，它将决定对于多胎妊娠的不同处理。因此，在我们进一步讨论多胎妊娠之前，我们必须学会理解绒毛膜性。

根据当前文献，早期妊娠是通过超声检查确定绒毛膜性的最佳时间，此时可以分别以 100% 和 99.8% 的敏感性和特异性来确定绒毛膜性。在每个胎儿都有自己的胎盘的情况下，超声将能显示单独的胎盘或“拉姆达征”或“双胎峰征”（多绒毛性的特征标志）（图 11-2a，b）。当2个胎儿共用一个胎盘时，可以看到“T”征—胎盘胎儿面胎盘产生了双胞胎间膜，没有任何介入的绒毛膜组织，表明单绒毛膜性（图 11-2c，d）。这些迹象

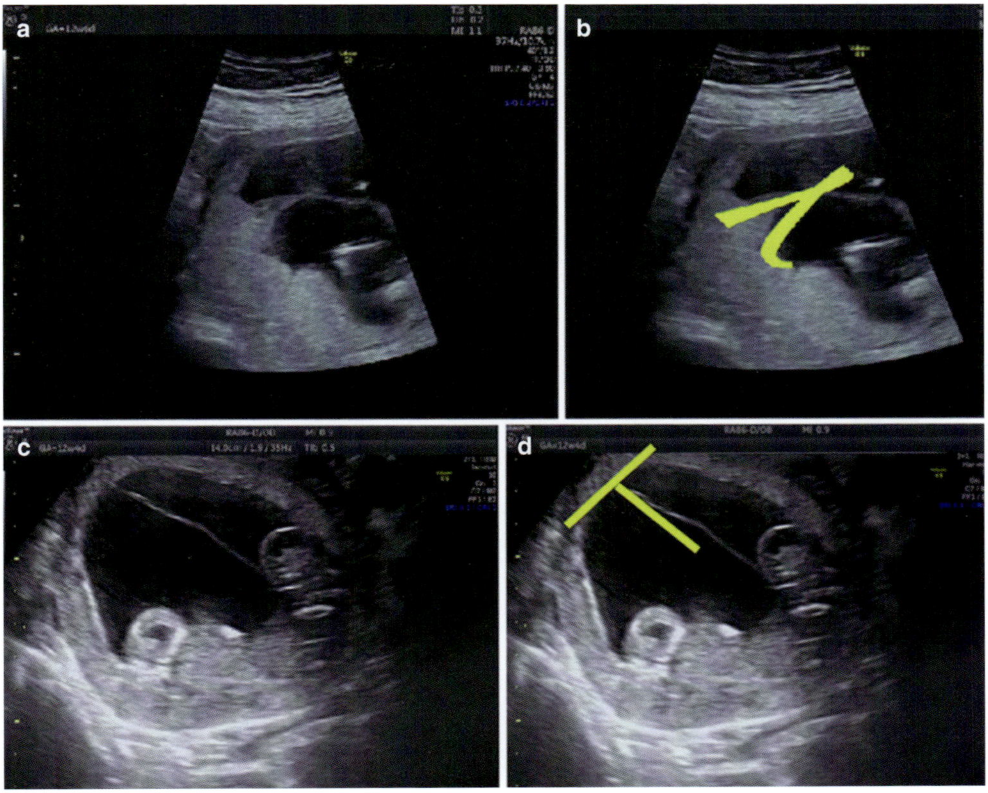

图11-2 (a-b)绒毛膜性的超声征象(a、b Lambda征；c、d T征)

可能会在怀孕14～16周后消失，因此需要在妊娠早期进行检查。

一旦确定了绒毛膜性，强烈建议将其记录在案并保存在产前记录中，以供将来参考，以防出现任何混淆，因为这对于以后做出有关多胎妊娠孕妇管理的关键决策来说是极其重要的信息。

最好对这些重要的绒毛膜标志至少拍摄一张照片并保留该照片以供日后参考。在任何情况下，在妊娠早期未确定绒毛膜性，并且当临床医生遇到该病例时典型体征已消失，最好当作“单绒毛膜性”进行相应处理，以免忽视何可能发生的并发症。

11.2 多胎妊娠的孕期确定

准确的孕期推算对于孕妇和胎儿护理计划非常重要。目前公认的是，利用早期妊娠冠臀距推算孕期，因为有时母亲对日期的记忆可能不准确。然而，在双胎妊娠中，两个胎儿的冠臀距可能会有差异，在这种情况下，应该使用冠臀距中较大的一个来估计胎龄。同样，在胎儿数量更多的多胎妊娠中，使用其中最大胎儿的冠臀距推测孕期是目前的指导方案。这个研究的领域是动态发展的，如果将来发现其他令人信服的证据，可能会对方案进行一些修改。

如果孕妇在妊娠14周后前来就诊，则应使用数值较大的头围来推算孕期。通过体外受精受孕的双胎妊娠应根据受精后的胚胎年龄确定孕期。因此，要详细了解受孕相关病史，并做充分的记录，与利用冠臀距，头围等方法推算出的孕期作比对。

11.3 多胎妊娠胎儿的系统性标记

每个胎儿都以明确的方式进行识别和标记，以便在不同时间点的系列评估中，正确关联各个胎儿的检查参数，而不会出现任何混淆。这对于匹配多个胎儿各自的生物测定的随访以及非整倍体筛查结果具有特别重要的意义。胎儿之间的解剖学差异可能更容易检测和区分，但在结构正常的胎儿中，除非标签明确，否则可能会造成混淆。研究表明，指定胎儿偏侧性、胎盘位置和双胞胎间羊膜分隔的朝向有助于系统地将双胞胎标记为A和B（图11–3）。

在胎儿数量超过2个的多胎妊娠中，将第一个胎儿标记为最靠近子宫颈的胎儿，然后顺时针依次确定每个胎儿的方位、胎盘位置和脐带附着。在以后的所有检查中都应遵循这个方法，以确保胎

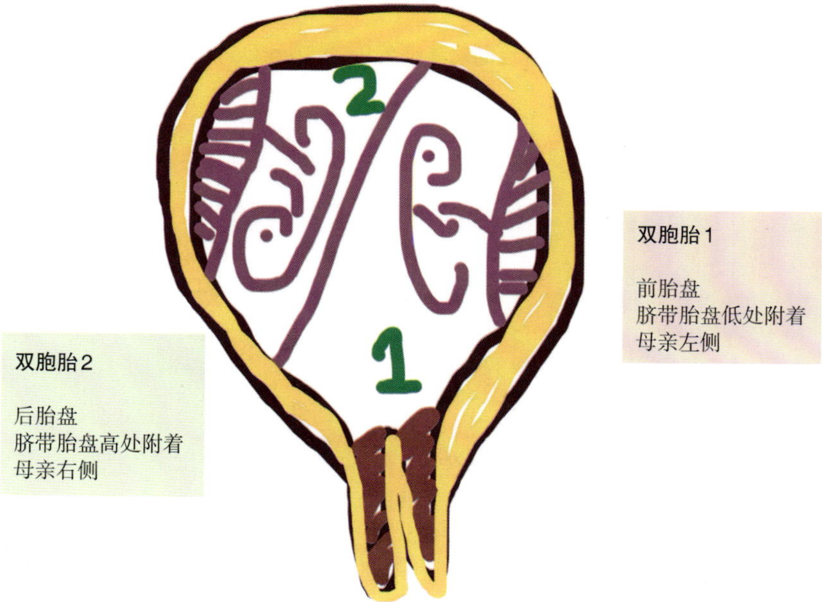

图11–3　双胞胎系统标记

儿评估的一致性。

11.4 多胎妊娠的非整倍体筛查

在双胎妊娠中，妊娠早期联合筛查试验（NT和血清生化）可基于其不同绒毛膜性评估非整倍体的风险。

值得注意的是，在多胎妊娠中，评估非整倍性的风险时，绒毛膜性被当作是合子性的替代标记。然而，这种方法有一个根本性的缺陷，我们必须明白，即使是双绒毛膜双胞胎也可能是同卵双胞胎。如果一个受精卵在最初的72小时内分裂，它可能发育成有两个胎盘的双胎，因此成为双绒毛膜双胞胎，而2个胎儿都来自一个受精卵，因此，他们是单合子性的。接受单绒毛膜双胞胎为单合子性是合理的，但并非所有双绒毛膜双胞胎都一定是双合子性的。问题是我们不能通过超声来确定合子性，因此我们只是将绒毛膜性作为风险评估中合子性的替代标记。

在双绒毛膜双胞胎中，每个胎儿根据其NT和母体血清生化指标单独评估其风险。在单绒毛膜双胞胎中，医生往往将其认定为同卵妊娠，将2个胎儿的NT值进行平均，结合血清生化，共同评估两个胎儿的风险。母体血清生化仅用于妊娠早期的双胞胎，但在处理胎儿数量更多的多胎妊娠时不能使用，因为在这些情况下它不可靠。

在多胞胎中，应结合母亲年龄和NT扫描时的非整倍性标记进行筛查，此时生化筛查变得不可靠。血清生化筛查试验在三胞胎和更多胎儿数的多胞胎中未被验证。

图11-4说明了NT在计算多胎妊娠风险中的应用。

妊娠中期的双胎妊娠和多胎妊娠应以超声参数为主要方法进行非整倍体筛查。在多绒毛膜妊娠中，每个胎儿非整倍体风险不同，并且NT值可能不一致，

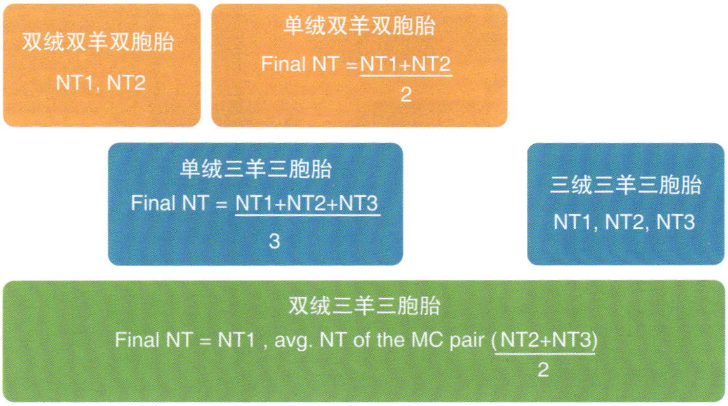

图11-4 多胎妊娠风险评估的NT计算方法

导致2个胎儿的风险不一致。提前将一些信息告知孕妇及其伴侣是非常关键的，使她们认识到双胎妊娠侵入性检测的风险可能增加、双绒毛膜双胎非整倍体发生率不一致以及需行减胎手术的可能性，并因此需要她们在联合筛查后作出艰难的决策。

在单绒双胎中，由于理论上认为2个胎儿具有相似的核型，因此用他们的NT值的平均值推算风险，所以他们的非整倍性风险是一致的。

若是相关实验的设备支持，可以通过胎儿游离细胞DNA检测减少不必要的侵入性检查。但是，如果胎儿游离细胞DNA的结果表明非整倍体的风险很高，则有必要进行侵入性检测。这种方法在三胎或胎儿数更多的妊娠中没有被证实。这些是筛查非整倍体的方法，有助于评估每个胎儿的非整倍体风险。对于高危胎儿，超声引导下的绒毛活检和羊膜穿刺术有助于确认胎儿染色体状态。关于双胎妊娠非整倍性筛查的筛查方案摘要如图11-5所示。

如果考虑进行此类侵入性手术，那么最好检查所有孕囊或胎盘。该建议基于这样的理论事实：即使是很早分裂的同卵妊娠也可能发展为双绒毛膜妊娠，因此绒毛膜性并不能证实合子性。侵入性操作的详细信息将在后续章节中给出。在多胎妊娠中，必须特别注意正确标记胎儿并相应地标记其样本，以便在解释结果时不会出现混淆，并且在胎儿非整倍体结果不一致的情况下可以提供适当的解决方案。如果确认一个胎儿为非整倍体和另一个胎儿正常，父母可能会考虑选择性减胎。只有胎儿的标记准

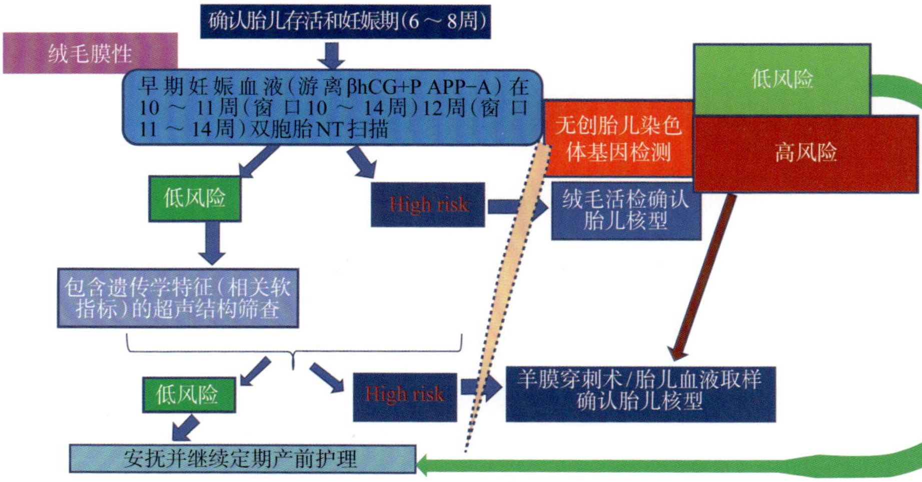

图11-5 多胎妊娠的非整倍体筛查方案

确，这样的步骤才能正确进行。

11.5 多胎妊娠中胎儿畸形的筛查

早孕期和中孕期胎儿畸形超声筛查的原则已在前面的章节中介绍过。双胞胎、三胞胎和多胞胎也需要使用相同的参数。因为胎儿在子宫的运动，超声医生需要仔细关注每个胎儿的结构的同时关注对胎儿作出区分，以防在检查中对同一个胎儿做2次检查。为了杜绝这类错误，一种实用的方法是先完成一个胎儿一整套的检查，然后对另一个胎儿进行检查。在多胎儿评估过程中需要格外小心和谨慎，以避免任何混淆。如果在扫描过程中超声医生感到迷惑或不确定正在评估的胎儿，最好重新检查胎儿的方向和标记，并在需要时重新检查—就像Google地图上的“重新居中”功能一样！

这些问题可能看起来很无聊，人们可能想知道为什么这样一个简单的事实竟然值得在这本为专业人员所写的书中提及！重要的是，书上的图片和理论对应的是对单个胎儿的处理，但在实时扫描期间，胎儿相互独立地移动，甚至可能在扫描过程中显著改变位置。这对操作医生来说是一个现实的挑战。有了经验和实践，这类问题的发生会减到最少，但最好还是在这方面始终保持谨慎。

结构畸形在多胎妊娠中的发生率高于单胎妊娠。双胞胎中的1个或者2个胎儿均有可能出现畸形。如果2个双胞胎都是异常的，并且这些异常影响到生活质量，那么考虑终止妊娠可能是合理的。因此，及时筛查多胎妊娠中的胎儿畸形非常重要，这样才能在尽可能早的孕周发现这些问题。决定继续或是终止妊娠取决于畸形的类型和父母的决定，因此必须安排有效的诊断和及时的问诊，以计划进一步的护理。图11-6展示了在双胎妊娠中发现胎儿畸形时可能的护理计划。

如果发现任何异常，处理双胎妊娠的挑战与单胎妊娠不同，也更复杂。在多胎妊娠中，任何针对异常胎儿的干预措施都会潜在使正常的另一胎儿面临一定程度的风险。有些畸形是致命的，死亡的胎儿可能会导致另一胎儿在宫内受损害——虽然这在双绒毛膜妊娠中可能是相对安全的，但由于共用胎盘，在单绒毛膜妊娠中单个胎儿的死亡对另一个胎儿可能是灾难性的。因此，如何处理此类问题也主要基于绒毛膜性，以及基于所涉及不同系统的畸形类型、其影响当前妊娠过程及其之后的生存能力和功能的影响。

如果某种畸形可能导致羊水过多等问题，从而导致双胎中另一正常胎儿风险增加，或者如果单绒毛膜双胎中一胎儿宫内死亡的风险很高，则可以进行选择性减胎术以改善异常胎儿对正常胎儿

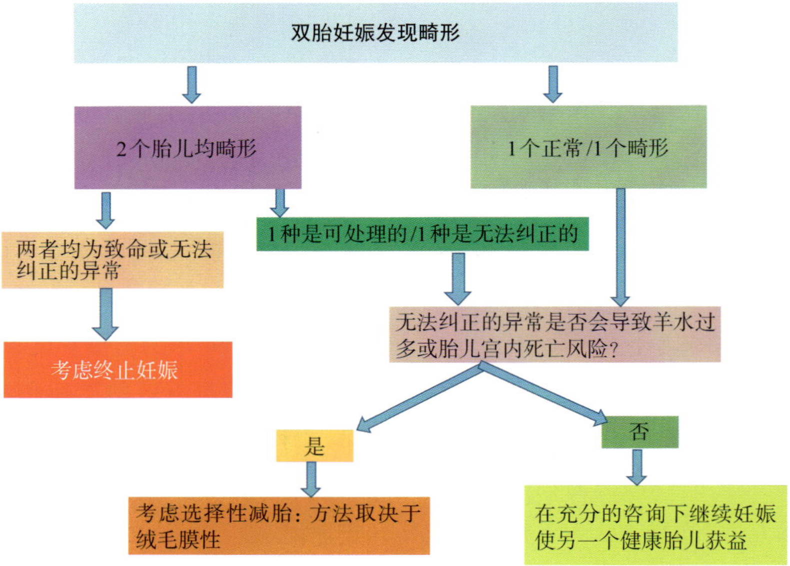

图11-6 双胎妊娠畸形的处理方案

的影响从而改善正常胎儿的预后。选择性减胎手术需要多重考虑并且包含许多风险，这些已在有关侵入性手术的章节中进行了详细解释。

11.6 多胎妊娠的系统性孕期监护

11.6.1 双绒毛膜双羊膜囊双胎

双绒毛膜双羊膜囊双胎是最常见的多胎妊娠类型，占97% ～ 98%。在之前的章节中已经介绍了确定双胎绒毛膜性的必要性和重要性，这里再次强调其重要性。

在妊娠早期，9 ～ 14周，应进行超声检查获得绒毛膜性的诊断依据，双绒毛膜双羊膜囊双胎可在超声中观察到"lambda"征，并将其记录在患者的病史中，以便后续助产机构在对其进行孕期检查的时候随时查阅。

DCDA双胎的孕期监护流程可参照图11-7所示。其他个别问题，例如，预约、标记，胎儿染色体非整倍体和结构异常的筛查，已经在前面章节有所讲解。目前已经证实，尽管在孕早期和孕中期，双胎与单胎的生长速度没有显著差异，但在无并发症胎儿中，与单胎相比，双胎在孕晚期，胎儿的生长速度通常较慢。双胎妊娠更容易受到胎儿生长受限的影响，因此应在妊娠晚期通过一系列生长和多普勒超声检查对此类妊娠进行监测。

在无并发症的DCDA双胎妊娠中，如果有足够的胎母监护，妊娠可以持续

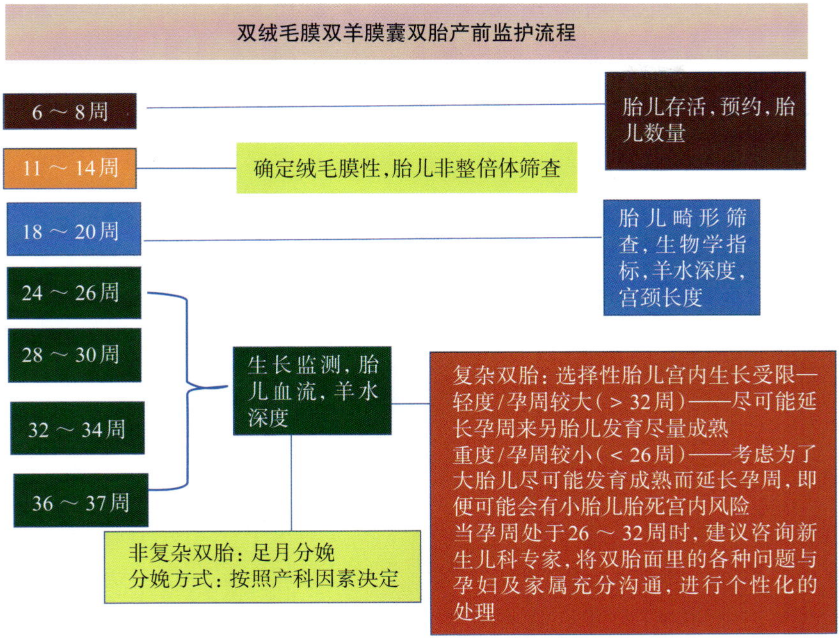

图11-7　DCDA双胎的孕期监护流程

到足月，足月时产科医生可以根据产科指征计划分娩时间和方式。

如果1个或2个胎儿生长不理想，在一系列随访中，DCDA双胞胎中可能检测到FGR或生长不一致。出现以下情况中任何一条，即可诊断为双胎胎儿生长的“不一致”：

1. 在妊娠早期，可以观察到CRL（头臀长）的差异≥20%，这预示着以后的体重不一致。

2. 据报道，无论孕妇年龄如何，两胎儿间AC（腹围）差异≥20 mm，对检测出生体重差异≥20%具有83%的阳性预测价值。

3. 两胎儿间体重差与较大胎儿重量的差异百分比（双胎体重差值与较大胎儿估计体重的比值×100）%。20%或以上的不一致性被认为具有临床意义，并提示选择性FGR。

双胎生长不一致是临床难题。必须在继续妊娠以获得更好的胎儿成熟度（尤其是对于正常或生长更好的胎儿）和宫内不良环境对胎儿造成损害风险之间取得平衡，胎儿损害风险对较小的胎儿来说是显而易见的，这意味着由于子宫内血流动力学和可能的代谢损害而对胎儿神经系统发育产生不利影响的危险增加。

生长不一致DCDA双胎的分娩时机取决于疾病的严重程度，因此，如果2个胎儿都有存活机会，则可以选择早产，以防生长受限的胎儿在子宫内情况进一步恶化。然而，如果妊娠早期即出现严重的生长不一致，为了发育正常胎儿的利益，即使有生长受限胎儿宫内死亡（IUFD）的风险，继续妊娠也是合理的。

11.6.2 单绒毛膜双羊膜囊双胎

单绒毛膜双羊膜囊双胎（MCDA）是临床中第二常见的多胎妊娠。MC和DC双胎最重要的区别是MC双胎中2个胎儿之间的共用胎盘，而DC双胎中每个胎儿都有自己独立的胎盘。因此，MC双胎并发症发生的概率更高，单卵双胎面临的并发症类型也具有独特性。

临床上对于单绒毛膜双胎应进行更密切监测，建议从妊娠16周起至少每2周进行1次检查。如果出现并发症，则可能需要增加检查频率，对于无并发症的MC双胎，可以根据图11-8所示进行随访。

2个胎儿共用胎盘会导致MC双胞胎出现一些特有的并发症，了解这些并发症的基本病理生理学对于临床进行双胎更好的监护至关重要。胎盘的大小、位置和结构在任何一个妊娠的预后中都是非常重要的，但其独特的血流交通支形成是MC妊娠预后的最重要决定因素。正如本章早些时候所介绍的，双胎胎盘面积和血管分布可能会导致双胞胎资源自然分配的“不一致”，从而增加胎

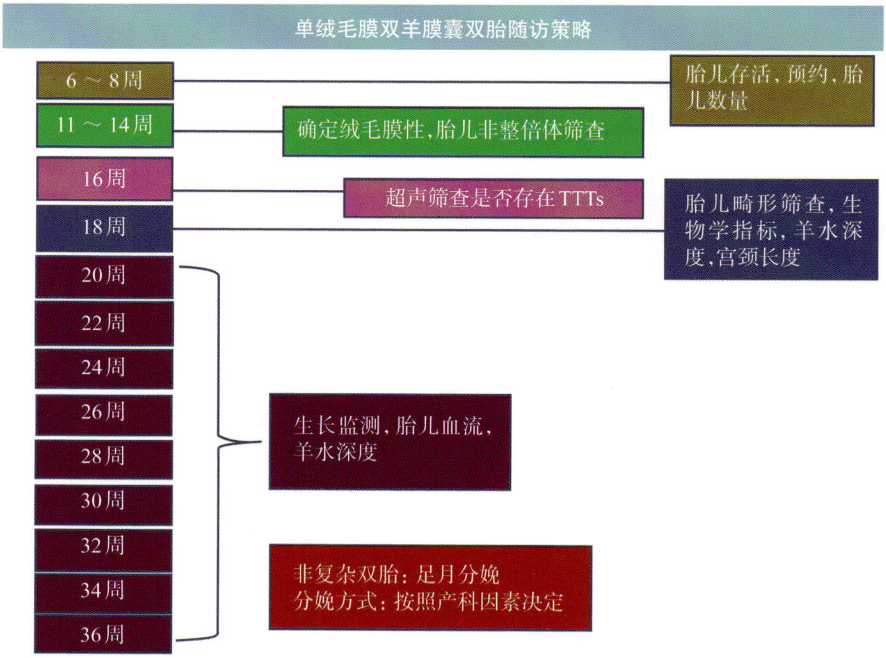

图11-8 非复杂性单绒毛膜双胎的血流孕期监护

儿出现并发症的可能性。

胎盘是一个血管极其丰富的器官，在其发育过程中形成了多个相互连接或“吻合”的血管。当2个胎儿通过胎盘连接时，这些相互连接或吻合的血管形成了能够双向分流的通路或“分流器”，但方向取决于这些血管的压力梯度。存在“分流”有3种类型：

1. 动脉—动脉（A–A）分流
2. 静脉—静脉分流
3. 动静脉（A–V）分流

图11–9显示了不同类型的血管吻合支。A–A或V–V吻合支的压力梯度是最小的，使得它们不会引起太多的血液动力学变化，但是A–V吻合支具有较低的压力梯度，使得血液优先从动脉侧流到静脉侧。

如果这种分流在共用胎盘的2个胎儿之间“平衡”（单绒毛），那么压力补偿会保持循环平衡，但如果这些分流是“不平衡的”，那么血液往往会流向有更多静脉连接的胎儿。因此，血液优先向一个胎儿“泵送”——以“静脉”为主的胎儿成为“受血者”，而以“动脉”为主的胎儿成为“供体”。因此，血液从供血儿流到受血儿，导致了“双胎输血综合征”或TTTS。TTTS在单绒毛双胎中的总发生率为15%，是胎盘中不平衡AV吻合的结果。图11–10显示了TTTS中的病理生理学。

供血儿逐渐出现低血容量、少尿和生长受限。受血儿容量超负荷，有心力衰竭的风险。在这种情况下，如果不加以治疗，2个胎儿都有死亡的风险。

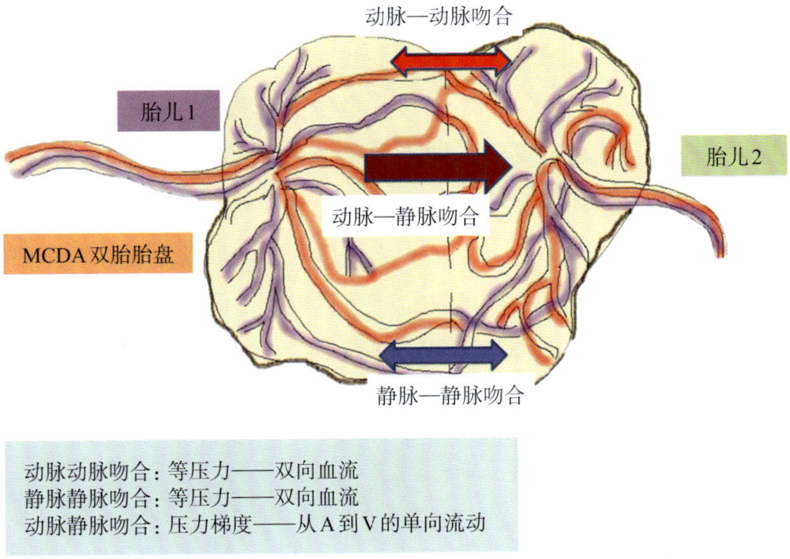

图11–9　单绒毛膜双胎血管交通支

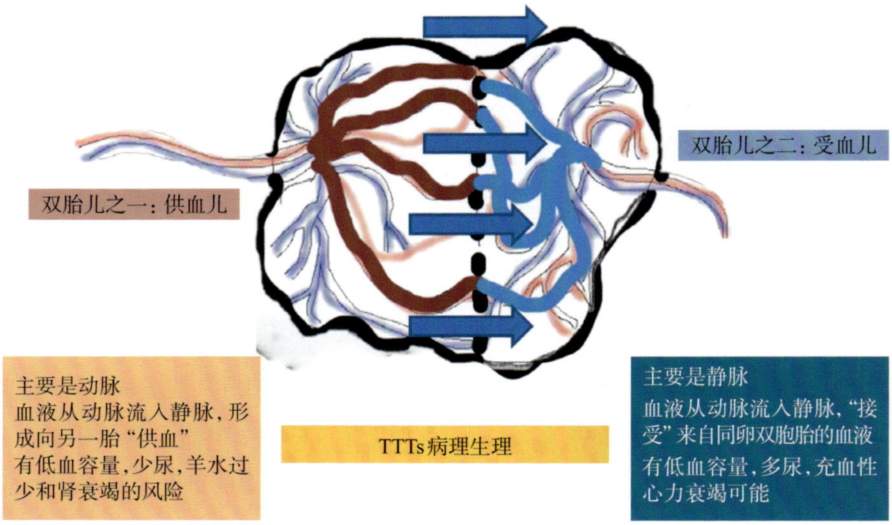

图11-10 双胎输血综合症的病理生理

TTTS根据Ruben Quintero教授1999年提出的分期体系分为5个阶段。具体分期如下：

- Ⅰ期：双胎儿的羊水量有显著差异（一胎羊水过少），但在超声检查中，供血儿的膀胱可见。胎儿死亡的风险为40%。
- Ⅱ期：除了Ⅰ期的临床特征外，供血儿膀胱在超声检查中不可见。胎儿多普勒到目前为止是正常的。
- Ⅲ期：除了Ⅱ期的特征外，还可以看到脐动脉、静脉导管或脐静脉的异常。
- Ⅳ期：双胞胎中的任何一个出现腹腔积液或胸腔积液。在这一期别，胎儿死亡的风险增加到60%。
- Ⅴ期：任何一个胎儿的宫内死亡。对于存活胎儿，患神经系统疾病的风险为19%～26%。

TTTS在这些阶段的进展是由于供体和受体严重的血液动力学失衡而发生的一系列病理生理变化，如表11-1所示。

除了胎儿是否存活及生长情况等一般问题外，所有单绒毛双胎的超声检查报告都应该提及TTTS是否存在。特别是，MC双胎的所有超声报告都应提及两个囊中的羊水量（无论是正常/过少/过多）、胎儿膀胱是否存在和胎儿血流多普勒结果，作为诊断TTTS的依据。一旦TTTS被诊断和分期，对病情的管理是另一个挑战。Ⅰ期TTTS可以通过加强超声检查进行保守治疗，但Ⅱ或Ⅲ期需要手术治疗，如胎盘吻合血管的激光电凝。这种手术有助于有效地“二化”单绒毛膜胎盘，因此是TTTS的有效治疗方

表 11-1 TTTS 分期及超声表现

TTTS 分期	供血儿生理变化	受血儿生理变化	超声影像
Ⅰ期	尽管肾功能得到维持，但血液流量减少，肾小球滤过率降低，尿量减少	接受更多的血容量、高动力循环、多尿	供血儿：羊水过少，小膀胱受血儿：羊水过多，膀胱大
Ⅱ期	血流量进一步减少，肾小球滤过率下降，尿量严重减少，肾功能受到影响，几乎没有尿液形成，胎儿出现生长受限	接受更多的血容量、高动力循环、多尿和对胎儿心脏的压力增加	供血儿：严重羊水过少，无膀胱回声 受血儿：羊水过多，膀胱大
Ⅲ期	胎儿生长受限伴无尿和脐动脉血流异常	可以看到心脏代偿到高动力状态和充血性心力衰竭的早期迹象	供血儿：FGR、脐动脉多普勒PI升高或出现AREDF 受血儿：心脏肥大、三尖瓣反流、异常静脉导管血流
Ⅳ期	严重FGR伴肾损害	心脏失代偿、充血性心力衰竭	供血儿：严重FGR伴无尿 受血儿：胎儿水肿
Ⅴ期	死亡或残余神经系统疾病风险		神经损伤的超声表现可能不会立即出现，但需要几周才能显现

法，可以挽救两个胎儿。然而，这是一个对手术技能要求极高的操作，只能由受过专门培训的医生进行。此类胎儿治疗方式的细节将在本书后面的章节中单独讨论。

当病情较重时，为了挽救其中一个胎儿可以通过射频消融术或双极脐带凝固进行减胎。关于宫内治疗方案选择以及何时进行干预必须根据每个个案的具体情况进行，不能随意泛化。

重要的是，TTTS 可能会对供血儿和受血儿产生不利影响，如果不加以治疗，两个胎儿都有出现后遗症和死亡的风险。MC双胎中任何一个胎儿的死亡都会导致存活的同卵双胎出现神经系统缺陷的风险，因为在后者死亡时，存活胎儿与死亡的同卵双胎之间存在一定程度的失血。这会导致存活胎儿出现短暂性脑缺血，由于大脑对缺氧非常敏感，在某些情况下这些影响可能是不可逆的，在这些情况下，神经系统发育异常的风险为19% ～ 26%。因此，任何对胎儿治疗的干预都必须在胎儿死亡之前进行，因为这些不良事件发生在胎儿死亡时，即使进行了后续手术，也存在残余神经损伤的风险。治疗方案的基本前提是断开胎儿的循环，只有当两者各自独立循环平稳建立后，治疗才有效果。尽管射频消融术和双极脐带电凝等一些手术的结果是一个胎儿死亡，但这种医源性减胎对活的双胎之一是有益的，因为由于双胎之间连接的血管经过手术后是密封的，不会向另一个的循环通路失血，因此神经系统损伤的风险被降至最低。

11.7 双胎反向动脉灌注（TRAP）序列征

这是MC双胎的另一种独特并发症，其中一个胎儿正常形成，但另一个胎儿是一个没有自己心脏的肿块（因此称为“无心畸形胎”），其循环是基于“泵血双胎”心脏活动支持的异常动静脉吻合。如图11-11所示，TRAP序列的病理生理学是基于无心畸形胎块的“反向动脉灌注”。这个无心畸形胎通过脐动脉接收来源于正常胎儿心脏泵出的血液。血液通过脐静脉回流，并通过胎盘再次循环到另一个胎儿，从而使“泵血双胎”面临因高动力循环而充血性心力衰竭的风险，而无心畸形胎体积可能会进一步增大。TRAP本身可能根据形成或缺失的部分而有不同的名称，例如acephalus、anceps、acormus或真正的无心畸形胎。与所有单绒毛膜双胎一样，这也是一个双重打击——泵血胎儿可能会因体积过载而出现积水，而无心胎块可能会增长迅速，以至于它的分娩将变得具有挑战性，因为它可能没有“肢体手柄”或任何易于抓握的结构。在某些情况下，如果动脉供应受到自然阻碍，TRAP可能会自发停止生长。这些妊娠中的大部分都能成功地继续，但如果无心胎的大小和血管数量继续增加，那么同卵双胎的死亡就是一系列变化的结果。在这种情况下，可以通过激光、射频或双极电凝消融卵细胞的血管来挽救胎儿。这些程序的细节在胎儿治疗一章中给出。

重要的是，因为无心肿块多次被错误地诊断为一对双胞胎的流产，随后，当这个可能无法存活的胎儿开始生长，甚至发育出骨骼时，由于不知道原因而陷入临床困境（图11-12～图11-14）。

如果诊断早期且正确，可以制定合理的干预计划，以获得良好的围产期结果。

11.8 单绒毛膜单羊膜囊双胎（MCMA）

单卵双胎产生于受精卵72小时后分裂，它们保留了一个共同的胎盘。MCDA双胎（同一个胎盘不同孕囊）是由3～8天的分裂引起的。如果受精卵在8～12天分裂，则会产生MCMA（共同胎盘和共同孕囊）。作一个简单的类

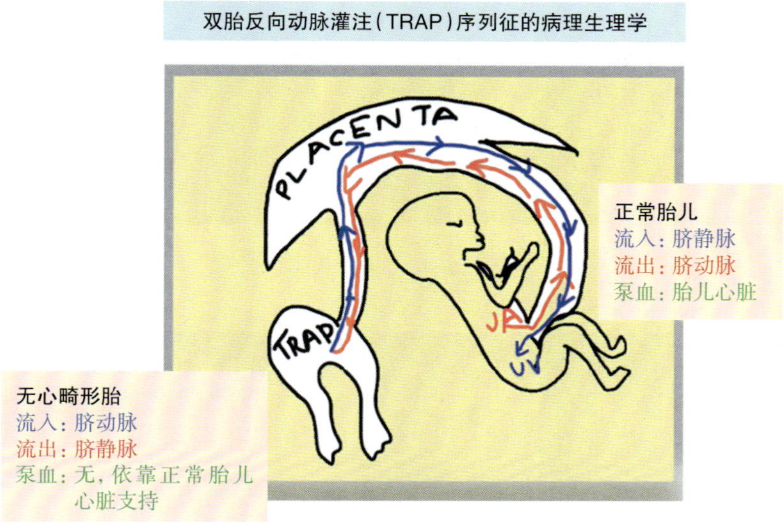

图11-11 TRAP的病理生理学

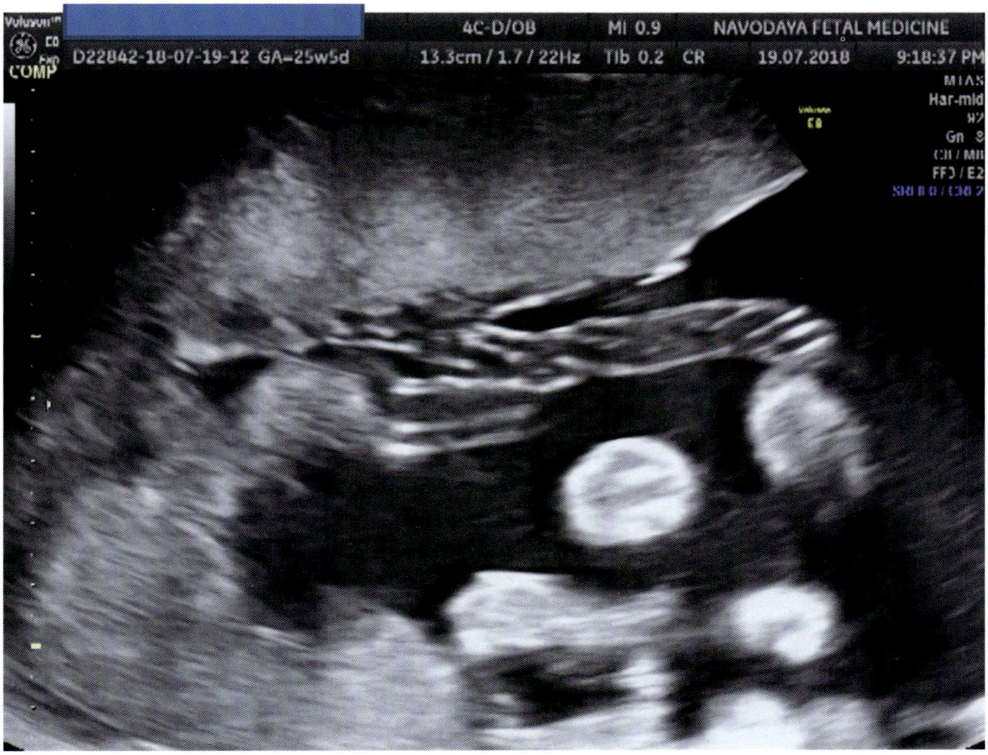

图11-12 单羊膜囊双胎超声影像可见2个脐带插入部，而中间无羊膜分隔

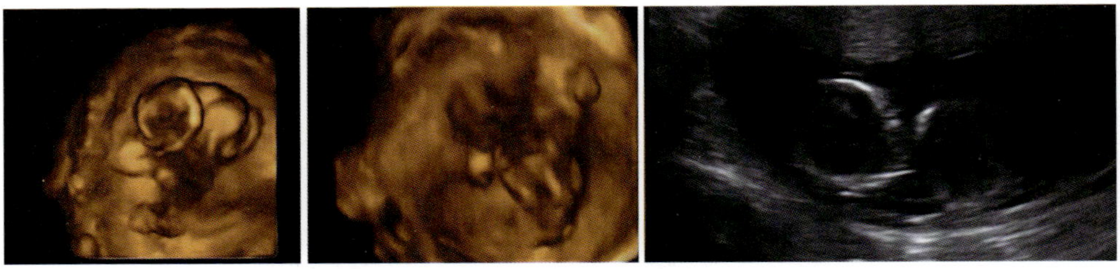

图 11-13　连体双胎

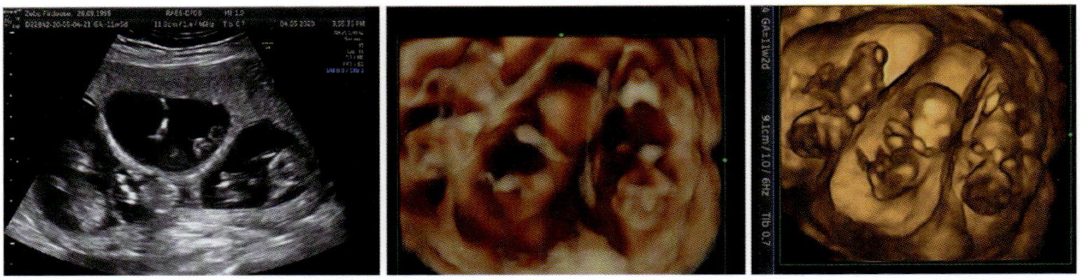

图 11-14　多胞胎

比，DCDA双胞胎有自己的房间和厨房，而MCDA双胞胎有单独的房间但有一个共同的厨房——因此出现了不平等的共享和分配问题。MCMA双胞胎不仅共用厨房，还共用他们的房间。MCMA双胞胎可能还有其他独特的问题，如"脐带缠绕"，如果缠绕的脐带仍然松弛，则不会破坏血液循环，但也可能导致间歇性缺氧发作，并可能致命，导致双胎的宫内胎儿死亡。

单羊膜囊双胎妊娠的诊断是基于排除胎儿之间存在隔膜的可能性，有时可能需要不止一次才能正式确定诊断。脐带缠绕的存在是一个常见的现象，11～14周的检查中双胎之间隔膜不可见即可以确定MCMA妊娠诊断。大约1%的单卵双胎是单羊膜囊双胎，总发病率约为1/12 500。由于脐带缠绕（近50%的病例）、先天性畸形、早产，甚至双胞胎输血综合征，MCMA双胞胎的围产期死亡率很高，在这些病例中很难诊断和治疗。

没有有效的方法来防止MCMA双胎脐带缠绕或胎儿死亡，因此许多专业机构建议在促胎肺成熟后，32周通过剖宫产终止妊娠，以确保胎儿肺部成熟。这种方法显然不理想，也有争议，但考虑到MCMA双胞胎临床问题的独特性和不可预测性，这种管理可能是合理的。

11.8.1　连体儿

如果受精卵在受精13天后分裂，2

个胎儿就不能完全分离，他们相互连接，通常也会共享器官。根据共同器官的不同，连体双胞胎可能被称为头部连体、胸部连体、坐骨连体等。

如果在超声波扫描中看到胎儿的多个部位同时运动，没有相对运动，则怀疑是连体双胞胎。详细的超声波成像可帮助最终诊断，四血管脐带的存在也可作为诊断依据之一。

连体双胞胎的预后一般很差，产后需要进行复杂的手术来分离它们——结果并不令人满意。大多数父母选择终止连体胎儿的妊娠，因此早期诊断成为临床上的一个重要问题。分娩一对连体双胞胎是一项技术挑战，因为胎儿的体型越来越大，经阴道分娩或剖宫产的过程中可能会对母体结构造成严重损伤。妊娠早期的叉形胚芽，是“连体”双胞胎可能性的早期指标。到11 ～ 14周，这种诊断可以再次明确确立。

11.9 多胎妊娠（三胎、四胎等）

多胎的发生率正在稳步上升，特别是由于辅助生殖技术导致试管婴儿期间的“超促”或多胚胎移植。多胎妊娠对临床管理构成了严重挑战，这不仅是因为有2个以上胎儿的妊娠的子宫牵张力影响过大，还因为一些特殊问题，如缺乏强大的非整倍体筛查方法，超声检查每个胎儿是否有异常的操作难度高，早产风险增加，以及如果一些胎儿共享胎盘，还会出现“单绒毛性”的附加问题。

多胎妊娠必须尽早诊断，胎儿数量和绒毛膜病变的评估应在11周前明确完成。这些胎儿的标记是通过识别最靠近宫颈的第一个囊，然后逆时针或顺时针在其上来回移动，并确定每个胎盘位置、脐带插入和胎儿方位来完成的。多胎妊娠存在的潜在问题必须在怀孕早期与父母详细讨论。

多胞胎的护理应在胎儿医学中心和产科护理中心的密切协调下安排，并提供三级新生儿护理。非整倍体筛选是基于扫描的，生化测试在高阶倍数中表现不佳。提供每周两次的连续扫描是合理的，因为在这些情况下，对生长的临床评估是错误的。产妇的不适可能相当严重，尽管建议采取预防措施，早产的风险仍超过30%。

为了改善高阶倍数的围产期结果，医源性胎儿减胎为双胞胎是一个合理的选择，该技术在产前干预一章中进行了讨论（第15章）。

多胎妊娠的学习要点

1. 由于多种原因，多胎妊娠的发生率显著增加，是胎儿医学诊所的常规现象。
2. 多胎妊娠病例的识别、预测和管理对临床医生来说是一项艰巨的挑战。

3. 选择性是多胎妊娠最重要的预后因素，必须在妊娠早期确定。
4. 多胎妊娠中的年龄测定、风险评估和连续胎儿监测是基于绒毛膜疾病定义的方案。
5. 对多个胎儿进行系统标记有助于在系列评估中正确监测胎儿。
6. 单核细胞妊娠有特殊并发症的风险，需要专门的管理。
7. 超过2个以上的多胞胎需要仔细识别和管理。

推荐阅读

Algeri P, et al. Selective IUGR in dichorionic twins: what can Doppler assessment and growth discordancy say about neonatal outcomes? Med: J. Perinat; 2017.

Dias T, et al. First-trimester ultrasound determination of chorionicity in twin pregnancy. Ultrasound Obstet Gynecol. 2011;10(1):89.

Khalil A, et al. ISUOG Practice Guidelines: role of ultrasound in twin pregnancy. Ultrasound Obstet Gynecol. 2016;47:247–263.

Lewi L, et al. Clinical outcome and placental characteristics of monochorionic diamniotic twin pairs with early- and late-onset discordant growth. Am J Obstet Gynecol. 2008;199:511.

（郑明明　华人意　译）

胎盘、脐带、羊水和子宫颈 12

人类胎盘是妊娠期特有的器官，是母亲和胎儿之间的连接桥梁。胎盘为胎儿提供了一个氧气和营养物质交换的平台，它是一个血管结构，也作为一个压力和体积界面来调节胎儿的血流动力学。胎盘是胎儿—母体单位中形成的第一个器官，因为它是满足发育中的胎儿的生物能量需求所必需的。胎盘本身是一个暂时的器官，但在越来越多的母胎健康的研究之后，胎盘对胎儿和母亲生命的影响被认为是极其重要和长期的。目前有大量关于胎盘的进化、代谢学和基因学的丰富信息，被认为是胎儿发育及母亲对妊娠适应的机制中心。

深入研究生物学的基础知识总是很有趣的，它建立了我们理解人类生命的联系，并将人类生命作为生物进化故事的一部分。我们记得，我们是动物王国中的“哺乳动物”群体中的一员。一些关于胎盘的有趣琐事见专栏12.1。值得有一个在这个阶段的快速概括。

专栏12-1　关于人类胎盘的有趣琐事

- 人类是“胎生”哺乳动物——它们分娩出自己的孩子，而不是像卵生动物那样通过产卵和外部孵化。胎盘是允许人类胎儿在体内活跃生长的器官。
- 人类的“胎盘”组织包括羊膜、绒毛膜和尿囊，它们分别代表羊膜囊、胎盘和脐带。
- 胎盘呈圆形有血脉络膜。
- 存活的异位妊娠的存在表明，胎盘才是母胎生理的关键重要因素，而不是子宫。
- 胎盘虽然是暂时的器官，但被认为是一个高度“可变”的器官。在真哺乳亚纲的哺乳动物中，胎盘的高级进化使能够有进化优势导致了一些分类顺序的区分化。

12.1　妊娠期胎盘的评估

可以通过超声来评估胎盘，胎盘在

妊娠期不同阶段其外观逐渐发生变化。图12-1显示了在妊娠早期胎盘以一个小的高回声区出现在胎极附近，并在妊娠中期逐渐发育为一个良好的实体。早期妊娠时，胎盘的大小与子宫腔相比，它生长超过纵轴的一半，可能出现低置，尽管它可能不是一个真正的前置胎盘。因此，在妊娠早期最好不要标记胎盘的位置，提到妊娠早期胎盘的“正常外观”就足够了，除非有一些明显的干扰特征，如图12-2a，b所示。

在庞大的胎盘块中有小囊的空隙出现则提示磨牙改变，需要一系列的调查。在母亲血清中一个相当高的HCG水平就证实了这个诊断，尽管明确需要通过胎盘的组织病理学检查。虽然一个完整的胎盘需要从子宫排出，但会有一个部分胎盘或一个双胞胎胎儿与一个完全的磨牙妊娠同时存在，可能会出现在妊娠中的管理困境。

这类妊娠必须在具有专业知识的中心进行管理以解决所有并发症包括胎儿非整倍体、严重的胎儿生长受限、早期子痫前期和侵袭性肿瘤，在这些情况下，详细的咨询和全面的随访是必要的。

12.2 妊娠中期胎盘

到妊娠中期，胎盘是在超声检查中可以看见的良好器官，在妊娠中期胎儿

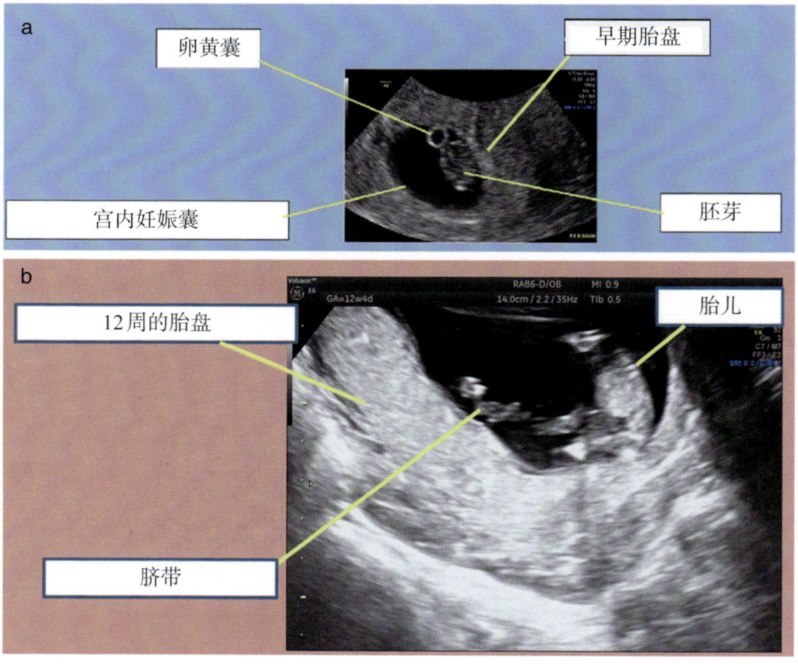

图12-1 （a，b）妊娠早期——6周和12周的胎盘外观

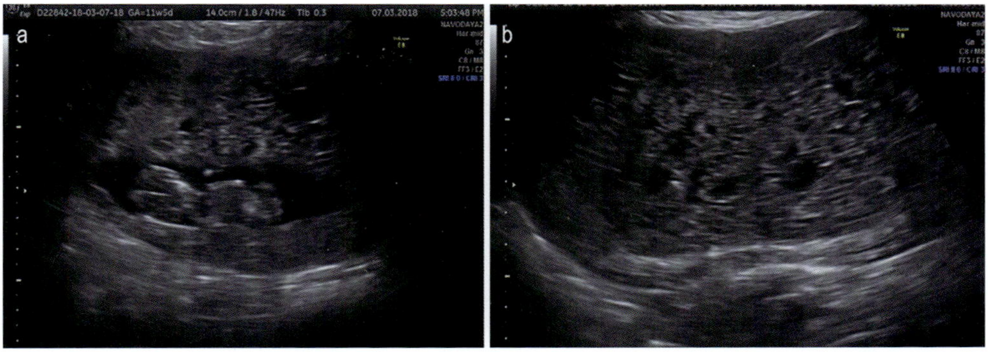

图 12-2 （a）部分磨牙胎盘。（b）完全性磨牙胎盘

探查中，极其重要的是适当的胎盘评估以及胎儿的评估。妊娠中期超声报告中提到的是胎盘的位置、大小、任何显著的形态学变化、脐带嵌入以及相关的脐带问题。早期对胎盘进行的“分级”不再是胎盘评估的一部分。

12.3 位置和边缘

根据超声探查时观察到，胎盘可能存在于子宫的前壁（图 12-3a）、后壁（图 12-3b）或侧壁，其下边缘必须相对于宫颈内口移动。

低置胎盘（图 12-4）就是胎盘下边缘距离子宫内口 3 cm 内，甚至可能像前置胎盘一样部分或完全覆盖宫颈内口。完全的前置胎盘（图 12-5）是一个重要的诊断，尽管部分前置胎盘和其他类型的低置胎盘由于子宫下段的延展，可能会“移动”离开宫颈内口。因此，这些病例需要在妊娠晚期进行重新评估，即 32 周左右进行评估，以检查胎盘的位置，并根据需要修改生产方案。

在任何情况下，提醒产科医生低置胎盘是很重要的，以便保持合理的随访。如果经腹部超声能清晰地看到胎盘的下缘，那就非常可靠了。然而，如果有任何疑问，特别是在后壁的胎盘，必须进行经阴道评估，以正确地确定胎盘的位置。

12.4 大小

在产前超声检查中，对胎盘大小的评估通常是主观的。胎盘的大小通常与胎儿的大小相关，但也有很大程度的变化范围。一个相对较大的胎盘对于低出生体重来说可能表明胎盘正在补偿由于细胞水平上的缺陷而导致的效率低下的运输机制。然而，一个小的胎盘也表明对胎儿的营养供应受到限制。

文献综述表明，无论是与胎儿体重相比较的低体重胎盘还是高体重胎盘都

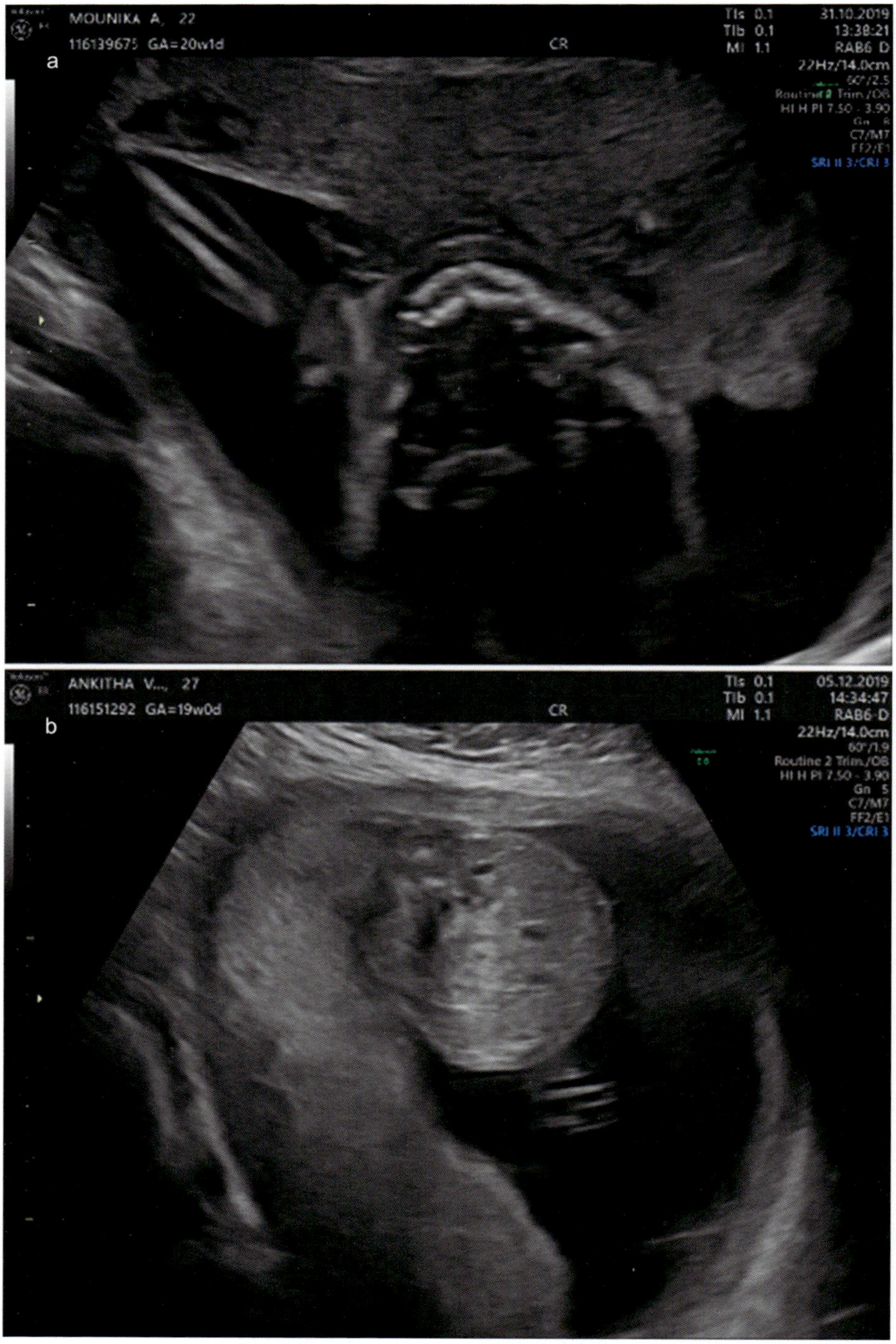

图 12–3 （a）前置胎盘。（b）后置胎盘

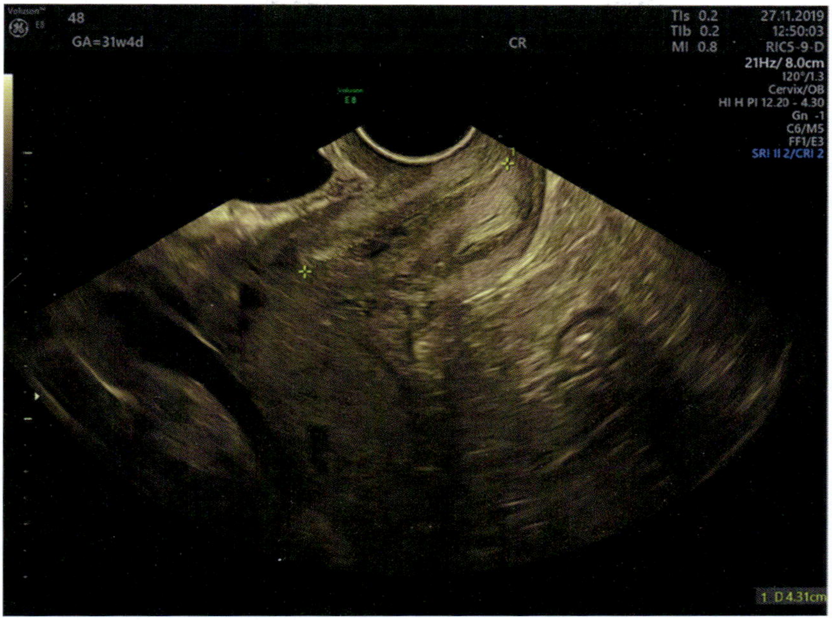

图 12-4　低置胎盘

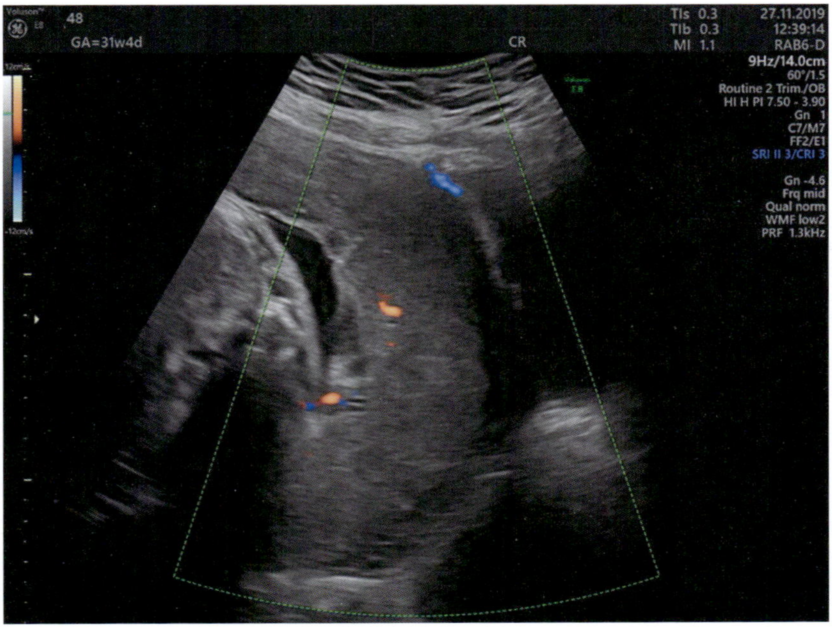

图 12-5　完全性前置胎盘

与胎儿生长受限有关，甚至与后来的高血压和心血管疾病相关。当胎盘厚度大于5 cm时，可归类为“大胎盘”（图12-6），如此大的胎盘常见于胎儿水肿、宫内感染、胎儿贫血或母体糖尿病。如果所有这些关联都被排除了，那么它也可能是一种生理性改变。

12.5 胎盘的形态学

胎盘的“正常”外观已在前面的章节中讨论过，我们将在孕中期扫描期过程中对胎盘的结构评价细节进行深入研究（图12-7）。

明显的低回声基底层提示子宫肌层内有正常的界面，而胎盘下无该层则增加了胎盘异常附着的可能性。胎盘湖的存在、子宫肌层中明显的“脱落区”和穿过肌层—绒毛膜界面的血管连接是证实异常附着诊断的因素。胎盘异常附着的常见风险因素是既往接受过子宫手术或有瘢痕（剖宫产、宫腔镜肌瘤切除术或刮宫术等）的病例和胎盘低置。在低位胎盘中，应彻底评估膀胱子宫界面，以寻找这些体征，以及彩色多普勒（图12-8a-d）与多平面成像可以帮助进行这样的评估。

基于上述因素，最近提出了基于超声的胎盘植入谱系（placenta accretaspectrum, PAS）分类（参考文献：Cali等），这似乎是

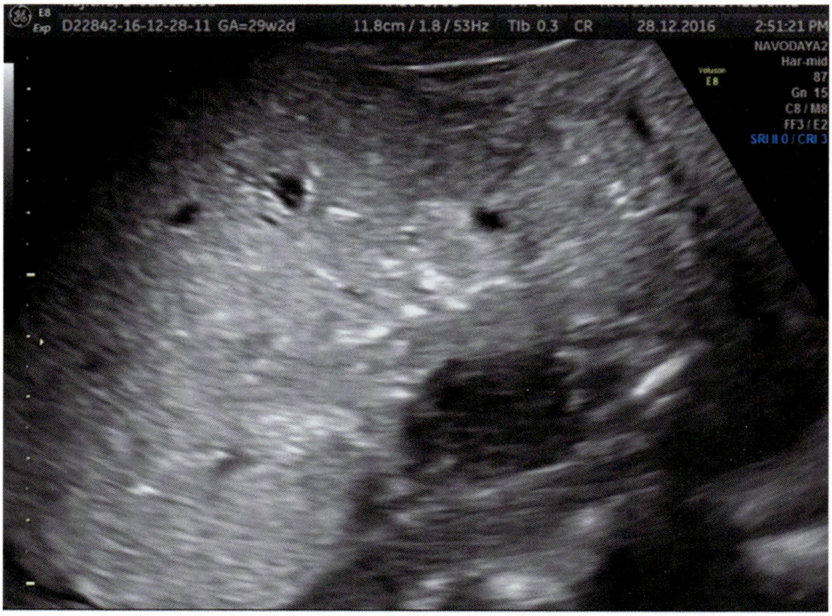

图12-6 大胎盘

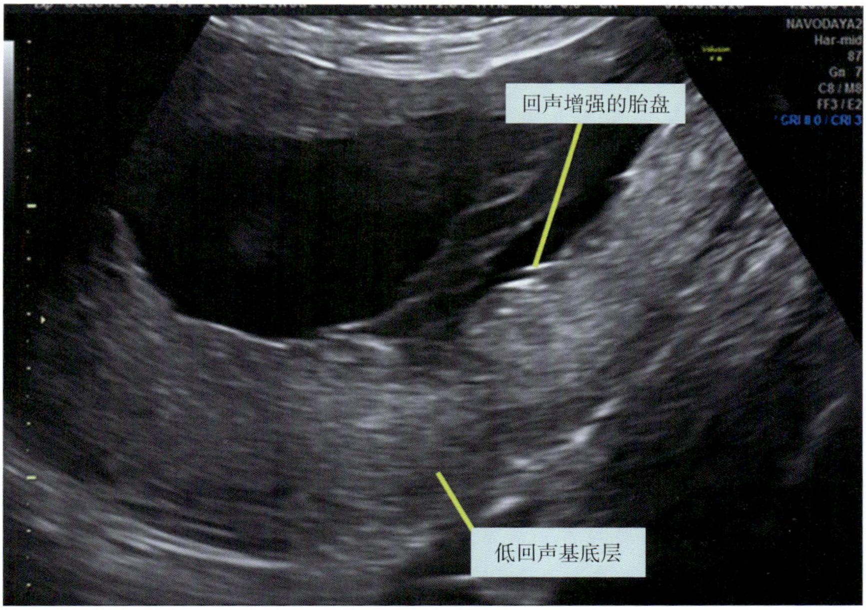

图 12-7　正常胎盘形态

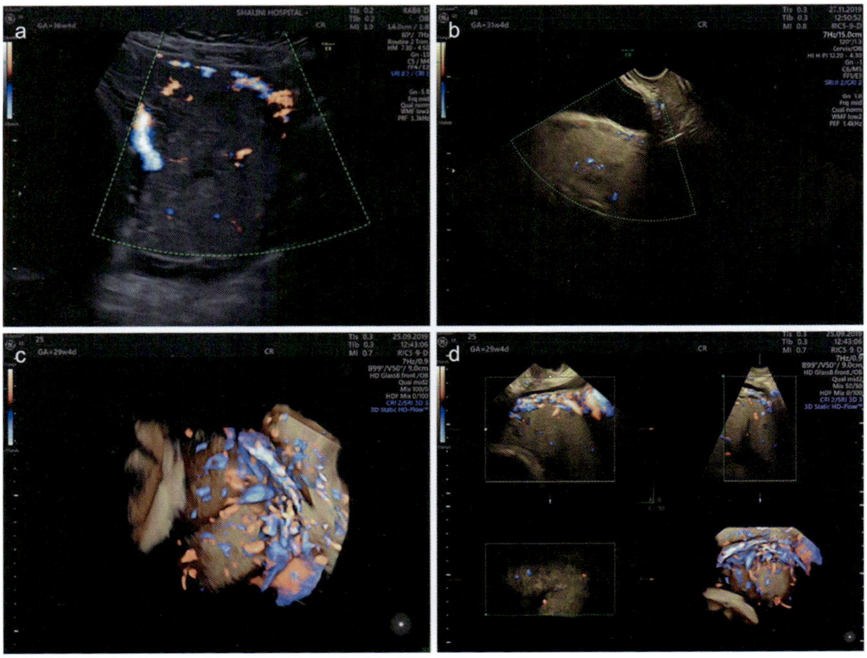

图 12-8　(a-d)评估胎盘以排除胎盘异常附着

可行的，也与随着分期进展不良临床结局的严重程度相关。表12-1列出了PAS进展期的不同特征（0—3）。

当怀疑存在异常附着时，应谨慎提醒产科医生在分娩过程中做好预期风险和需要额外干预的准备。一些作者建议使用MRI来辅助超声诊断异常附着，但两者的灵敏度均受到多种因素的限制，因此在这种情况下最好为临床急症做好准备。

临床上遇到的其他一些产前超声可诊断的胎盘情况是绒毛血管瘤（图12-9）和胎盘囊肿（图12-10）。

表12-1 基于USG的PAS分类

PASO	无超声侵入迹象的前置胎盘或胎盘前置伴有胎盘湖但无子宫—膀胱界面异常迹象的前置胎盘
PAS1	胎盘腔隙中存在至少2种超声体征：胎盘湖、透明带消失或膀胱壁中断
PAS2	PAS1+子宫膀胱血供丰富
PAS3	PAS1/PAS2+有证据表明子宫下段下部血管增多，可能延伸至宫旁区域

参考文献：Cali et al. Prenatal Ultrasound Staging System for Placenta Accreta Spectrum Disorders. Ultrasound Obstet Gynecol. 2019 Jun; 53(6): 752−760.

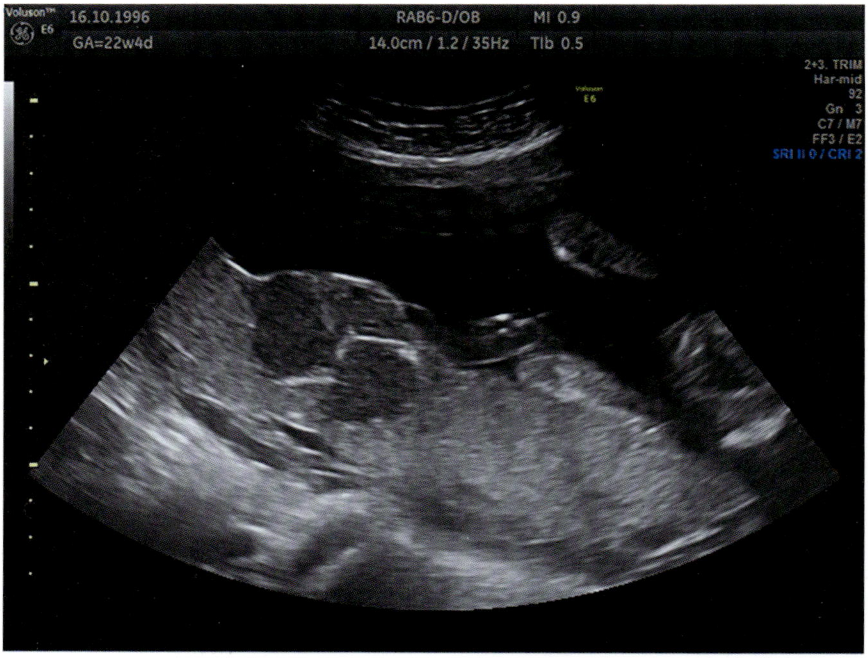

图12-9 绒毛血管瘤

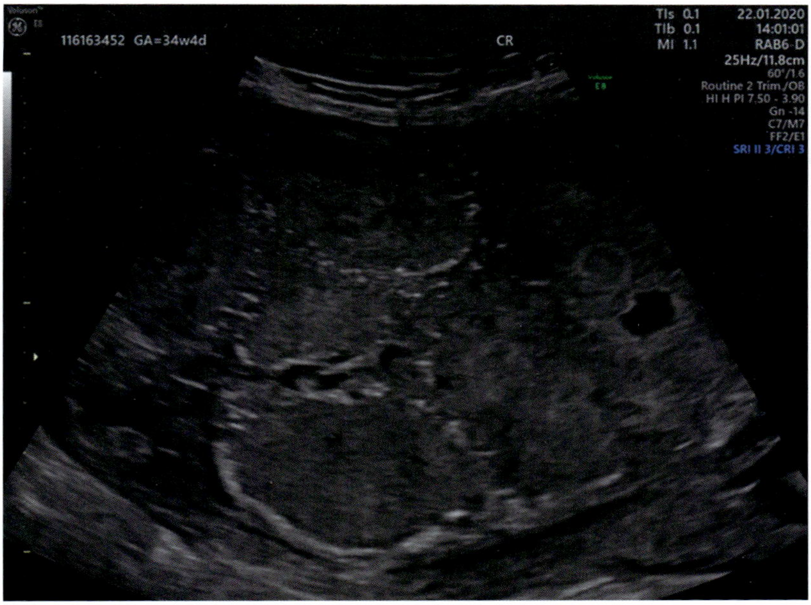

图12-10 胎盘子叶中的回声边缘

虽然胎盘囊肿相对良性，但绒毛血管瘤可能无症状或可能导致胎儿高动力循环，导致羊水过多和胎儿水肿风险，需要采取干预措施，如闭塞供血血管以停止其生长和影响。

有时，可以看到回声边缘沿着胎盘小叶排列（图12-10），在早年的文献中，一些作者认为这是胎盘老化的迹象。现在已知胎盘的这种外观与临床结局无直接相关性，因此不建议根据这些胎盘外观做出临床决策。

12.6 脐带插入

胎盘上的脐带插入部位也必须作为胎盘评价的一部分进行检查，因为插入部位具有临床意义。脐带插入的部位可以通过从胎儿向胎盘横向扫过子宫腔来研究。大多数胎盘（90%～91%）有“中央”或偏心脐带插入，可能存在边缘（7%）或帆状（1%～2%）插入等异常与胎儿不良结局高风险相关（图12-11）。边缘性插入被定义为脐带插入距离胎盘边缘小于2 cm，而帆状插入被定义为脐带插入胎膜而不是大部分胎盘。

12.7 脐带形态评估

脐带结构的评估及其插入部位也很重要。脐带是母亲与胎儿之间的唯一连接，可转运氧气、营养物质和代谢产物。脐带的长度和柔韧性使胎儿在羊膜腔内

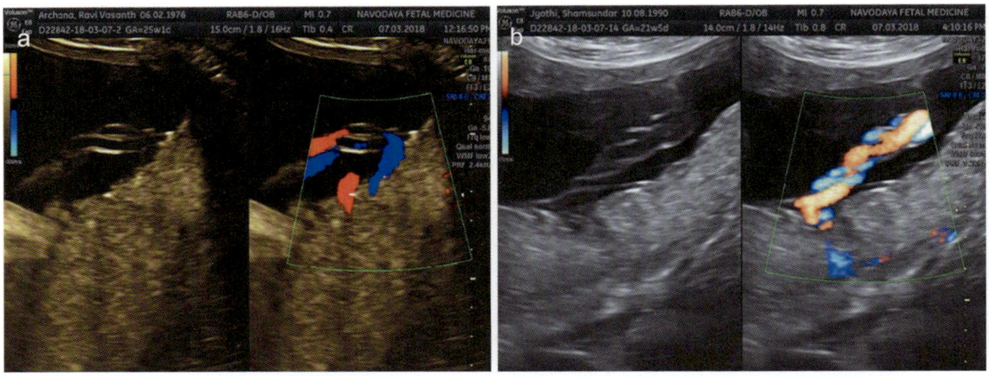

图 12-11 边缘脐带插入（a）与中心插入（b）的比较

自由活动，同时维持其营养和其他功能成为可能。这种自由运动是胎儿最佳心理运动发育所必需的。正常脐带的长度为 50 ～ 75 cm，但评估确切长度是困难的——尤其是长脐带。如果胎儿在子宫腔周围不能自由活动，可怀疑脐带很短，这有时见于体干畸形。

胎儿的正常脐带有 3 条血管——两条脐动脉和一条脐静脉。通常，左脐静脉在整个胎儿期保持通畅，而右脐静脉在妊娠第 7 周时自然退化。

通过使用彩色血流穿过下腹部横切面显示两条膀胱周围脐动脉，可以看到正常的脐带结构（图 12-12）或通过显示脐带自由环的横截面（图 12-13）来观察到"米老鼠"征。

12.8 单脐动脉

脐带异常可对围产期结局具有重要的预后意义。常见的异常之一是单个脐动脉（single umbilical artery, SUA）的发现，即脐带只有 2 条血管——一条动脉和一条静脉。报道的 SUA 发生率为孕中期产前超声和活产婴儿脐带标本的 0.5% 及胎儿死亡、尸检或流产胎儿的 2.1%。

SUA 的原因可能是一侧脐动脉原发性发育不全或继发性血栓性萎缩，或体干的原始单尿囊动脉持续存在。根据病因的不同，预后会有所不同，但在产前扫描过程中，实际上很难明确这一原因。

SUA 的诊断是基于膀胱周围视图的发现，仅显示一条通畅的血管或在脐带的横截面上看到两个管腔（图 12-14a-b）。

SUA 的诊断会导致许多焦虑，但重要的是要记住，除非另有证明，否则最常见（70%）的是正常变异。SUA 是确保无其他相关结构异常（30%）的指征，因为其可能与 VACTERL 综合征和与 18-三体综合征相关的多系统异常相关。SUA 也与小于胎龄胎儿的风险相关，因此需

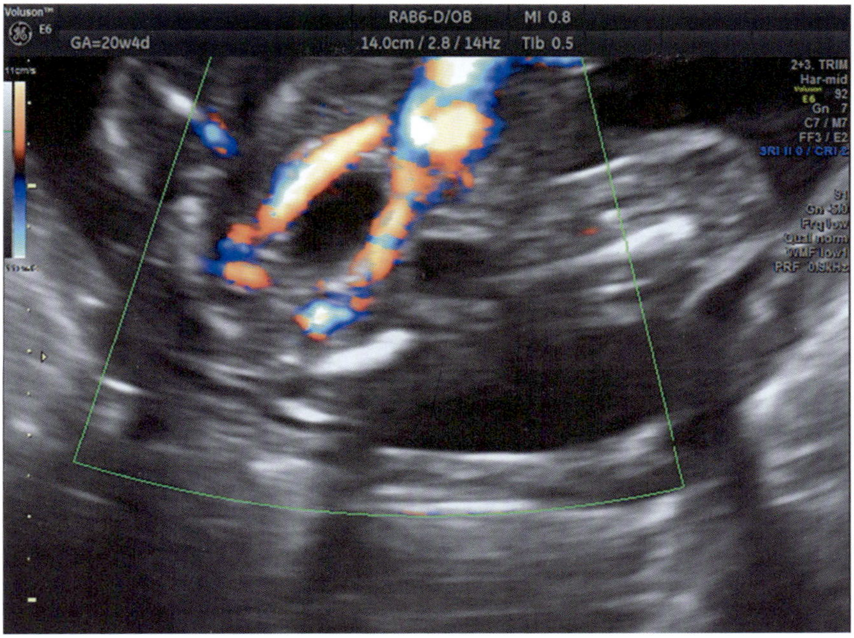

图 12-12　2 条脐动脉继续进入脐带

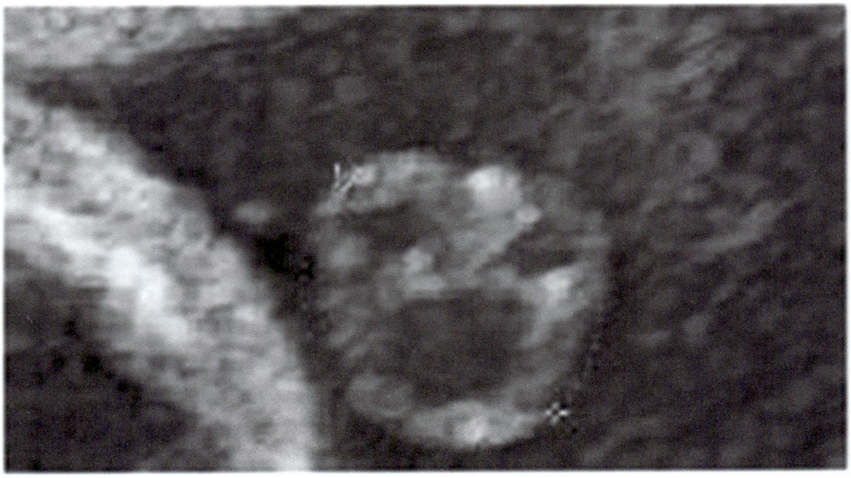

图 12-13　米老鼠征

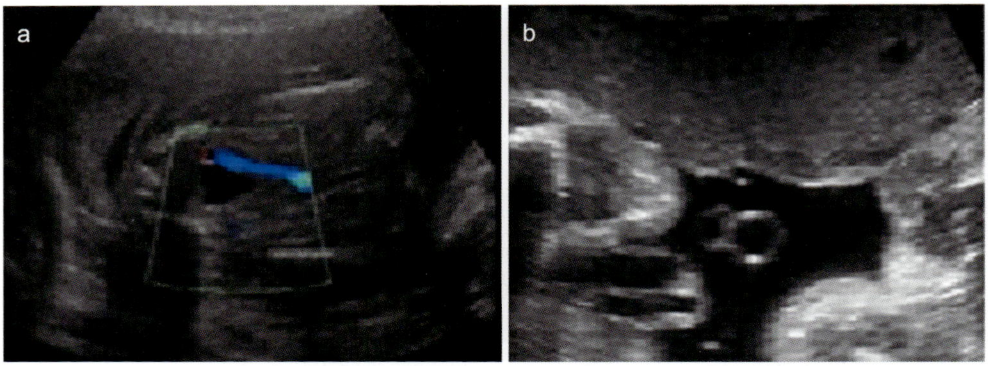

图12-14 （a, b）单脐动脉

要进行连续生长随访。一旦对上述所有情况进行分类，父母可以放心，大多数SUA婴儿将具有正常的产前过程和良好的产后结局。

12.9 持续性右脐静脉

这种情况很少发生，见于0.08%～0.5%的病例。持续性右脐静脉（persistent right umbilical vein, PRUV）的诊断较为棘手，因为横断面上的脐带有3支血管，2支动脉以正常方式在膀胱周围显示。然而，诊断的关键是注意到脐静脉在腹腔内的走行——它在腹部横切面向胃弯曲，而不是远离胃弯曲（图12-15）。

肝外PRUV的预后较差，因为其通常与动脉导管（DV）相关，导致胎儿水肿高风险。肝内PRUV可能预后相对较好（图12-16）。

其他脐带异常如脐带囊肿（图12-17）和产前超声可见到脐静脉曲张。像真结等问题（图12-18）通常仅在大多数情况下分娩后才显现，因为在子宫内检测到真结更可能是一种偶然发现，实际上在所有情况下和所有妊娠期间均无法对脐带的整个长度进行检查。大多数情况下，脐带打结是偶然的诊断，尽管定期扫描，仍可能遗漏。

通常与脐带解剖结构相关的另一个方面缠绕程度——过度缠绕或缠绕不足。脐带“卷绕指数”仍然是一个相当主观和有争议的概念，关于脐带卷绕是胎儿问题的原因还是影响，文献存在分歧。

除了上述所有发现外，还有“脐带绕颈或穿过胎儿颈部的脐带环”的偶然发现。这只是一个观察，不应成为决定分娩的唯一依据。这被认为是脐带位置的正常变异——它可能滑落或在分娩中导致紧缩。无论如何，在产时监测中将被检测为胎心模式异常，然后分娩的决定可能是合理的。

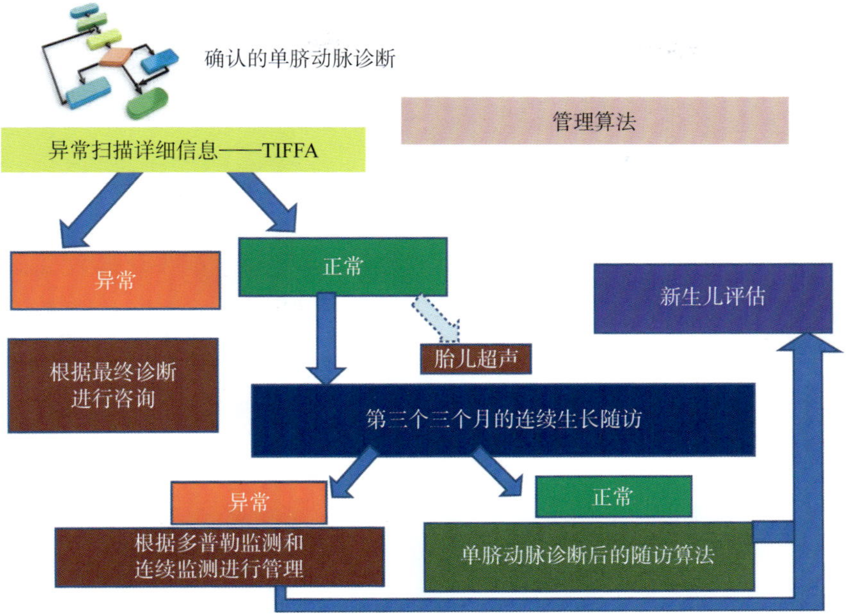

图 12-15 单脐动脉诊断后的随访算法

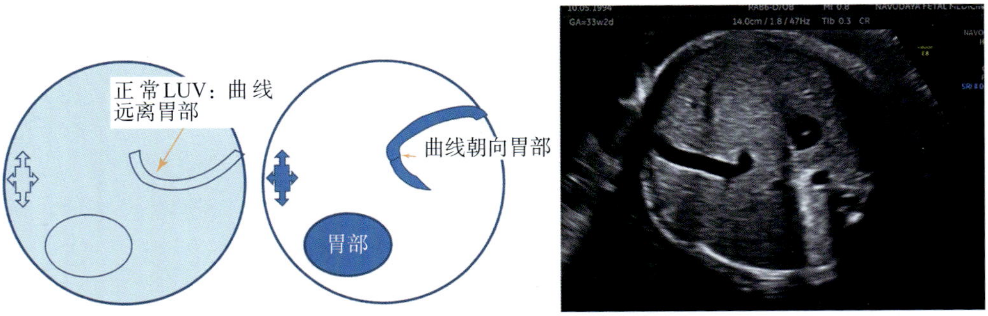

图 12-16 PRUV

脐带的检查是胎儿超声的重要组成部分，发现脐带异常应提示彻底的胎儿检查，因为这些情况可导致胎儿生长受限，甚至胎儿死亡。早期诊断和监测可最大限度地降低胎儿死亡率，有助于做出决策。孤立的脐带异常通常预后良好。

12.10 羊水

羊水是羊膜腔内的液体，可为胎儿环境提供空间、浮力、机械缓冲和温度维持。在妊娠早期，大部分羊水由胎盘及其胎膜形成，而在妊娠16周后，胎尿成为

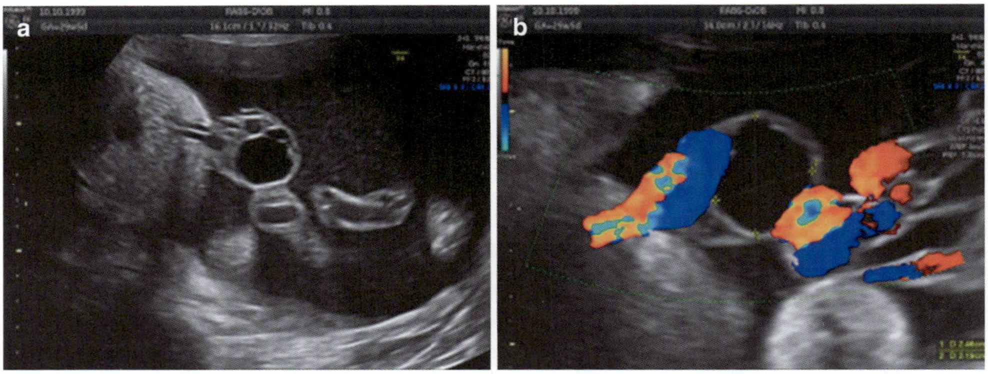

图12-17　脐带囊肿：(a)灰阶，(b)彩色多普勒

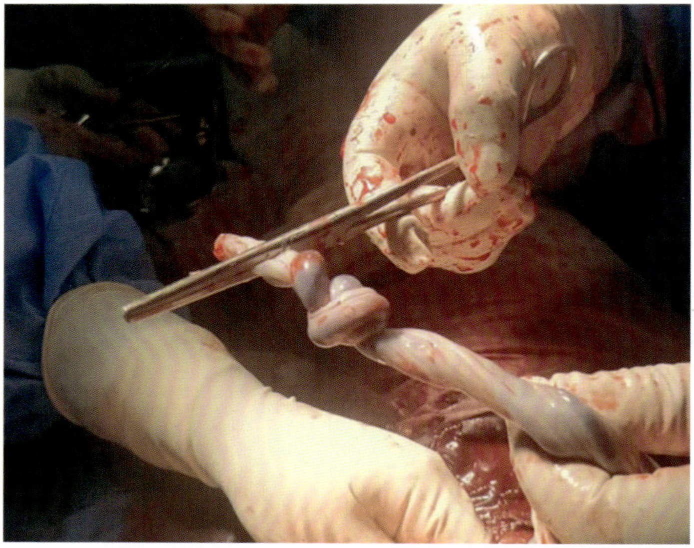

图12-18　分娩后发现脐带真结

主要贡献者。羊水水平的评估是每个胎儿评估的一部分。在孕早期，评估相当主观，但在妊娠后半期，可根据“单个最深池”进行定量羊水评估（图12-19）或四象限羊水指数（图12-20）。

这2种方法都是评估羊水的可接受方法，但重要的是要根据使用的方法调整正常值。

基于单深池的AFI正常范围为2～8 cm，而基于的AFI正常范围为5～25 cm。小于正常值的数值称为“羊水过少”（图12-21）且超过正常称为“羊水过多”。

羊水过少的常见原因是由于胎儿生长受限或胎儿异常如双侧肾缺如或

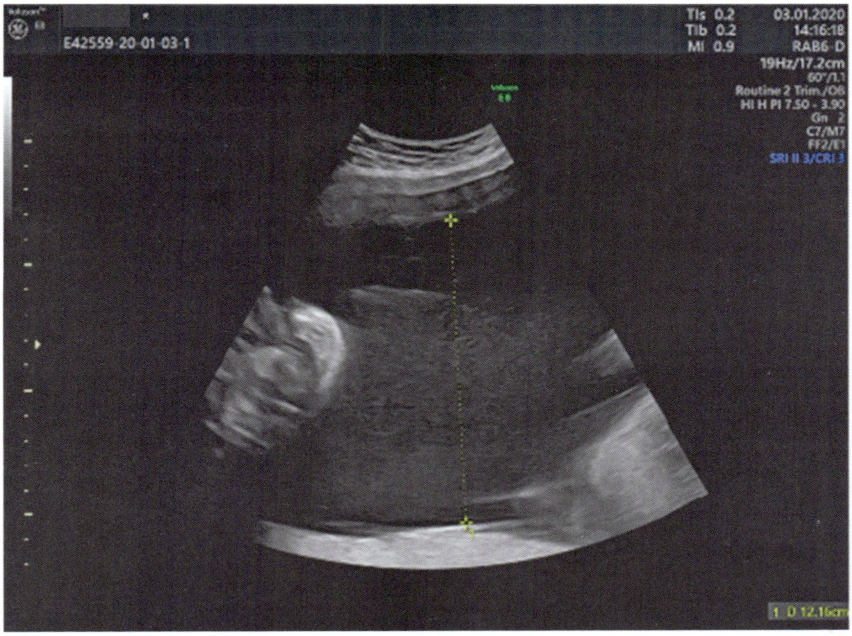

图 12-19 SDP

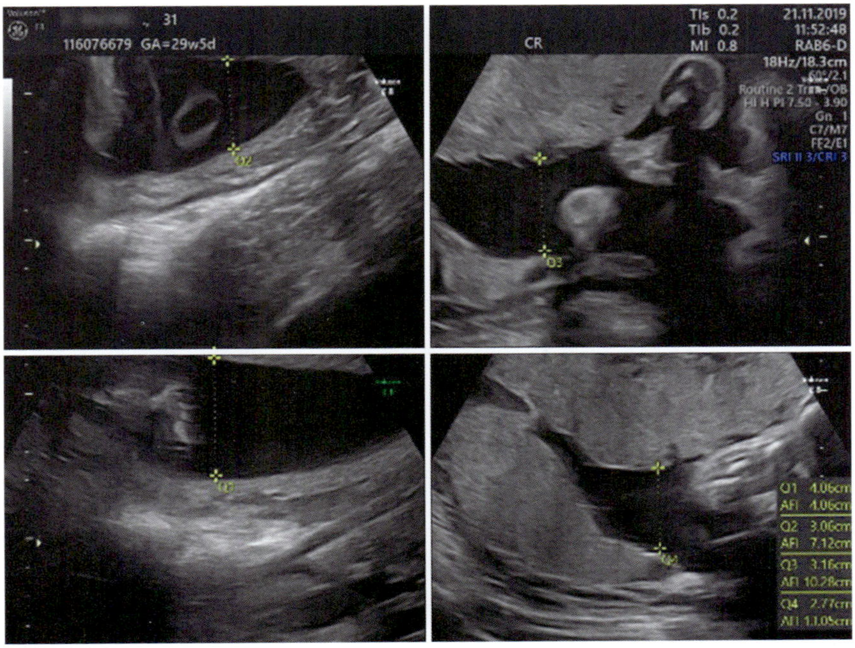

图 12-20 4Q AFI

没有式测量的羊水袋

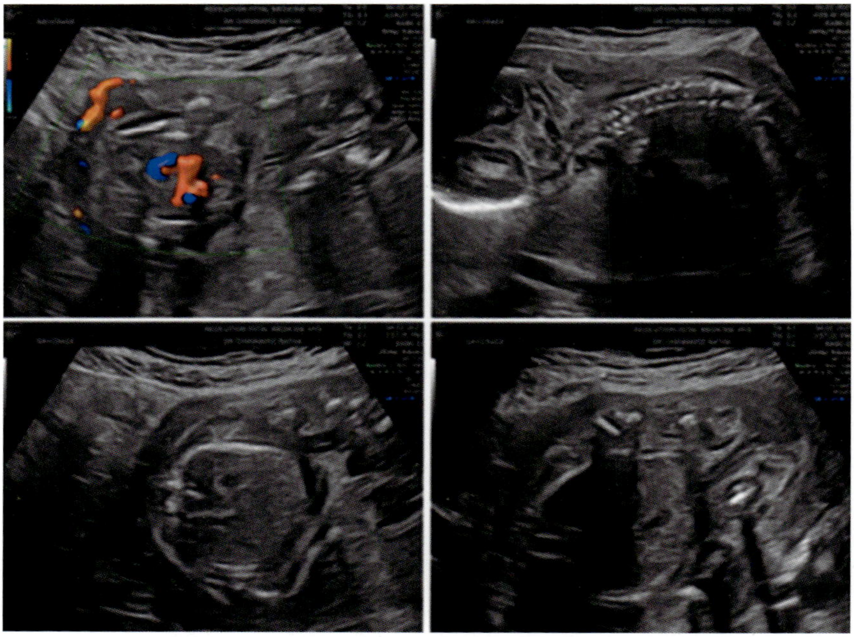

图12-21 重度羊水过少

TTTS中的供体双胎导致的胎儿肾脏低灌注。而羊水过多可能是由于胎儿、母体或胎盘原因所致。胎儿异常，如开放性神经管缺陷、唇裂和(或)腭裂、前腹壁缺陷和神经肌肉疾病，导致胎儿运动不能、胎儿胃肠道梗阻、胎儿贫血或TTTS的受体双胞胎可能有羊水过多。母亲因素如未控制的糖尿病所致的高血糖和胎盘脉络膜血管瘤可引起羊水过多。

在这种背景下，可以理解的是，在产前扫描中仅报告“羊水过少”或“羊水过多”，就可以获得更多关于这些问题的建议原因的信息。因此，报告者有必要记录胎儿解剖结构、胎盘形态以及胎儿生长受限或低灌注甚至巨大儿的可能性，以指示任何合理的病因学状况。在无上述其他相关特征的平均生长胎儿中，轻度液体紊乱可能是生理性的。

然而，即使是不明原因的严重的羊水过少或羊水过多也可能具有潜在的致死性。严重的羊水过少导致姿势性肢体缺陷和肺发育不全，而严重的羊水过多由于子宫过度膨胀，使胎儿面临早产的风险以及母亲的健康风险。

这些病例必须由专门的母胎医学专家团队处理，并进行充分的调查、咨询和随访。

12.11 宫颈评估

妊娠时母体宫颈的长度和完整性是决定子宫内妊娠安全的重要因素。宫颈短小的女性有很高的早产风险。宫颈评估最准确的方法是通过高频5 MH探头经阴道超声进行测量。把探头轻轻放置于阴道前穹隆，可获得子宫颈的矢状面成像（图12–22）。

识别宫颈内口、外口、宫颈管和宫颈黏膜，但不能用超声探头对宫颈过度地施加压力，因为这样会错误地拉长子宫颈。

有时，可能会发现伴随或不伴有胎膜呈漏斗状的短小宫颈（图12–23）。单胎孕24周时经阴道超声测量宫颈长度小于25 mm，早产风险将增加6倍，且随着宫颈长度的缩短，早产风险将增加。

宫颈呈漏斗状可能会增加风险，随着漏斗状的逐渐进展，其特征是在宫颈内口水平分别出现类似字母——Y、V和U的形状（图12–24a–c）。

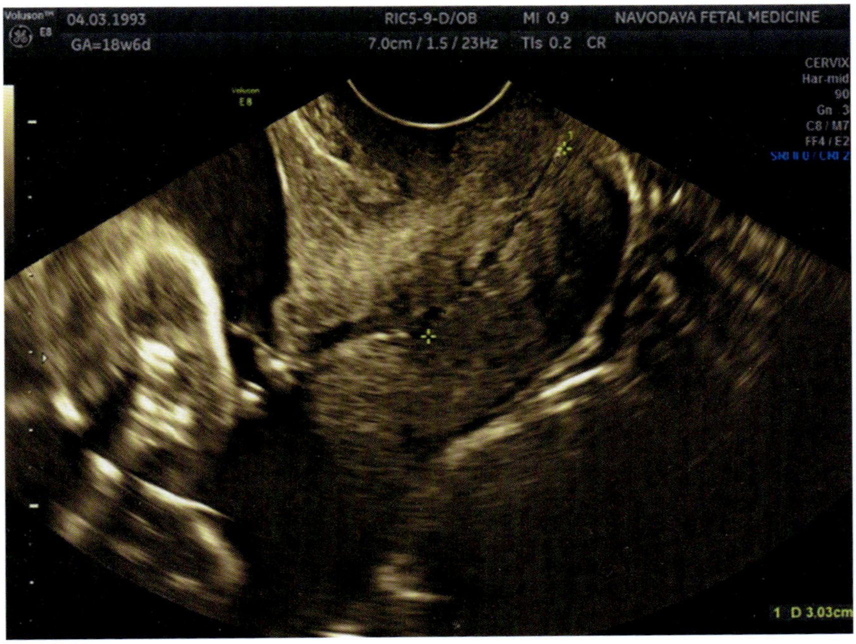

图12–22 宫颈长度

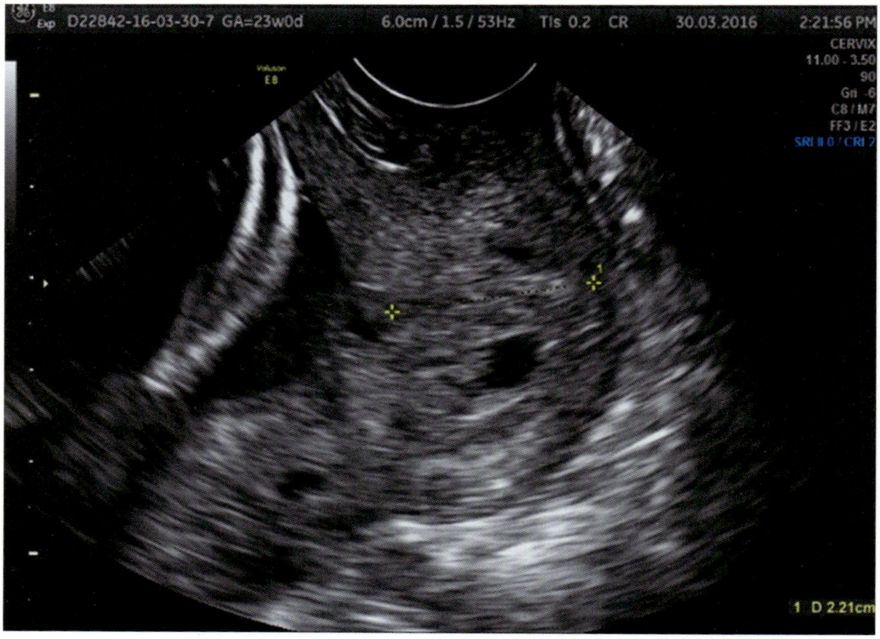

图 12-23　无漏斗形的短宫颈

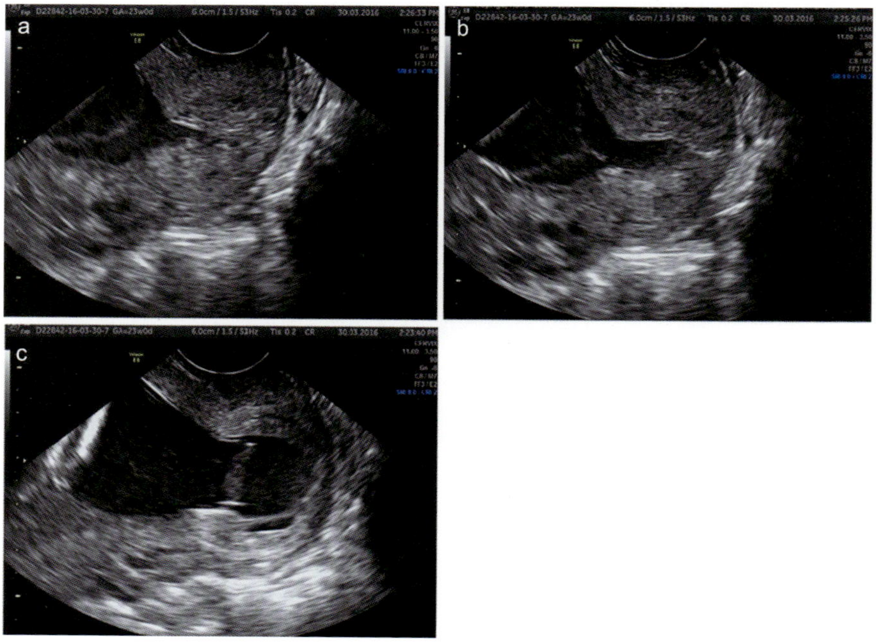

图 12-24　(a) Y型宫颈内口;(b) V型宫颈内口;(c) U型宫颈内口

胎盘、宫颈和脐带问题的学习要点

1. 评估胎盘对于预测妊娠结局至关重要——在整个孕期的每个阶段都有客观的评估胎盘的方法，这些特征应包含在产科超声检查报告中。
2. 在所有产科检查中，必须注意胎盘位置及胎盘粘连的征兆。
3. 脐带异常和变异可提供有关改变妊娠预后和随访方案的信息。
4. 羊水检查可以在怀孕中期进行客观评估，羊水异常与不良妊娠结局有关。
5. 经阴道超声测量的宫颈长度是预测早产的重要指标。

推荐阅读

Baergen RN. Pathology of the umbilical cord, in manual of pathology of the human placenta. 2nd ed. New York: Springer; 2011.

Cali, et al. Prenatal ultrasound staging system for placenta Accreta Spectrum disorders. Ultrasound Obstet Gynecol. 2019 Jun;53(6):752–60.

Cervical assessment guidelines as given in the website of the Fetal Medicine Foundation, UK. www.fmf.org.

Desforges, et al. Placental nutrient supply and fetal growth. Int J Dev Biol. 2010; 54 (2–3):377–90.

Jansson, et al. Role of the placenta in fetal programming: underlying mechanisms and potential interventional approaches. Clin Sci (Lond). 2007;113(1):1–13.

（黄炜　朱娟　王丽　译；
凌奕　校）

胎儿医学中的遗传学基础

13

遗传学是研究遗传特征通过基因代代相传的学科。随着对人类基因组的认识不断加深，很多曾经被认为是谜团的已经被破译了。虽然遗传学知识和技术的快速扩充帮助我们扩展知识储备以回答许多临床问题，但遗传学同时是一门不断发展的学科，这让临床医生仍时时感到知识储备不足。作为临床医生，需要不断更新自己的知识储备；更重要的是，遗传科学的发展告诉我们基因表达的复杂性远高于其序列，因此，实际的答案比表面上看起来复杂得多。

简而言之，遗传学对普通妇产科临床医生来说是个挑战，但如果没有对遗传学的基本了解，就无法指望实践有意义的胎儿医学。因此，本章旨在为妇产科和胎儿医学的从业者提供“遗传学的见解”。这里的描述远远不够“完整”或“充分”，因为遗传学领域的广度令人难以想象，但这里提供的信息绝对是“必要的”，因为如果不了解这些基本概念，就无法回答患者的任何关于遗传学方面的疑问。大多数临床医生觉得很难理解基因检测中的遗传学技术术语，因此需要将每个概念与其基础知识联系起来，以解决这些困难。在本章中，这些遗传学概念将以简化的语言呈现，以帮助读者的理解。

首先，我们需要知道“基因”是信息的载体，这些信息来源于对身体特征的描述或定义。

基因是脱氧核糖核酸（DNA）双链，携带关于哪些蛋白质将在体内合成的信息，因此，生物信息的传递体现在DNA序列→RNA→蛋白质的过程中。如果基因上的信息是错误的，就会形成错误的蛋白质，并导致错误的功能。

染色体是携带许多基因的载体。事实上，可以说基因被“打包”到染色体中，这样它们就可以在细胞分裂时从一个细胞转移到另一个细胞。

生物体细胞中染色体的数量对该物种来说是特定的和固定的。对人类来说，细胞中有46条染色体，即23对（22条常染色体和1对性染色体：女性为XX，男性为XY）。对细胞中所有染色体的描述被称为核型。我们可以通过培养羊水细胞获得核型。在培养过程中羊水细胞通过有丝分裂进行增殖，之后阻断细胞周期停滞在中期，用吉姆萨染色法进行染色，这种染色会产生一种称为G带的带型。对单条染色体进行鉴定，并将其从1至23按大小降序放置在核型图上。羊水样本进行核型分析的标准周转时间为2～3周。

图13-1显示了从羊水细胞培养中获得的正常人类核型。22对常染色体成对显示；根据印度禁止产前性别鉴定的《PCPNDT法案》，描述性染色体的第23对将被隐藏。

染色体数量的任何异常被称为“非整倍体”（图13-2）。这可能是一条额外的染色体（三体，例如“21-三体”导致的唐氏综合征，患者第21对染色体中有3条染色体，而不是正常的2条）或缺失（单体，例如1条X染色体缺失导致特纳综合征）。当一整组额外的染色体存在时被称为“三倍体”。

染色体的结构畸变可能是某些区域的“缺失”“重复”或“易位”。缺失或重复会影响染色体该区域的基因数量，因此通常会对表型产生显著影响。

易位是指一条染色体的一部分被离断并重新连接到另一条染色体上（图13-3）。当染色体物质没有净损失或增加时，易位是“平衡的”，否则是“不平衡”的。平衡易位通常表型是正常的，但这种易位的携带者可能会产生携带“不平衡”染色体物质的配子，从而导致流产或胎儿异常等不良胎儿结局。

有时染色体的一部分可能会出现“缺失”“复制”或“倒位”，如果该区域的基因与特定蛋白质的形成有关，这些结构畸变将会影响这些蛋白质合成。

在某些情况下，可能检测到一个以上的细胞系，这被称为“嵌合体”。例

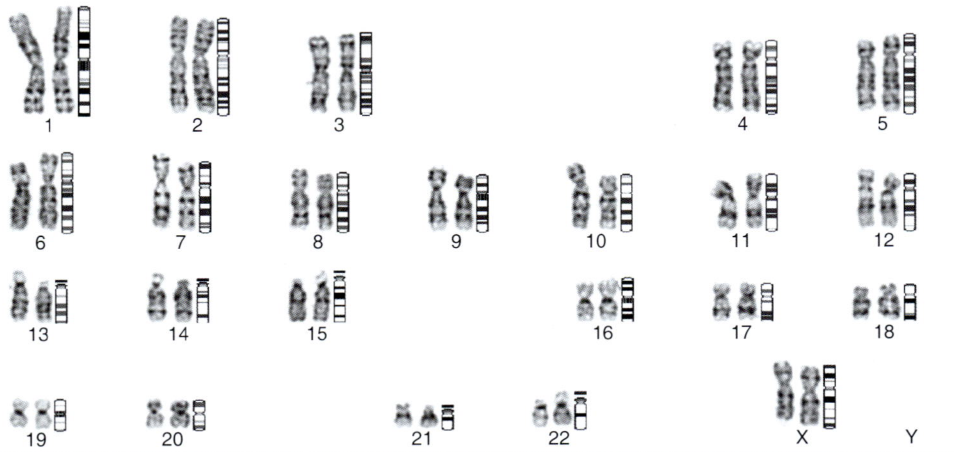

图13-1　正常核型

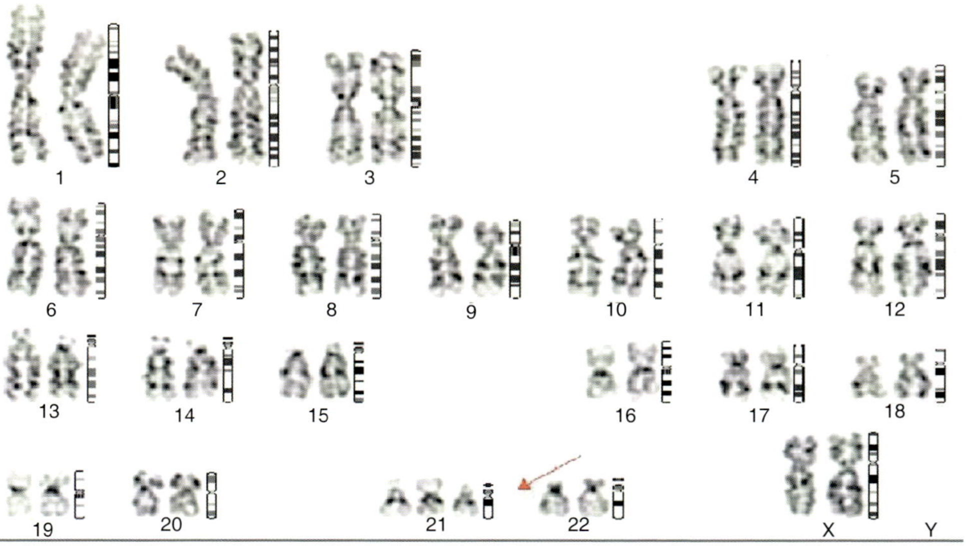

图 13-2　异常核型：21-三体

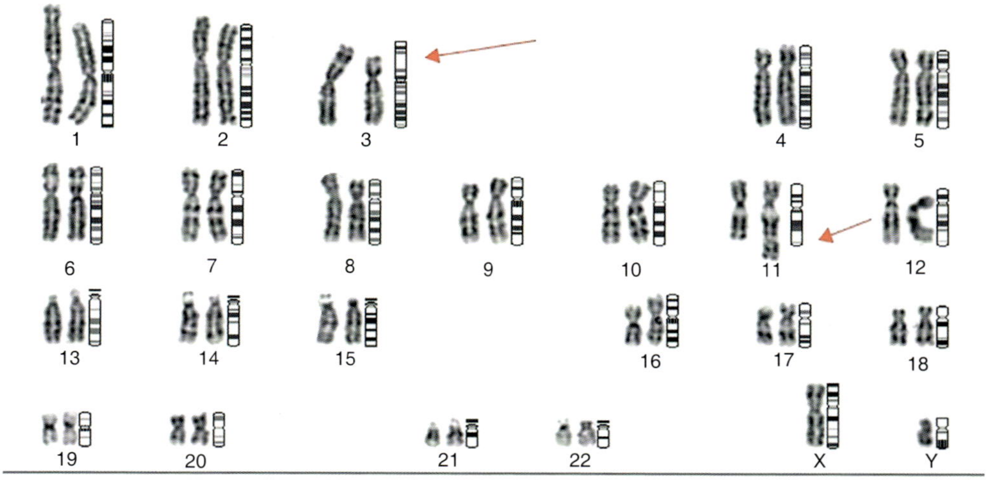

图 13-3　平衡易位

如，在同一胎儿中，一定百分比的细胞可能是整倍体，而另一些细胞可能是非整倍体。嵌合体对于遗传咨询具有一定的挑战，因为其导致的表型可能各不相同，而且很难仅仅根据数值来预测表型的严重程度。此类咨询应咨询临床遗传学家，他们可以提供充分的信息，以帮助夫妻就继续或终止妊娠做出决定，并为将来的妊娠制定明确的计划。

上述的染色体异常可以在“核型”

上被检测到，如上一系列图所示。使用传统细胞遗传学核型分析进行胎儿诊断取决于适应证。

有时，染色体的异常可能较小，标准核型分析的“分辨率”不足以检测小于4 ～ 5 MB（兆碱基）的异常，例如“微缺失”。此时需要更高分辨率的染色体分析方法，这种技术可以检测到低至10 ～ 100 kB（千碱基）异常的染色体区域。

为了更好地理解这个概念，让我们举一个日常生活中非常简单的例子。在核型分析中检查染色体类似于检查图书馆书架上的书：你可以检查书籍的数量，并可以判断某本书是否丢失、多余、倒置或严重损坏。然而，仅仅通过检查书架，你可能无法检测到每本书的所有页面是否都存在并且顺序正确。为此，你需要更严格的审查。比如，打开每本书并数页码。这就是微阵列的原理：在微阵列中，染色体被进一步仔细检查，甚至可以检测到一个缺失的页面；这一页取决于它属于书中的哪个区域，可能是“重要的”，也可能不是。例如，一个位于两章之间的分隔页如果缺失，可能仍然可以让书发挥其功能。但如果包含关键章节的页面缺失，那么书本身的目的就会失效。同理，染色体小片段的变化可能有显著影响，也可能没有，取决于它们所属的区域，这些信息将在临床遗传学家分析微阵列后的报告中给出。

这种对染色体进行更高分辨率扫描以检测染色体片段中较小的变化的方法被称为微阵列。在这种检测中，可以检测到“亚核型”异常，如常规核型中可能遗漏的微缺失和微重复。图13-4显示了正常的染色体微阵列分析结果，即给定样本中无具有临床意义的缺失、重复或其他染色体异常。

由于扫描染色体的分辨率更高，在评估胎儿异常时，与传统核型相比，微阵列获得了更多的信息，并被广泛推荐为胎儿结构异常、死产评估和早期流产的一线研究之一。后2种适应证的优点是微阵列也可以在非存活组织上进行，因为它是基于DNA的分析，不需要活细胞培养。在死产和流产的情况下，胎儿细胞培养失败通常是过去传统核型分析的限制因素，导致无法获得重要信息。随着我们对胎儿遗传学的理解不断提高，且这种额外信息的重要性也越来越明显，在羊水样本中使用细胞遗传学微阵列分析，可以发现导致胎儿结构异常的非整倍体以外的染色体问题。羊水样本染色体微阵列分析（CMA）的标准实验周转时间为7 ～ 10天。

在儿童智力残疾的评估中，细胞遗传学微阵列现在是遗传评估中推荐的一线检测。

CMA的结果可能为正常（图13-4），或异常/致病（图13-5），有时也可能不确定。这种不确定性是由于检测到“临床意义未明知的拷贝数变异”而产生

图 13-4 细胞遗传微阵列：正常报告

图 13-5 染色体微阵列分析的异常结果

的。在CMA上检测到的所有拷贝数变异都会与标准遗传数据库进行比较，以确定它们是否为明确的致病性变异或临床意义未明的变异（variants of unknown significance, VOUS）。VOUS在遗传咨询中无疑是一个挑战，尤其是在产前病例中。因此，强烈建议与临床遗传学家密切协作进行此类咨询，该遗传学家可以访问广泛的数据库，并遵循最新的报告和咨询标准指南。

13.1 荧光原位杂交技术(FISH)

FISH是一种快速检测非整倍体等问题的分子技术,可以在48～72小时内得到结果,显著快于核型分析甚至微阵列分析。FISH使用与胎儿DNA特定区域结合的探针,因此可以用于检测染色体的数量(检测非整倍体)或特定的缺失或易位。探针带有颜色,能与细胞DNA杂交(因此称为荧光原位杂交),产生如图13-6所示的模式。正常的FISH如图13-6a所示,而异常的FISH结果如图13-6b,c所示。当在荧光显微镜下检查胎儿细胞核时,在正常受试者中可以看到2个斑点,2条染色体各1个,而三体显示为1个额外的斑点,单体则缺失1个斑点。

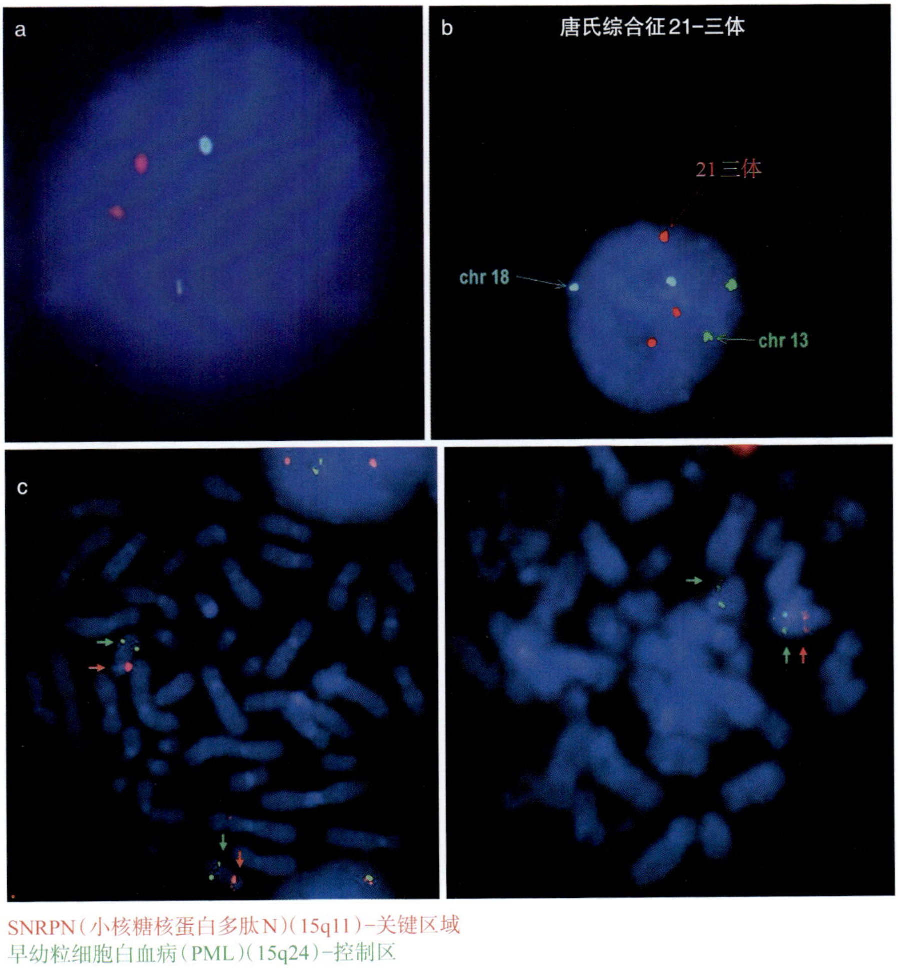

图13-6 (a)正常FISH结果;(b)异常FISH结果:唐氏综合征;(c)正常和异常FISH结果的比较

13.2 荧光定量PCR技术(QfPCR)

荧光定量PCR是胎儿非整倍体的另一种快速诊断方法，它基于对染色体特异性DNA序列(STR，短串联重复序列)的扩增。荧光引物用于显示被扩增的片段，并且这些片段可以被量化为DNA峰值。对于所分析的每个染色体，正常整倍体胎儿细胞会显示出两个峰值区域(峰值比率为1 ∶ 1)(图13–7)，而三体则显示为2个区域之间的额外峰值或2 ∶ 1比例峰值(图13–8)。

QfPCR相较于FISH有一些优势，出报告所需的胎儿细胞更少，而且由于分析可以很容易地自动化，许多样本可以同时处理，整个过程只需不到1小时。

13.3 多重连接依赖式探针扩增技术(MLPA)

MLPA是另一种快速诊断技术，它是另一种形式的多重聚合酶链式反应，允许仅用单个引物对扩增多个靶序列。它不扩增靶序列DNA，只扩增探针，因此仅使用一对引物就可以扩增和定量许多序列。与其他快速诊断检测相比，MLPA只需要非常少量的DNA，而且它快速、便宜、操作简单。图13–9是MLPA报告的样本，在当今遗传学中，这项技术已经有了许多临床应用：

1. 非整倍体检测。
2. 突变和SNP(单核苷酸多态性)检测。
3. 细胞系和组织样本的染色体特征。
4. 基因拷贝数检测。
5. 检测人类癌症易感性基因如*BRCA1*、*BRCA2*、*hMLH1*和*hMSH2*的重复和缺失。

13.4 临床外显子组测序(CEX)

人类基因组由许多基因组成，每个基因都有“外显子”和“内含子”，前者是编码蛋白质的DNA片段，后者是基因中的非编码区。一个人基因组的所有外显子被称为“全外显子组”，而临床上已知与疾病相关的外显子可被称为“临床外显子组”。测序是一个有序读取遗传物质的过程，检测以预期模式出现的任何错误。该检测是在DNA水平进行的，如果没有检测到“点突变”或“点缺失”等错误，则需要读取更大的序列以检测任何可能的改变。如果我们回到图书馆里的书的例子，如果微阵列是在计数页面，基因测序就像读取页面的文字。全基因组测序就像阅读整本书，全外显子组测序就像阅读重要章节，临床外显子组测序则是阅读特定的、有标记的、突出显示的标题。如果有几个阅读者进行注

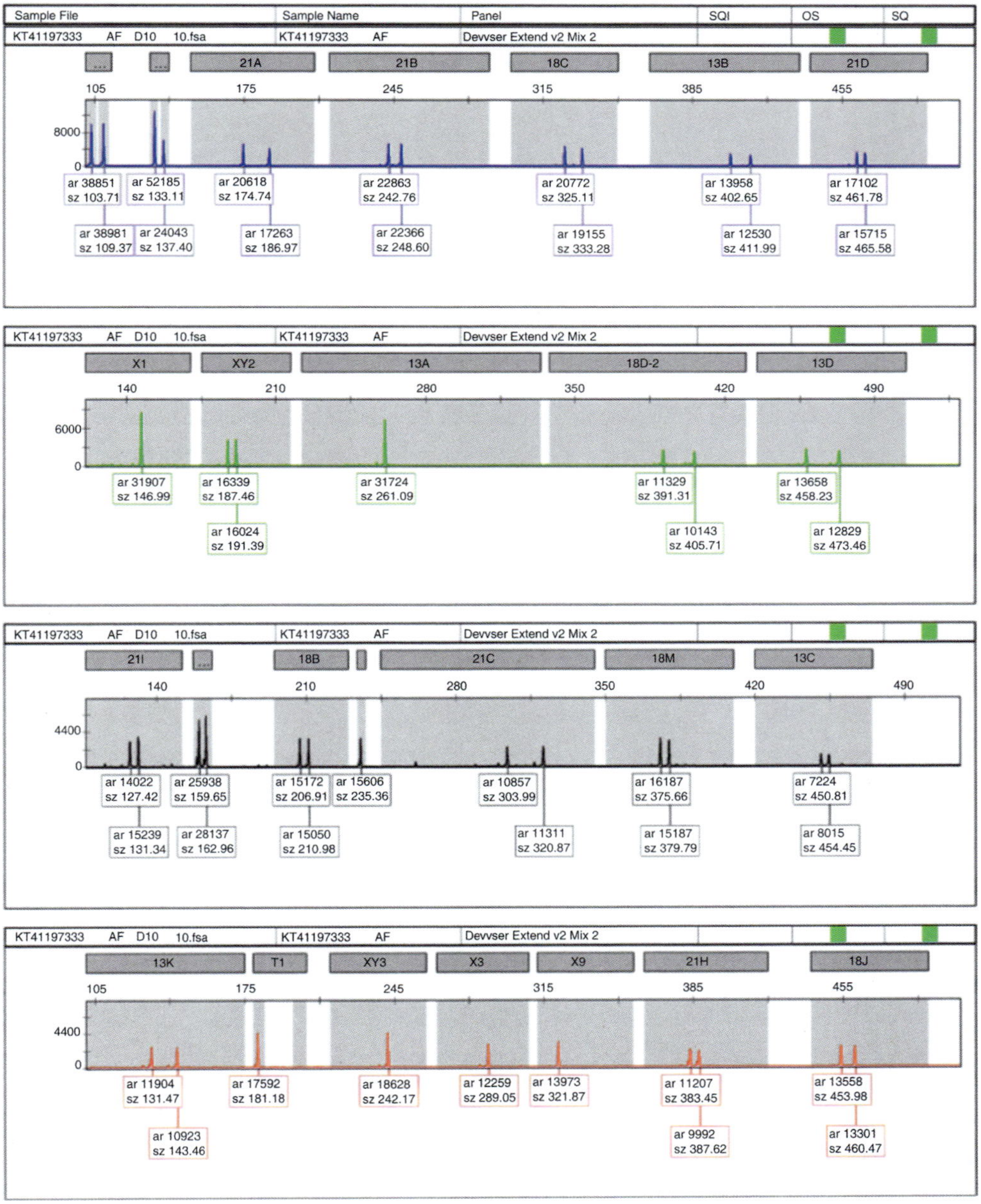

图 13-7 正常 QfPCR 结果

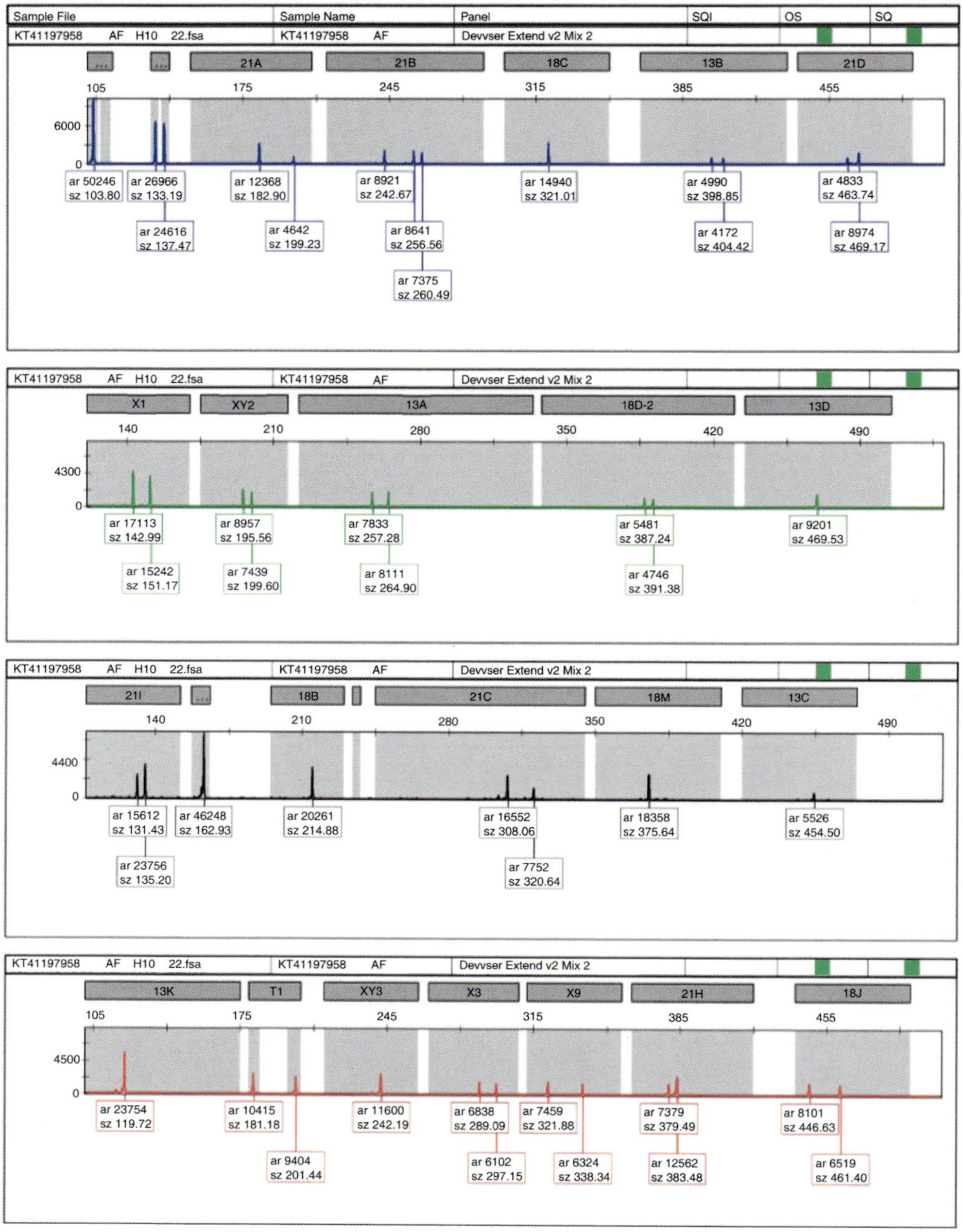

图 13-8 异常 QfPCR 结果：21-三体

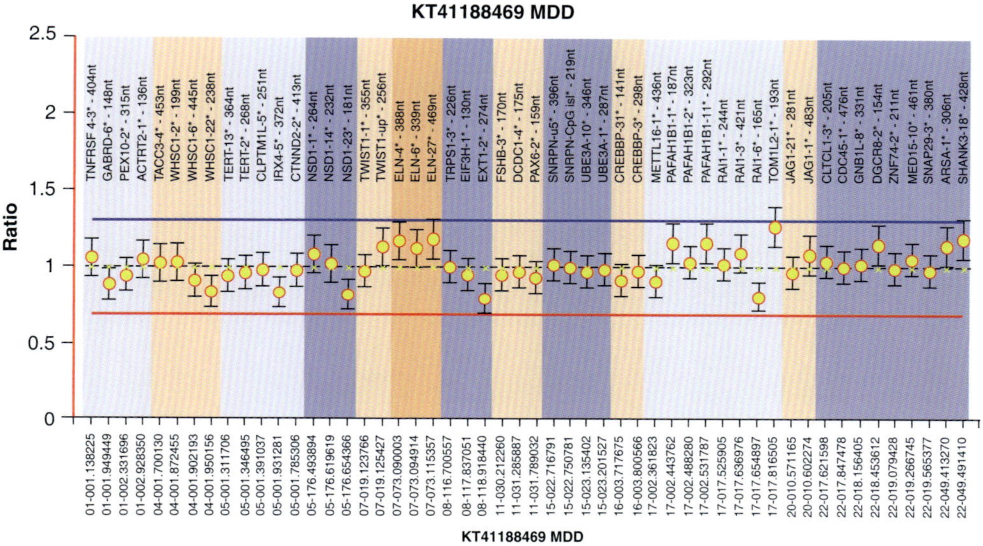

分布类型：参考样品 | Exp: 16092021

图 13-9　MLPA 结果：正常

释，这些突出显示的区域可能会被改变，经过几次修改，可能会有更多突出显示的区域。同样，一旦确定了新的致病基因，那么“临床外显子组”的范围将会不断增加。

图13-10是临床外显子组测序的报告样本，它显示了一个基因的特定位置存在“纯合”遗传异常，且被归类为致病性，因为该突变与一种已知疾病（在本例中为Vici综合征）相关，以常染色体隐性遗传方式遗传。在有亲缘关系的家族中反复出现某种疾病时，这种检测已经成为一种非常重要的调查工具。在许多情况下，它有助于解开所谓的“无法解释”的问题原因，如一个家庭中有多个孩子出现神经发育迟缓、新生儿反复死亡和类似的临床情况。在一些染色体核型或微阵列正常的胎儿异常中，遗传异常的可能性仍然存在，这时临床外显子组测序有助于发现可能存在的遗传异常。与微阵列一样，临床外显子组测序也会给出正常、异常或不确定的结果。在胎儿样本中使用该技术必须非常谨慎，通常不建议对胎儿样本进行经验性的临床外显子组分析，因为需要3～6周（取决于实验室检测水平）才能得到结果，并且临床意义未明的变异在缺乏明确表型的情况下难以被合理解读和处置。

临床外显子组测序在具有明确表型的病例中能够得到最富有成效的结果，可将遗传变异与相应的表型联系起来。在对有表型的患儿进行评估，或患儿已

临床外显子组测序

临床信息

*** 胎儿临床表现为原发性小头畸形、无脑畸形、结肠畸形、第三脑室扩张。

对 *** 胎儿的致病基因变异进行了评估。

结果总结

检测到导致已知表型的致病性变异

基因和转录本	变异	合子性	疾病（OMIM）	遗传方式	分类
EPG5（−）（ENST00000282041.5）	c.420_421insTCTA（p. Val141SerfsTer20）	纯合	Vici综合征（OMIM242840）	常染色体隐性遗传	致病性

根据现有文献和包括Clinvar、5000 Exome Global MAF和COSMIC在内的人类基因组变异数据库，在筛选的基因中未检测到其他致病或可能致病的变异。

图13-10 临床外显子测序报告

去世，需要对其父母的携带者状态进行评估时，该手段将极为有用。在临床实践中，最好与临床遗传学家进行讨论，再进行此类检测，以便使其得到正确的应用。

13.5 靶向突变分析

靶向突变分析是一种直接检测基因中存在已知缺陷的特定区域的方法。具有已知异常的单基因疾病，如镰状细胞性贫血、脊髓性肌萎缩、地中海贫血等，都可以通过靶向突变分析来检测。这是一种基于DNA的测试，只针对特异性的突变进行检测。它仅识别特定区域的任何异常，不会提供关于基因组其余部分的任何信息。因此，必须清楚地了解这种测试的目的和局限性。在父母是已知单基因疾病突变的携带者情况下，推荐使用该种检测方法进行产前诊断。每次妊娠中，常染色体隐性遗传病复发的风险为25%，而常染色体显性遗传病复发风险为50%。理想情况下，产前诊断必须确定父母的携带者身份，但在某些情况下如果无法做到，可以根据患病兄弟姐妹的报告进行产前诊断。

图13-11是镰状细胞性贫血基因靶向突变分析的报告样本。

大多数产科医生可能会被各种各样的基因检测方法和不断新增的遗传学术语所吓倒，但实际上遗传学基础及其应用是简单的、合乎逻辑的和以目标为导向的。与其盲目地给患者做最新的检测，不如好好复习各种检测的主要适应证，再适当地安排检测。表13-1总结了目前常用的遗传检测技术及其应用和局限性。

已生育镰刀细胞贫血患儿

β地中海贫血检测组套

检测到的变异

检测到的变异	HGVS名称	基因型	临床表型
Hb S	HBB:c.20A>T	纯合子（βHbS/βHbS）	镰刀细胞贫血
Hb S	HBB:c.20A>T	杂合子（β/βHbS）	镰刀细胞特征
Hb S	HBB:c.20A>T	杂合子（β/βHbS）	镰刀细胞特征

图 13-11　靶向突变分析报告

表 13-1　目前遗传检测方法总结

	非整倍体	大的缺失 / 重复 / 易位	小的缺失 / 重复	已知点突变	多个可能的遗传突变
核型分析	是	是	否	否	否
微阵列	是	是	是	否	不是非特异的
FISH	是	如果探针不覆盖该区域则无法检测	只有探针是该区域特异的才能检测	只有探针是该区域特异的才能检测	不是非特异的
QfPCR	是	如果探针不覆盖该区域则无法检测	只有探针是该区域特异的才能检测	否	不是非特异的
MLPA	是	如果探针不覆盖该区域则无法检测	只有探针是该区域特异的才能检测	只有探针是该区域特异的才能检测	不是非特异的
临床外显子组测序	否	如果探针不覆盖该区域则无法检测	如果探针不覆盖该区域则无法检测	是	是
靶向突变分析	否	只有探针是该区域特异的才能检测	只有探针是该区域特异的才能检测	是	否

遗传学基础的学习要点

1. 胎儿医学从业者必须了解遗传学的基础知识。
2. 利用遗传检测技术进行产前诊断的需求正在迅速增加，医生需要及时了解最新进展。
3. 尽管临床医生懂得分子检测和遗传疾病的基本知识，但在实施遗传检测和解释其结果时，需要咨询临床遗传学家。

推荐阅读

Benn P, et al. Position statement from the Chromosome Abnormality Screening Committee on behalf of the Board of the International Society for Prenatal Diagnosis. Prenat Diagn. 2015;35(8):725–734.

Ranganath P et al. Genetic update for the next generation clinician 2017 (a compilation of articles from genetics clinics). Society for Indian Academy of Medical Genetics.

Van den Veyver IB. Recent advances in prenatal genetic screening and testing. F1000Res. 2016;5:2591. https://doi.org/10.12688/f1000research.9215.1.

（张宇　何桂林　译；卫焱星　校）

复发型胎儿问题的处理 14

部分不幸的夫妇在不同妊娠中会反复遇到胎儿或出生后的婴儿影响。经典的“反复流产”问题通常是由于母体原因导致无法维持胎儿在子宫内生长，从而出现妊娠失败，在很大程度上属于产科问题。当我们探讨“复发型胎儿问题”时，我们考虑的是一类完全不同的问题的集合，其中妊娠可能会受到“胎儿疾病”的影响，在某些情况下，甚至胎儿可能在无症状的情况下持续到足月，但胎儿可能出现不良结局。这种不良胎儿结局可能发生在妊娠中，出生后的新生儿期或者更晚的时候。典型的表现包括：

1. 反复发生的导致新生儿/儿童神经发育延迟甚至死亡的问题。

2. 反复发生的引起流产或者需终止妊娠的胎儿畸形。

3. 反复发生的导致早产或宫内胎儿死亡的胎儿生长受限或早发型子痫前期。

在胎儿医学中这些案例尤其重要，因为来胎儿医学门诊就诊时，患者通常携带有大量的既往检查报告，以及既往妊娠期间或胎儿出生后不同阶段在各个科室就诊的临床记录。由于之前就诊的医生只能看到疾病的某一个方面，所以从整体出发进行综合考虑时，他们的意见参考意义有限。尽管既往每次的个体化咨询在当时可能很重要，并且其建议可能适用于当时所涉及的某个特定问题，但就像是整个拼图其中的一块，除非对这些信息进行有条理的整合，否则完整的“画面”往往会被忽视。接下来就此情况我们列举个案例：

案例一：

X女士，28岁，近亲结婚(2度亲属关系)，G3P2L0，足月分娩2次。第一胎经引道分娩一男性胎儿，出生体重3kg，出生后1个月内未见异常。随后出现了癫痫发作，生长迟缓和神经发育延迟，并在3岁时死亡。第二胎为避免可能与第一个孩子的结果有关的“分娩损伤”可能性，行择期剖宫产分娩一女婴。出生后1个月内未见异常，但随后也出现了第一个胎儿类似的症状并在3岁时死亡。

现孕18周，基于病史转诊至胎儿医学门诊。这对夫妇希望来胎儿医学门诊能协助此次分娩健康胎儿。这种临床情况在胎儿医学门诊并非罕见。现在胎儿医学门诊有精密的扫描仪器设备，胎儿医学医生具备丰富的胎儿解剖生理学、遗传学等知识，然而，即使在这种条件下，我们仍无法保证能就此情况提供一个确切的解决方案。我们可能遇到的问题列举如下：

1. 该病例中出现过两起儿童严重发病后导致死亡，因此属于“复发型”。

2. 我们不确定导致该情况发生的确切原因。

3. 这2个死亡胎儿在出生时都表现为“结构”正常，体重也在平均水平，因此，在孕18周进行“胎儿畸形”的超声检查，或者之后的超声监测胎儿生长发育，并不能确保最终结局正常。

4. 此次妊娠存在“再次发生”的风险，因为由于不知道确切的原因，我们无法对此次妊娠的胎儿结局进行预测。

在分析了所有这些要点后，解决问题最主要的方法是了解过去问题的确切原因，然后找到方法来排除这次怀孕中的该原因。由于前两次的临床表现几乎相似，病因可能是相同的，在一个近亲结婚的夫妇中，我们预期两位伴侣的基因组有很多相似之处，这种情况可能是一种常染色体隐性遗传疾病。父母双方可能是该疾病致病基因的无症状携带者（杂合子），当2个致病基因相遇（纯合子）时，理论上复发风险为25%，儿童将表现出该疾病。因此，此次怀孕也存在着理论上25%的疾病复发概率。我们知道胎儿DNA检测可以帮助我们检测胎儿基因，但是除非我们知道要检查的“目标”基因，否则基因检测结果可能会产生很多无法解释的信息。此外，我们需要通过羊水穿刺获取胎儿细胞，可能会增加跟操作有关的流产风险。因此，只有在我们确定羊水穿刺有助于我们获得最终结果时，才能考虑进行这种侵入性检测。

理想情况是有先前问题胎儿的DNA以确定主要原因——在这种情况下可预期的纯合突变状态。如果在原发者中证实了这种纯合突变状态，那么可以检查父母是否也在“杂合”状态下携带相同的突变，我们知道他们在这方面没有症状。因此，这证明了携带杂合突变的个体是无症状的携带者，而那些对突变纯合的个体可能会受到影响。这听起来很合理，但不幸的是在大多数这种情况下，原发者的DNA是不可用的，因此这种测试变得不切实际。相反，我们试图通过“临床”或“全外显子”测序来在父母中进行突变的经验性搜索。这个测试通常需要4～6周的时间才能给出结果，只有在这些结果之后，我们才能计划有针对性的产前测试。

在孕18周才开始进行检查的“挫败”是显而易见的，因为尽管在此时可能可以找出问题的确切原因，甚至可以确定胎儿的遗传状况，但对于那25%可能受影响的病例，由于孕龄较高，在大多数临床情况下已不能选择终止妊娠！而这些遗传病的治疗方案又极其有限，尽管最终了解到病因，也无法立即提供任何解决方案。

因此，需要对该病例进行一些重要的回顾性分析：

1. 当孩子有不明原因的“生长迟缓”或“神经发育迟缓”时，应注意遗传病的可能性——特别是在复发的病例中。

2. 儿科医生/小儿神经科医生需要意识到尽可能进行基因诊断的必要性——最好与临床遗传学家合作。

3. 在父母有成本顾虑无法付费进行大规模基因检测的情况下，可以采用一种简单且经济高效的方法，即对可疑病例进行“DNA储存”，以便将来可随时进行遗传分析。

4. 文化习俗可能妨碍对此类病例的调查。在有些地方，这类不幸事件被视为“不祥之兆”，在胎儿/新生儿死亡后家属会销毁所有相关数据，有时还会更换医生，并不透露相关病史！因此，清楚地向父母解释再次发生的可能性非常重要，并再次强调保存所有临床记录、照片和相关信息以供将来检查是必要的。只有通过更好的辅导和提高人们对遗传疾病的认识，以便用理性行为替代迷信。

案例二：

Y女士，29岁，非近亲婚姻，G6P1L1A3，现孕11周。第一胎由于在12周时检测到巨大的囊性淋巴管瘤而终止；第二胎在8周时自然流产；第三胎足月正常分娩，成功分娩一名正常的儿童；现已4岁，发育过程正常；第四胎由于在16周的检查中检测出多个胎儿缺陷(双侧室腔扩大症、胃泡缺失、双侧畸形足和单侧腭唇裂)而终止；第五胎在7周时记录到心脏活动，但在10周时自然流产。母体没有明显的疾病史、感染史或致畸药物摄入史。所有妊娠均有超声扫描报告，但没有对之前的任何病例做进一步检查。

现在，她在孕11周时被转诊至胎儿医学诊所，寻求有关本次妊娠胎儿护理的建议。该病例与前一病例不同的是，每次怀孕的表现形式似乎都不同，不同的妊娠之间没有任何关系，可能只是偶然现象。但作为临床医生，我们明白将其归为“纯粹是巧合”之前，需要进一步检查以上胎儿问题是否会复发。

理想情况下，如果之前受影响的妊娠得到详细调查，便可得知每次事故的确切原因以便预测当前怀孕受影响的概率。然而，在缺乏此类信息的情况下，只能再次从现有的资源中获取线索，并制定一个护理计划。

分析本案的历史，可以得出以下结论：

1. 很可能出现"复发"病理。

2. 不太可能是感染——胎儿感染一般不会"复发"，而且每次都有不同的致畸感染是非常罕见的，病史并不能佐证。

3. 每次胎儿的表现形式均不同，包括早期早孕流产。

这种情况可能是"染色体"而非"遗传"原因，而能够解释这种复发的一种情况是，父母一方是平衡易位的携带者。因此，在这种情况下，亲代核型分析变得合理。

在核型中携带平衡易位的父母一般没有症状。然而，个体可以形成具有正常、"平衡"或"不平衡"重排的配子。正常或"平衡"的配子可导致成功妊娠，而"不平衡"的易位则会形成与正常配子不兼容的合子，导致畸形和（或）流产。这一概念在遗传学基础章节中已有详细讨论。

以往研究证实，染色体异常是导致早期妊娠流产的主要原因。即使父母的核型正常，也有可能出现染色体异常，因为这种畸变通常是在减数分裂期间配子形成时的"不分离"导致的。当任何一方携带染色体易位，流产复发的概率就会明显增加，也会导致胎儿表现各异。因此，在任何多胎畸形或不明原因流产的病例中，进行胎儿核型分析有助于最终诊断病因。

在上述的病例中，我们至今没有证实原因，但每次胎儿都出现结构异常或流产。现在孕妇已经孕11周，我们可以进行详细的孕早期胎儿扫描来检查胎儿结构。如果发现任何异常，则可以进行胎儿核型检查。如果扫描正常，则可进行非整倍体联合筛查，并在17～18周时对胎儿进行详细的孕中期异常扫描。在此期间，同时进行亲代核型分析可能会对后续计划有所帮助，因为如果父母其中一方确实携带平衡易位，那么即使扫描和筛查正常，也必须检查胎儿染色体并提供微阵列。扫描可以检测结构的正常性，但并不是所有染色体重排都会表现为可检测的结构畸形。在遗传易位的同时，可能会造成亚核型微缺失，这只有通过芯片才能检测到，有时这些缺失可能具有功能意义。

如果父母核型正常，胎儿扫描和生长发育持续显示结构、发育正常，则可继续妊娠，并对母亲和胎儿的预期产前护理进行连续监测。

案例三：

Z女士，30岁，非近亲结婚，G4P1L0A2，目前怀孕12周。第一胎在12周时流产，胎儿结构正常；第二胎在24周时胎儿夭折，出现早发型胎儿生长受限（FGR）、大块果冻状胎盘、20周孕龄时的宫内动脉高阻力流，扫描显示胎儿有“肠管回声增强”，胎儿核型正常；第三胎时，她再次出现早发型FGR，并在24周发展出严重子痫前期。由于母体参数急剧恶化，她不得不在27周时分娩一体重600 g的男婴，胎儿结构正常，核型正常，但由于极度早产并发症而在新生儿重症监护室第3天去世。

鉴于之前的“胎儿夭折”病史，她在怀孕12周时来到胎儿医学门诊，以期在这次妊娠中找到解决办法。这也是胎儿医学诊所中常见的情况，只有在系统的“病史采集”后，人们才会意识到该病例中的问题可能并非完全源于“胎儿”。

此病例需要考虑以下要点：

1. 虽然该病例中每次妊娠的最终结局都是胎儿死亡，但胎儿的结构和染色体正常，这很可能是严重的胎盘功能不全导致胎儿宫内生长受限。

2. 复发的子宫胎盘功能不全指出了导致了血管并发症的母体原因的可能性，例如母体血栓性疾病。

母体血栓性疾病导致胎儿死亡的“因果”关联性证据尚待明确，但一般认为妊娠并发症可能是由于母体抗体或血栓前兆引起的。胎盘生物标志物水平的改变已在一些关于母体自身免疫、血栓前兆的妊娠结局的研究的研究中得到证实。也有研究表明，孕早期胎盘生物标志物的正常值对不良妊娠结局具有良好的阴性预测价值。然而，由于妊娠期的生理变化使得这类疾病的诊断并不容易，最理想的诊断时间是在非孕期。因此，在给定的情况下，最好是在“妊娠间隔期”进行检查。不过，现在该患者已经怀孕12周，应该为她提供孕期前3个月的全面检查，除了胎儿参数外，还可以结合子宫动脉多普勒、病史、生物物理和生化指标，对产妇进行子痫前期风险评估，并为子痫前期高危产妇在12～36周期间提供低剂量阿司匹林，以降低该病的发病率和并发症。

如上述的病例所示，如果在怀孕前能明确诊断出血栓前兆，那么就可以在适当的循证护理方案中制定最佳的血栓预防措施。

作为临床医生，我们经常会遇到“本应”或“本可以”以不同方式处理的情况。但事实是患者会在任何情况下出现，医生必须从可用的病史和文件中获取线索和指标，并为下一次妊娠制定最合理的护理计划。在胎儿问题反复出现的情况下，病例要么已经确诊，要么有理由怀疑某些诊断。下面的流程图（图14-1）给出了如何处理这类病例的方案。

很明显，对于一个曾经出现过胎儿问题的病例来说，确保良好妊娠结果的最重要决定因素是了解以前问题的确切原因——即“初步诊断”。只有了解这些原因的情况下，未来的护理计划才

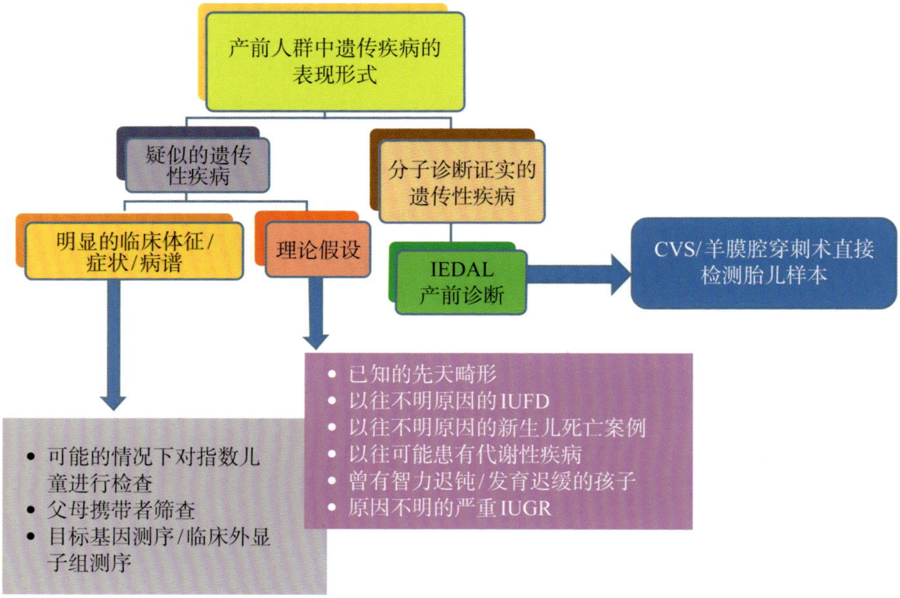

图 14-1 反复胎儿问题病例护理规划流程图

能真正“适当”。在母体病因方面，孕前检查十分有帮助。同样，在胎儿病因方面，“指示病例”检查将获得重要信息，有利于未来的诊断和治疗。因此，胎儿复发问题检查的“黄金窗口”是“受孕期间”。儿科医生、内科医生、外科医生或神经科医生在接诊不明原因的发育迟缓、代谢问题或先天性畸形患儿时，必须建议至少前往胎儿医学专家进行一次“孕前”咨询。在胎儿问题反复出现的情况下，完整的孕前检查对改善围产期整体预后大有裨益。

需要记住的要点：

- 胎儿问题可能会反复出现——既可能是相似的形式，也可能是不同的形式，这取决于问题的根本原因。
- 确切的复发风险取决于根本原因。
- 可以对胎儿进行基因或染色体检查，但只有在知道初步诊断的情况下才能获得最佳结果。
- 确立原发诊断需要对指标病例进行全面检查，即使在护理胎儿预后极差、需要终止妊娠时也必须考虑这一点。
- 终止妊娠应与充分的胎儿检测相关联，并在需要时存储DNA以便将来检测。
- 对于有胎儿问题史的孕妇，最好在孕前就做好怀孕护理计划。因此，建议在这些情况下进行全面的孕前咨询和检查。

在胎儿医学领域，医生可能无法包治百病，但一定可以关怀备至。

（卫焱星　译）

介入性产前诊断和治疗常规 15

胎儿的产前诊断是通过“侵入”妊娠囊直接评估胎儿细胞或羊水的操作方法。这些操作通常是在超声引导下进行的穿刺手术，需要较高的技能和熟练操作训练。虽然该手术操作在技术上具有挑战性，但临床医生必须意识到手术操作本身只是胎儿全程健康管理中的一小部分。操作手术指征决定了对胎儿样本进行检查项目以及对这些检测结果的最终解读，这实际上是所有孕期检查中最重要的预后因素。因此，医生在进行介入性产前检查之前，必须深入了解胎儿健康问题，并知晓胎儿样本检测结果将如何对病例进行进一步管理。这些操作在妊娠期（不论是对母亲还是对胎儿）有潜在的风险，因此需要通过审慎的规范进行监管。在本章中，我们将讨论常见的介入性产前手术：包括产前诊断和治疗。

在我们开始讨论所有介入性产前手术操作之前，需要仔细核对一些共同的“核查清单”。这份核查内容能快速查对产前介入性操作涉及所有重要方面，方便在任何诊所为整个医疗团队提供参考，包括记录和维护记录的护理和后勤支持人员。有些国家针对产前检查有特定的法律条款，需要专门的文件规范。表15-1列举了这些核查要点。

表15-1 介入性产前诊断核查清单

• 手术适应证
• 产前咨询
• RH血型检测——Rh阴性孕妇的抗-D水平
• 孕妇HIV和HBV筛查结果
• 知情同意书
• 法律资料（例如，印度的PCPNDT表格）
• 实验室申请表
• 结果分析
• 检测后咨询

15.1 适应证

虽然介入性产前诊断可能导致妊娠潜在风险，但适应证是进行诊断的必备理由。适应证是在计划进行任何介入性产前手术时最重要的条件。这将影响后续产前保健或决定是否继续妊娠，一定要有明确和必须的理由来获取胎儿样本，以检测胎儿基因或其生化成分。

产前诊断主要是获得胎儿细胞或DNA进行核型分析、遗传分析或生化分析。对通过产前筛查检出的高风险病例进行介入性产前诊断。异常的胎儿需要进行染色体或基因检测，以排除相关综合征并确定预后。比如一些遗传性疾病，镰状细胞性贫血、β-地中海贫血或某些代谢综合征。有些疾病可能在家族中有已知病例，因此对可能复发的高风险病例需要进行产前诊断。

对每一个病例都必须进行个体化评估，存在合理的适应证是可以进行介入性产前诊断。

15.2 产前咨询

在进行产前诊断手术前应告知夫妇手术目的（明确的适应证/疾病的严重程度）和潜在的手术风险，包括可能需要进行第二次手术。在决定进行手术之前，权衡考虑遗传风险与检测风险及准确性。应告知他们获得结果所需的时间，所计划的诊断试验的准确性和局限性，包括可能无法进行诊断。同时应讨论存在的可获得相同或相似信息但侵入性较小的替代方案。必须让夫妇了解在确认有严重的结构异常后是否有必要终止妊娠，以及这对夫妇是否可以接受终止妊娠治疗。由于临床医生对预期结果会有大致的了解，因此谨慎的做法是在进行手术之前对所有可能的结果进行假设性建议，以使产前诊断的整体体验令人满意。

15.3 RH血型检测

介入性产前手术会增加胎儿至母体出血的风险，因此，除非采取特定的预防措施，否则可能导致同种免疫。最重要的是在任何医疗过程中都不要危及母儿安全。关于RH血型检测的核查点需要单独放置，以确保无论何时考虑进行介入性产前手术，每位临床医生都不会忘记这一点。

对RH血型阴性的女性必须预先进行间接库姆斯测试来评估她的抗体状态。如果她没有发生过同种免疫，则应给予适当剂量的RH免疫球蛋白进行术后预防。重要的是需要注明用药日期并记录给药剂量以备将来在妊娠时参考。

15.4 孕妇HIV和HBV病毒筛查

艾滋病毒和乙型肝炎病毒的母婴传播是确定存在的，而介入性的产前诊断会明确增加这种传播风险。对于艾滋病毒呈阳性的妇女，可以术前使用足够的抗逆转录病毒药物来预防母婴传播。目前还没有预防乙型肝炎母婴传播的具体方法，因此，对于乙型肝炎阳性女性，重要的是术前进行适当的咨询和选择恰当的病例。母婴传播的风险必须与产前诊断的获益进行仔细权衡。

15.5 知情同意

任何医疗流程的知情同意原则同样适用于介入性产前手术流程。在签署知情同意书前要进行详细的产前咨询，患者应了解检测的原因、预期结果和此后的产检计划、手术中的风险以及其他临床选择，包括避免检测的具体条件。临床医生应该给患者足够的时间来自愿决定是否接受或拒绝有创性检测。这份知情同意书的复印件需要保存在她的临床资料中。

15.6 羊膜腔穿刺术

羊膜腔穿刺术是最常见的介入性产前诊断技术之一。主要是使20–22G空心针通过腹部穿刺至羊膜腔吸出10 ～ 20 mL羊水。羊膜腔穿刺术用于产前诊断的理想时间窗是孕16 ～ 20周，因为早期和晚期妊娠都存在技术安全问题。妊娠15周前的羊水抽吸与发生先天足内翻和胎儿呼吸系统问题的风险有关。孕16周后，胎膜与子宫壁紧密贴合，避免了在针头进入过程中胎膜与宫壁分离的可能性，从而使手术更加安全。另一个优点是，这个阶段羊水有足够可用的胎儿细胞，使其成为获得胎儿样本的适当窗口。到孕晚期羊膜腔穿刺术虽然不会增加紧急分娩的风险，但发生多次穿刺和样本血污染的风险较高。

在持续超声引导下最常使用22 G腰椎穿刺针经腹穿刺到羊膜腔吸出羊水（图15–1）。在具备相应的技术和经验情况下，穿刺时尽可能避开胎盘，胎儿/脐带损伤的风险最小。吸出的羊水是淡黄色的，其中含有胎儿来源的细胞。羊水中包含的大多数细胞是上皮样细胞，也存在纤维母细胞和羊水特异性细胞。据估计，在孕16周时，羊水中有超过每毫升200 000个细胞，其中每毫升仅有3 ～ 4个细胞能够附着在培养基上克隆繁殖。在孕15周之前，克隆效率显著下降（少于每毫升1.5个克隆形成细胞羊水）。该样本在无菌锥形离心管中送到实验室，根据临床需要，可以进行遗传学、细胞学或生化检测，以获得所需的产前诊断结果。

根据操作者的经验，羊膜腔穿刺术会导致0.1% ～ 1%的流产风险。常见的并发症是抽出血液、抽不出羊水或在实验室细胞培养失败。

15.7 绒毛穿刺取样术（CVS）

胎盘中既有母体细胞，也有胎儿细胞。在早孕期间发育中的胎盘绒毛可以

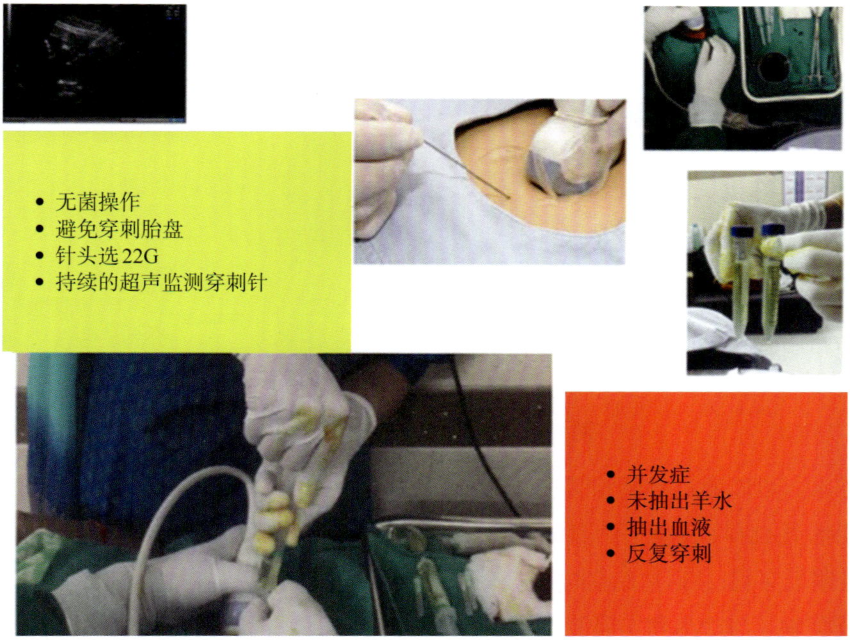

图15-1 羊膜穿刺术

获得胎儿细胞和DNA。从技术角度上讲，这种手术可以在妊娠10周后进行，但实际临床中是在对胎儿进行详细的结构评估和非整倍体风险评估后的孕11～14周进行的。由于所获得的样品是固体组织，与羊水穿刺相比，CVS需使用更粗的针。通常使用18G或20G（7.5～15 mm）长度足够的一次性腰椎穿刺针。在持续超声引导下，经前腹壁穿刺进入胎盘组织。在羊膜腔穿刺中针头是静止的，与此不同的是在CVS中，针头需要轻轻地上下移动以打破绒毛组织，需要用20 mL注射器进行强大的负压抽吸来吸出绒毛。图15-2显示了CVS中的针头位置和样本抽吸。

由于在较早孕周实施CVS以及其技术操作，例如使用较粗的针头，是CVS后流产风险略高于羊膜腔穿刺术的原因。操作人员的技能和经验是影响手术相关流产风险的重要因素。CVS的优势是妊娠时期更早，可以更早地进行产前诊断。目前来说来自CVS样本的胎儿细胞和DNA的含量远大于20 mL羊水。然而，在某些情况下可能存在胎盘嵌合体、母体细胞污染和培养失败的情况，CVS后可能需要进一步进行羊膜腔穿刺术。

15.8 脐血穿刺取样术（脐穿）

胎儿血样为产前诊断提供了明确的

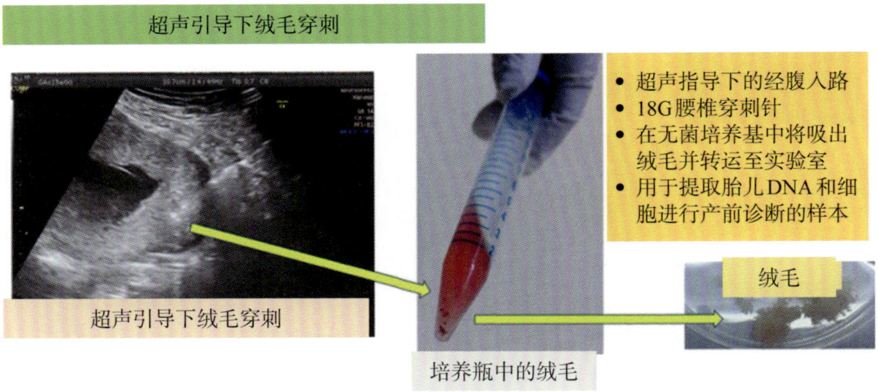

图15-2 绒毛穿刺取样（绒穿术）

胎儿样本。可以通过穿刺脐带中脐静脉来获得胎儿血样，在前壁胎盘时在脐带插入处附近穿刺，在后壁胎盘时选脐带游离部分穿刺。与CVS和羊膜腔穿刺术相比，该手术操作时需要格外小心，因为该手术具有更高的胎儿丢失风险（图15-3）。

虽然穿刺针头更细，但因为目标是脐带，穿刺可能导致脐带出血或误穿刺脐动脉导致胎儿心动过缓。

因此，脐血穿刺取样仅适用于无法进行羊膜腔穿刺（如严重羊水过少）的急诊指征，或在宫内输血前进行，以确定胎儿血细胞比容并计划确切的输血量。

15.9 介入性产前治疗的概要

有些产前进行的介入性手术用以“治疗”某些异常的胎儿。胎儿治疗是一个高度专业化的领域，关于这方面的详细讨论超出了本书的范围。

表15-2列出了胎儿治疗常用手术的概要。

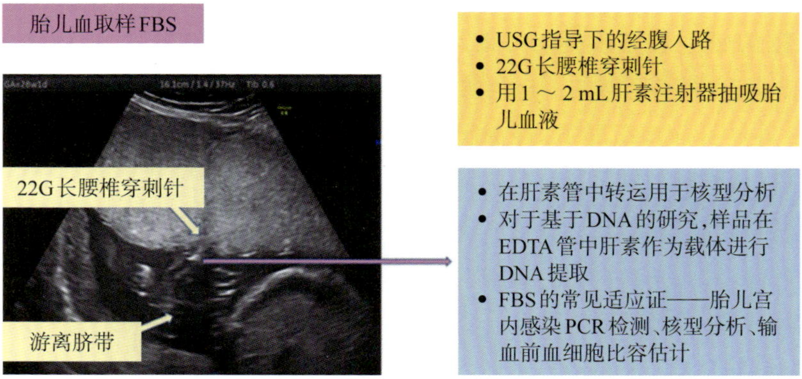

图15-3 胎儿血取样FBS

表 15-2 常见的胎儿治疗流程

流　程	适应症	仪器 / 技术	预期收益
对于有异常积液的胎儿宫内分流	胸腔积液 胎儿巨大囊肿	超声引导的穿刺 使用22G长针头	异常积液收集缓解压力 穿刺液的评估 确定其性质和指导进一步治疗
宫内输血	胎儿贫血	经腹部使用20G腰椎穿刺针超声引导穿刺血管内或腹腔	升高胎儿血红蛋白并预防积水或胎死宫内
选择性减胎	双胞胎胎儿畸形或多胎妊娠	多胎妊娠胎儿心内注射KCL 单绒毛膜双胎妊娠中使用激光/射频消融或激光凝固术	将异常胎儿减胎以帮助正常胎儿不受阻碍的生长发育 把困难多胎妊娠变成双胎以优化围产期预后
胎盘交通血管激光电凝术	单绒双羊双胎中严重的双胎输血综合征	胎儿镜引导激光 胎盘交通血管激光电凝术	停止TTTS的病理变化否则会对两个胎儿产生不利影响
胎儿的 气管内的 球囊堵塞术	先天性膈疝 有严重肺发育不全的风险	胎儿镜引导球囊 放置在胎儿气管内 闭塞管腔	维持产前肺部容积 将肺发育不全的风险降至最低 改善分娩后外科手术的预后
开放式胎儿 外科手术	开放式神经管 胎儿缺陷	切开子宫修复胎儿脑膜膨出后胎儿复位再闭合子宫切口	对开放性神经管缺陷胎儿预防由于小脑幕裂孔疝导致的神经损伤

介入性产前诊断和治疗手术的学习要点

1. 介入性产前诊断是有效获得胎儿确切状况的方式。
2. 所有有创操作都会导致手术相关的流产风险，因此，在手术前必须进行谨慎考虑和适当的产前咨询。
3. 必须按照当地指南保存有关产前咨询、知情同意书和手术实施的相关文件资料。
4. 鉴于宫内胎儿受到保护，进行介入性治疗在临床中存在一些困境，因此在开始进行治疗之前，必须在多学科团队中讨论所有相关因素。

（武海荣　梁雪静　译）

Rh同种免疫和胎儿感染 16

16.1 Rh同种免疫

Rh同种免疫是母胎门诊常见的临床问题。Rh血型系统基于个体红细胞(RBCs)上是否存在"D-抗原"。Rh阴性的女性在其RBCs上没有D抗原，而Rh阳性的女性则有该抗原。与ABO血型不同，针对Rh抗原的抗体(抗-D抗体)在体内并不存在，它是由Rh阴性个体对D-抗原暴露后产生的免疫反应。这种对Rh阴性个体的D-抗原的暴露可能是由于血液/血制品不匹配引起的，也可能是在Rh阴性女性怀孕携带Rh阳性胎儿的情况下发生的胎儿-母体出血引起的。

当一个女性是Rh阴性时，她是"纯合子"阴性，因为Rh阴性是一个隐性特征。如果她的伴侣也是Rh阴性，那么他们所有的孩子都将是Rh阴性，这种情况下不会引起临床问题。然而，如果孕妇是Rh阴性，其配偶是Rh阳性，则该胎儿可能是Rh阳性或阴性，这取决于父亲的合子性和基因的组合。如果父亲是"纯合子"阳性，这对夫妻所生的所有子女都将是Rh阳性，而如果父亲是"杂合子"，50%的子女将是Rh阳性，另外50%是Rhesus阴性(图16-1)。

Rh阴性的女性妊娠Rh阴性的胎儿时，就没有配型不合的问题，即使存在任何胎儿与母体之间的出血，也不会出现Rh血型不合相关的临床问题。然而，若Rh阴性的女性妊娠Rh阳性的胎儿，其临床结果则取决于她是否具备抗Rh或抗D抗体。如果上述抗体阳性，那么这些抗体可以破坏胎儿红细胞，导致胎儿贫血和严重的心血管功能障碍，进而引发溶血性黄疸、胎儿水肿，最终导致胎儿死亡。因此，需要注意以下事项：

1. Rh阴性女性的首次妊娠通常不会出现不良后果。

2. 未曾发生异种免疫的Rh阴性女性妊娠Rh阳性胎儿都是安全的。

3. 免疫血型不合的Rh阴性女性妊娠Rh阴性胎儿都是安全的。

4. 免疫血型不合的Rh阴性女性妊娠Rh阳性胎儿，则胎儿有贫血的风险。

因此，对于Rh阴性的女性，在首次产检时必须检测其抗D抗体状态。每位Rh阴性的女性在产检时必须接受间

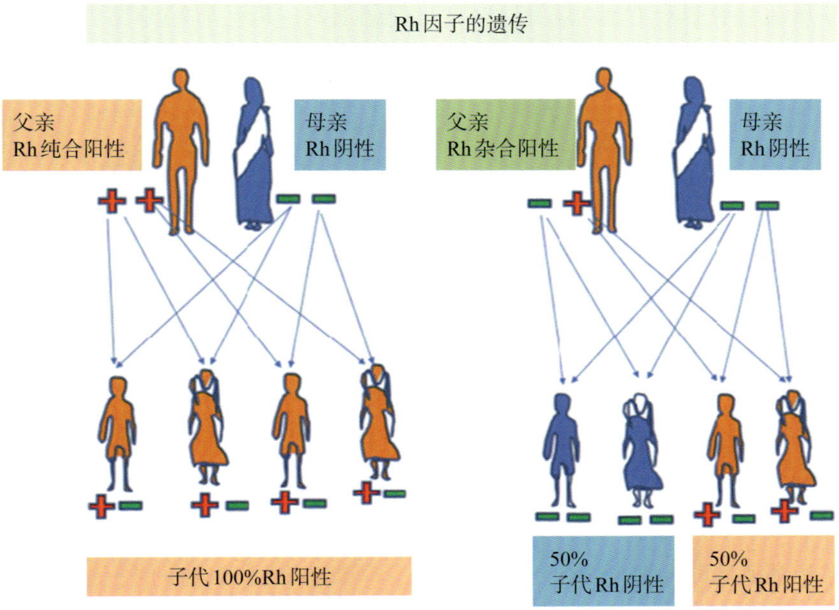

图16-1 Rh血型的遗传模式

接Coombs试验检查。若该女性是Rh阴性，而其配偶是Rh阳性且未发生同种免疫，则在怀孕28周时需重复间接Coombs试验，并且可以给予常规的抗D预防治疗，以防止免疫反应发生。在怀孕34周时和分娩后的72小时内，如果胎儿/新生儿是Rh阳性，需再次进行间接Coombs试验。除了常规产前抗D预防治疗外，对于未发生免疫的Rh阴性女性，若存在高的同种免疫风险时需要额外的予以抗D预防治疗。这些常见风险如表16-1。

如果Rh阴性的孕妇出现同种免疫反应，妊娠胎儿Rh阳性的情况下可能会面临溶血的风险。这种情况下，试图通过侵入性检测来确定胎儿的Rh血型是适得其反的，因为不仅可能增加孕妇出

表16-1 Rh阴性女性需额外抗D治疗的情况

1. 产前出血
2. 侵入性操作如羊膜腔穿刺，绒毛穿刺等
3. 孕妇腹部钝性创伤
4. 进行过外倒转术
5. 流产史，终止妊娠史，或异位妊娠

血风险而且可能加重免疫反应。非侵入性产前检测可以协助确定胎儿的Rh基因型，若条件允许，应该进行检测。而如果检测结果显示宫内胎儿是Rh阴性，那么预期当前妊娠不会出现问题，因此无需特别监测。

然而，如果确认了发生同种免疫反应的胎儿是Rh阳性，或者无法检测胎儿

的Rh血型，那么明智的做法是对胎儿进行监测，以便评估抗体产生的不良影响，如胎儿贫血等。针对孕妇进行抗体滴度定量检测的作用有限，因为不管结果如何，胎儿受损的最终共同后果是胎儿溶血和随后引起的胎儿贫血，因此监测这些相关指标更容易且更有成效。通过多普勒检查监测胎儿大脑中动脉的收缩期峰值速度（peak systolic velocity, PSV），可以反映胎儿贫血情况。胎儿大脑中动脉PSV（图16–2）在胎儿贫血时升高，并且该数值可以跟同孕龄的胎儿正常值进行比较。在本书的胎儿多普勒章节中详细介绍了如何对胎儿大脑中动脉血流进行评估的方法。

胎儿发生严重贫血时，跟对应孕龄的胎儿比较，其胎儿大脑中颈动脉–PSV通常高于1.5 MOM（即中值倍数）。此时，需要对胎儿进行宫内输血治疗。胎儿输血采用O型阴性、去白细胞、γ 射线照射的高血细胞比容的浓缩红细胞。采用高血细胞比容的浓缩红细胞纠正胎儿贫血时可以减少输血量。关于胎儿输血的更多细节请参考胎儿治疗章节。输血后，需要继续对胎儿进行连续监测，在极少数情况下，可能需要在几周后进行再次输血。

胎儿输血是成功胎儿治疗的一个范例，对于选择适当的病例，其效果非常好。这种干预对胎儿来说是拯救生命的，因为其并有助于延长孕周，避免极早早产发生的风险。如果输血后贫血再次

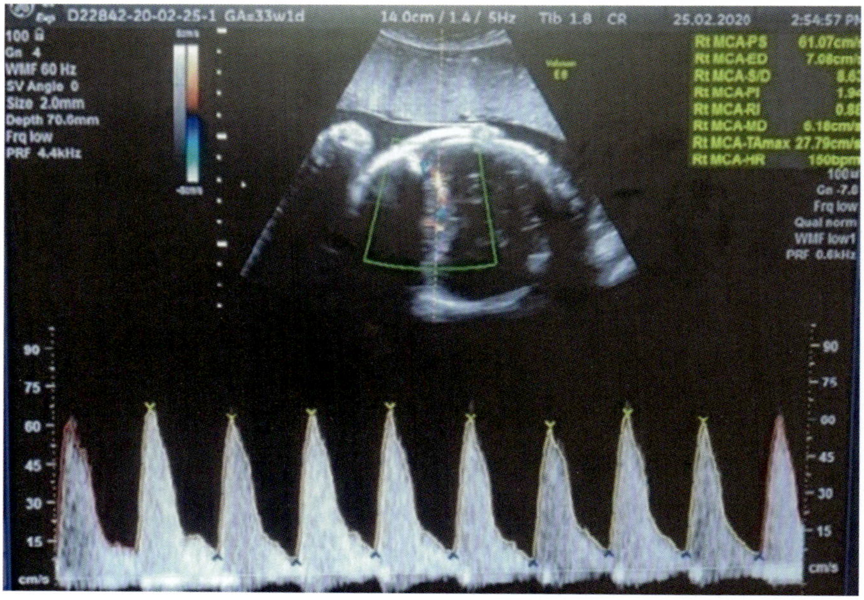

图16–2　MCA多普勒显示PSV

发生，可能会考虑在34周时终止妊娠，但在34～37周是否终止妊娠的最终决定取决于新生儿科医生、胎儿医学专家、产科医生和父母的综合意见。

虽然可以对胎儿贫血进行治疗，但也存在着艰难的挑战，因此最好的方法是通过最佳的预防措施进行被动抗-D免疫，以防止Rh免疫反应。

16.2 胎儿感染

胎儿在宫内可以经由不同的途径被寄生虫感染，如图16-3所示。虽然经子宫颈或羊膜穿刺感染在特殊情况下确实会发生，但其影响通常表现为绒毛膜羊膜炎，并在母体产生全身性的表现。

有一些特殊的“胎儿感染”是通过胎盘垂直传播到宫内胎儿，这些感染发生在妊娠期。除非有针对性地寻找感染源，否则可能无法检测到母体的原发感染灶或抗体，因为母体本身在这些情况下呈现出无症状状态。然而，这些感染可能对胎儿影响显著，并出现多种临床改变，最终导致胎儿发病风险以及死亡率增加。因此，全面了解母体感染后胎儿感染的临床表现尤为重要。

感染通常是由于病毒、细菌、真菌和寄生虫等微生物进入宿主体内并引起疾病。疾病发生过程涉及特定组织反应，随后引起器官损伤甚至功能障碍。虽然多种微生物均可导致胎儿宫内感染，但常见的关注焦点通常是“TORCH”感染

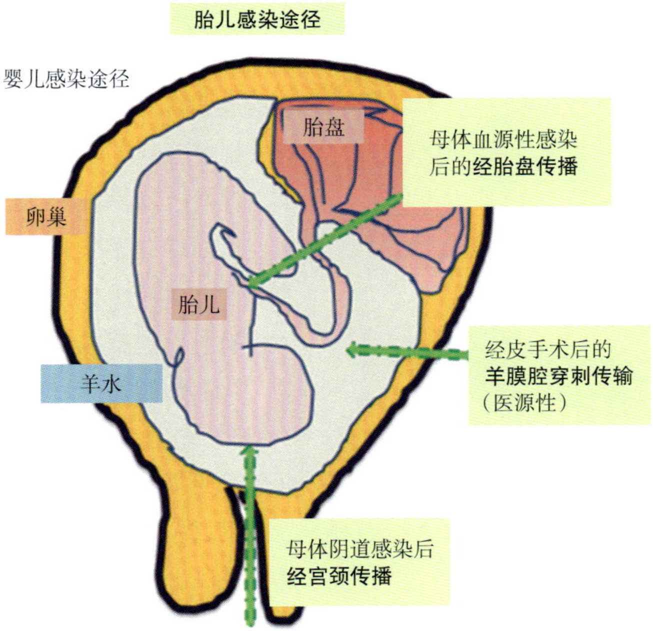

图16-3 胎儿感染的途径

和其他少见病原体，如巴尔病毒、水痘病毒、寨卡病毒等感染。

由于这些感染是经胎盘传播的，当母亲在怀孕早期感染时，“感染”的机会较小，因为与中晚孕期相比，胎盘体积在早孕期较小。然而，如果感染确实通过胎盘发生，那么其“影响”在早孕期比中晚孕期更严重。

如上所述，母体在成为影响胎儿感染的主要宿主时可能仍然表现出无症状，但胎儿则可能遭受严重影响，这取决于感染的病原微生物种类和感染发生的孕期阶段。在产前超声评估中某些非特异性的感染相关征象可协助对胎儿感染进行辅助诊断。表16–2列出了一些胎儿超声检查的发现，表明胎儿感染的可能性较高。

表16–2 产前超声提示胎儿宫内感染的征象

1. 胎儿生长受限
2. 羊水过少/过多
3. 胎盘体积大且存在钙化
4. 胎儿肠管回声增强
5. 胎儿内脏钙化
6. 胎儿肝脾增大
7. 胎儿脑部改变（钙化、囊肿、侧脑室增宽等）
8. 胎儿腹水或脑水肿
9. 胎儿贫血

这些征象相对非特异性，在大多数先天性感染中都会出现。当怀疑存在胎儿感染时，可以进行初步的母体血清学检测，以评估母体感染后的免疫状况，从而排除胎儿感染的可能性或确定胎儿感染的病原微生物类型。

母体血清学检测是通过评估特定感染的IgM和IgG水平来进行的。IgM是对感染的急性反应产生的，通常表明存在近期感染。IgG是二线抗体，表示既往感染和一定程度的免疫——甚至对胎儿也有效，因为它可以通过胎盘传播。IgG亲和力检测是一种附加的测试，有助于确定感染的时间，高亲和力表示既往感染，而低亲和力表示近期感染——通常在3～6个月内发生。这有助于确定在哪个孕周发生的感染，并因此预测其对胎儿的影响。母体血清学解释的概要见表16–3。

当怀疑可能存在胎儿感染时，母体血清学检测是首选的筛查手段。这种可疑的胎儿宫内感染一般是在超声检查时观察到感染相关征象而发现，或者少数孕妇出现发热、皮疹或淋巴结肿大等症状。

诊断胎儿感染的“金标准”是从羊水或胎儿血液样本中分离出病原体或病原体特异性的核酸，其诊断胎儿“感染”的“阳性预测值”高，但并非与对胎儿的“影响”成正相关。因为少数情况下，胎儿感染可能是无症状的。同时，需要注意的是，尽管在胎儿期可能未发现超声感染特征，但宫内感染的胎儿可能会在儿童期表现出长期的后遗症。

另外，如果对胎儿样本进行感染病

表16-3　关于先天性感染的母体血清学检测解释

抗体类型	意　义	可能结局	处理措施
IgM阴性，IgG阴性	无近期感染，无既往感染	无免疫力	条件允许予以疫苗接种
IgM阳性，IgG阴性	近期发生的初次感染	若胎儿感染预期出现严重后遗症	尽量治疗原发感染
IgM阳性，IgG阳性	近期感染并产生了一定程度的免疫力	加测IgG亲和力： 低亲和力——近期感染 高亲和力——既往感染（3～6个月以上）	亲和力检测有助于确定感染时机
IgM阴性，IgG阳性	既往感染或既往获得过免疫力	无需治疗	无需接种疫苗

原体检测结果为阴性，并不能排除感染的可能性，因为成功在胎儿样本中检测出感染性病原体可能对检测技术有要求。有时由于母亲感染症状的非特异性，感染的时间线不清楚；有时由于与其他抗体的交叉反应导致胎儿样本的阴性结果，血清学可能会表现出“假阳性”。而仅仅为了明确这种情况重复进行侵入性检测不被临床医生所接受，因此对胎儿感染的“诊断”仅限于在胎儿样本采样后显示经核酸PCR或培养确认为阳性的患者。

上述原则通常适用于大多数宫内感染，尽管个体之间可能会有一些细微的差异。表16-4显示了在常规临床实践中遇到的一些常见先天性感染的一些个体细节情况。

表16-4　常见的先天性感染概览

感染的病原体	类　型	胎儿感染后可能的后果	治疗与预防	是否预防性接种
巨细胞病毒	疱疹病毒家族的DNA病毒	即使在表面上没有症状的情况下感觉神经性听耳聋，也可能会导致长期的神经功能障碍	目前在常规临床实践中尚无有效的治疗方法。有研究表明使用缬氧昔洛韦和高免疫球蛋白可能有效	否
弓形虫	寄生虫，刚地弓形虫	脉络膜视网膜炎和神经功能障碍	螺旋霉素可减少妊娠期的垂直传播。宫内胎儿感染的治疗采用吡咯甲硝唑和磺胺二嗪的联合用药	否

（续　表）

感染的病原体	类　型	胎儿感染后可能的后果	治疗与预防	是否预防性接种
风疹病毒	披膜病毒科的RNA病毒	先天性白内障、听力丧失、神经功能障碍和心脏畸形	无有效治疗方法。早孕期感染可能由于存在严重不良预后风险考虑终止妊娠	是
单纯疱疹病毒	DNA病毒	尽管已知有一些神经系统异常的病例，直接的致畸风险低。围产期传播可能导致眼科和神经系统后遗症	阿昔洛韦可用于治疗妊娠期的原发性和复发性疱疹感染	否
水痘带状疱疹病毒	疱疹病毒家族的DNA病毒	少见，胎儿可能发生水痘综合征，表现为肢体缺失、皮肤瘢痕、眼部异常和神经功能障碍	阿昔洛韦可用于治疗母体症状。通过免疫球蛋白提供被动免疫，以最大程度减轻母体感染的影响	是
人细小病毒B19	单链DNA病毒	贫血伴血小板减少症	胎儿输血（包括红细胞和血小板）可以帮助预防子宫内水肿和死亡	否
梅毒螺旋体	螺旋体，梅毒螺旋体	先天性梅毒——多种临床表现，如骨骼肌异常，角膜瘢痕形成，神经功能障碍等	苄星青霉素	否
寨卡病毒	黄病毒科RNA病毒	小头畸形，或者即使部分未发生小头畸形，可能由于先天性寨卡病毒综合征的脑部异常导致神经功能障碍	暂无有效治疗措施	否

综上所述，基于超声检查结果和血清学报告怀疑胎儿感染时，需要对夫妇进行详细咨询，全面考虑到所有可能性，包括最终不确定的结果。即使没有超声表现，讨论可能的远期后遗症会让孕妇夫妻双方感到失望，胎儿医学医生仍有义务告知这些信息。在这种情况下，多学科团队包括产科医生、新生儿科医生、传染病医生以及胎儿医学医生的合作是有帮助的。

学习要点：

1. 对Rh阴性孕妇采取适当的预防措施，Rh血型的同种免疫反应是可以预防的。
2. 应推广对孕妇进行广泛的血型和Rh筛查，并为Rh阴性的女性进行间接抗人球蛋白试验。
3. 胎儿大脑中动脉收缩期峰值流速（MCA-PSV）是一种有效的非侵入性方法，用于筛查胎儿贫血。
4. 在合适病例中开展胎儿输血是拯救患有贫血的胎儿生命的有效干预措施。
5. 胎儿感染是由母体感染后通过胎盘传播TORCH病原体引起的，而母体感染可能是无症状的。
6. 胎儿可疑感染判断依据主要基于典型的超声检查结果，或者母体出现发热并伴有皮疹的临床表现。
7. 母体血清学检测有助于筛查可疑的胎儿感染，但确诊需依靠羊水PCR检测。
8. 不同个体因感染的病原体和感染时孕周的不同，其预后也有所不同。
9. 某些胎儿感染如风疹和水痘感染等可以通过接种疫苗进行预防，推荐进行孕前免疫接种。

推荐阅读

1. Mari G, Deter RL, Carpenter RL, et al. Noninvasive diag-nosis by Doppler ultra-sonography of fetal anemia due to maternal red-cell alloimmunization. Collaborative Group for Doppler Assessment of the Blood Velocity of Anemic Fetuses. N Engl J Med. 2000;342:9–14.
2. ISUOG Practice guidelines. Role of ultrasound in congenital infection. Ultrasound Obstet Gynecol. 2020;56:128–151.

（卫焱星　译）

在胎儿医学门诊评估母体发病率风险 17

妊娠期母儿密不可分，母儿“分离”标志着怀孕的结束！因此，虽然“胎儿医学”是研究胎儿的健康和疾病状态，但需要意识到孕妇的健康和疾病状态可能会影响到胎儿的健康，反之亦然。

胎儿医学是研究宫内胎儿健康问题的科学，只要“胎儿”生命延续，该类健康问题都与母体紧密相连。在胎儿医学门诊进行临床评估可能会预测或检测出一些与母体健康有关的问题。在本章中，我们将讨论一些这类母体疾病有关的问题，如子痫前期、高血糖和自身免疫病。

17.1 子宫动脉超声预测子痫前期风险

子痫前期是一种妊娠特有的综合征，表现为高血压、蛋白尿或母体器官功能障碍。过去一个世纪以来，其确切病因仍存在争议，但已经明确的是在该疾病中，胎盘发育障碍起着核心作用——但到底其是发病的原因还是结果仍尚未阐明。

在胎盘发育障碍时，滋养细胞侵袭母体子宫螺旋动脉不足，子宫胎盘床仍表现为高阻力。通过子宫动脉的血流检测提示子宫胎盘床表现为远端高阻力。在高阻力的情况下，子宫动脉的频谱图显示舒张期血流受阻，搏动指数高。这种胎盘发育不良可有效地预测孕妇在此次妊娠中罹患子痫前期的风险。

通常在孕中期进行经腹的子宫动脉多普勒检查。超声探头在下腹部向侧面移动，同时采用彩色多普勒识别子宫动脉，其在外髂动脉明显交叉处可见（图17-1）。

随后使用脉冲多普勒获取波形，结果显示为良好的舒张期血流（图17-2）或高阻力血流（图17-3）。

子宫动脉的血流高阻力与当前妊娠发生子痫前期的风险有关。多项研究结果表明了子宫动脉多普勒参数与发生子痫前期的风险有关，其预测效果在妊娠后期中更好。胎盘形成分为2个阶段，有时在早孕期可能存在异常血流，但在胎盘发育的第二阶段滋养细胞侵袭后可能获得改善——因此，在早孕期预测子痫前期的“假阳性”较高。

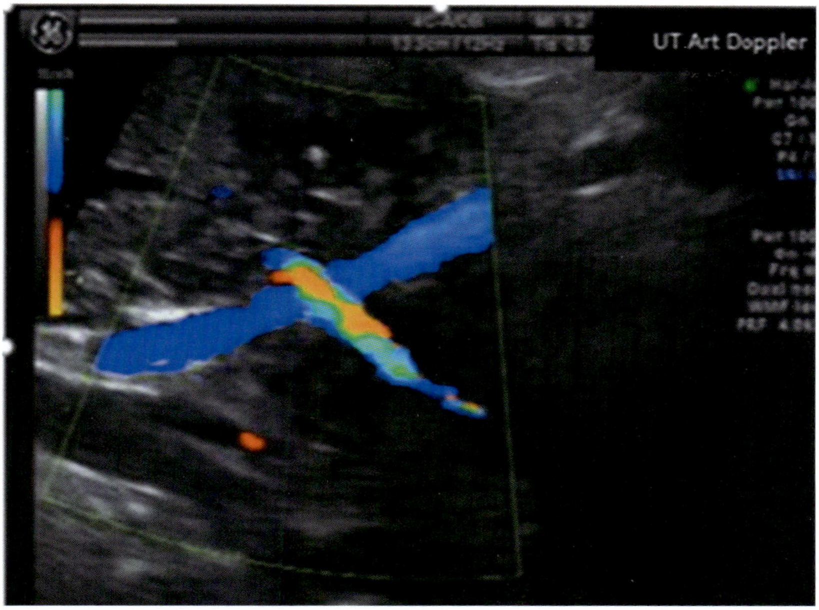

图 17-1 用彩色多普勒鉴别子宫动脉

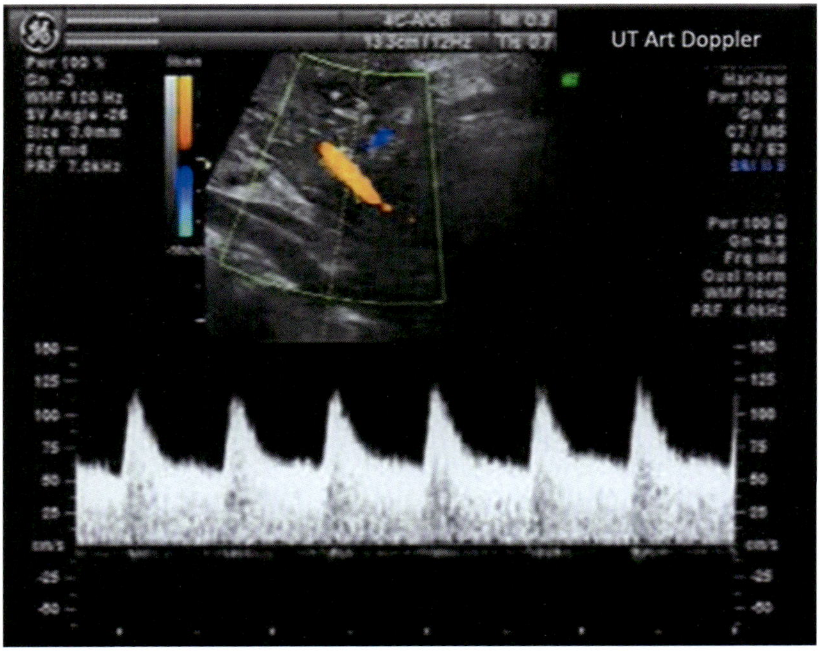

图 17-2 正常子宫动脉血流图

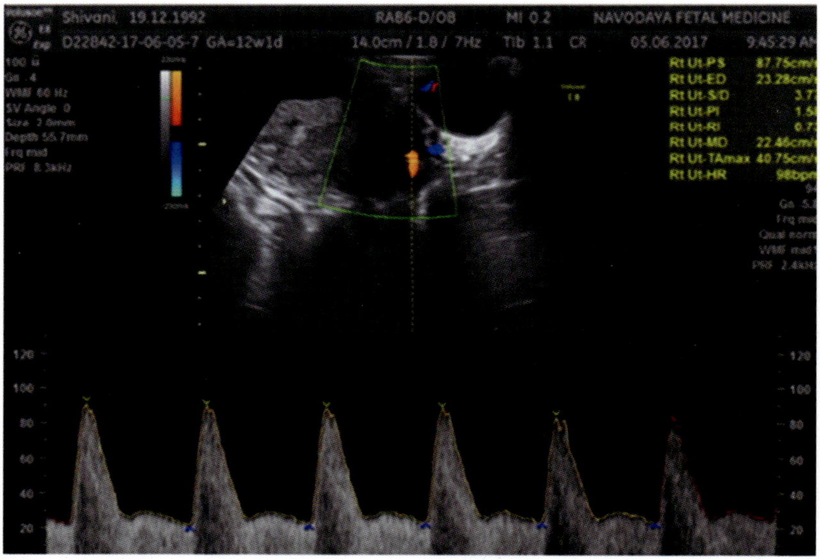

图 17-3 子宫动脉高阻力图

ASPRE临床研究表明，对于子痫前期高风险孕妇在孕16周之前，或者说，在胎盘第二次发育之前，适时开始预防性给予低剂量阿司匹林治疗，可以有效预防早发型子痫前期的发生或推迟其症状出现的时机和减轻其严重程度。这一研究发现凸显了在孕早期进行子痫前期筛查的重要性。英国胎儿医学基金会提出了一个多因素筛查模型，其中包括孕早期母体平均动脉压、子宫动脉多普勒和生物标志物（如胎盘生长因子PlGF），用于预测孕妇患子痫前期的风险。该算法允许对任何妊娠进行风险评估，对于“高风险”组可以提供药物预防（每天睡前口服150 mg阿司匹林，开始时间在孕期16周之前，直至孕期36周），以减少该病症的发生和严重程度。

17.2 妊娠期高血糖

妊娠被认为是一种可诱发糖尿病的状态，那些潜在的糖耐量异常的女性在妊娠期间可能会出现明显的高血糖。目前对妊娠期高血糖（hyperglycemia in pregnancy, HIP）的分类包括2种情况——孕前糖尿病（diabetes mellitusin pregnancy, DIP，在20周之前被诊断），以及妊娠期糖尿病（gestational diabetes mellitus, GDM，在孕中晚期诊断）。大多数医疗机构都有自己的妊娠糖尿病筛查方案，通常中晚孕期进行筛查，因为妊娠对糖尿病的诱发作用随着孕周而增加，因此，推迟到中晚孕期检测可以最大程度地提高检出率。

有时在常规胎儿评估中发现合并巨

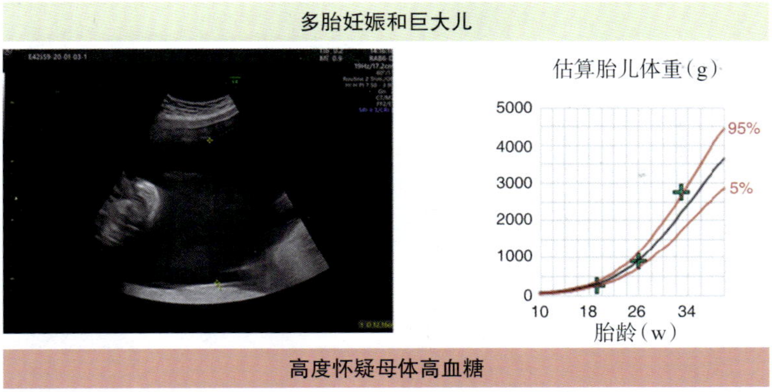

图 17-4 因母体高血糖而引起的胎儿的临床特征

大儿或羊水过多时，应警惕母体高血糖的可能(图17-4)。母体高血糖水平可通过胎盘影响胎儿，引起胎儿高血糖，释放胰岛素、胰岛素样生长因子和生长激素。最终导致胎儿皮下脂肪沉积增加和胎儿体积变大。

本书中已经在不同章节讨论了巨大儿和羊水过多的临床细节，但在这里提及是为了强调有时在常规胎儿评估中发现的这些情况能反过来协助对母体疾病的诊断。

这样的偶然诊断在妊娠期糖尿病(GDM)中至关重要，合理地控制血糖有助于改善妊娠母儿结局。

17.3 孕妇自身免疫病

有时在对胎儿进行影像学检查时，可能会发现先天性心脏传导阻滞或胎儿贫血，进而发现母源性抗体的存在，因为其是该类疾病的主要病因。在这些情况下，大多数孕妇可能没有表现出明显症状，只能通过胎儿评估时的发现来初步判断。但是这种偶然发现也能对母儿健康产生重要影响。

在结构正常的胎心中偶然发现先天性心脏传导阻滞，应考虑是否存在母体抗Ro/抗La抗体，因为此类抗体可以穿过胎盘导致自身免疫介导的先天性心脏传导阻滞(图17-5)。这种情况可能持续进展引起胎儿水肿甚至死亡。

最初发现抗Ro/SSA和抗La/SSB抗体与干燥综合征(Sjögren's syndrome，SS)和系统性红斑狼疮(systemic lupus erythematosus，SLE)有关，但随后的研究表明抗Ro抗体也可以在多种其他自身免疫疾病中检测到。这类疾病通常复杂多变，具备不同的表型、临床表现和阶段性的复发—缓解过程。对该类疾病的原发病因诊断尤其重要，因为其对女性可能造成远期的多器官功能受损。而妊娠期间通过对胎儿评估对于在无症状女性

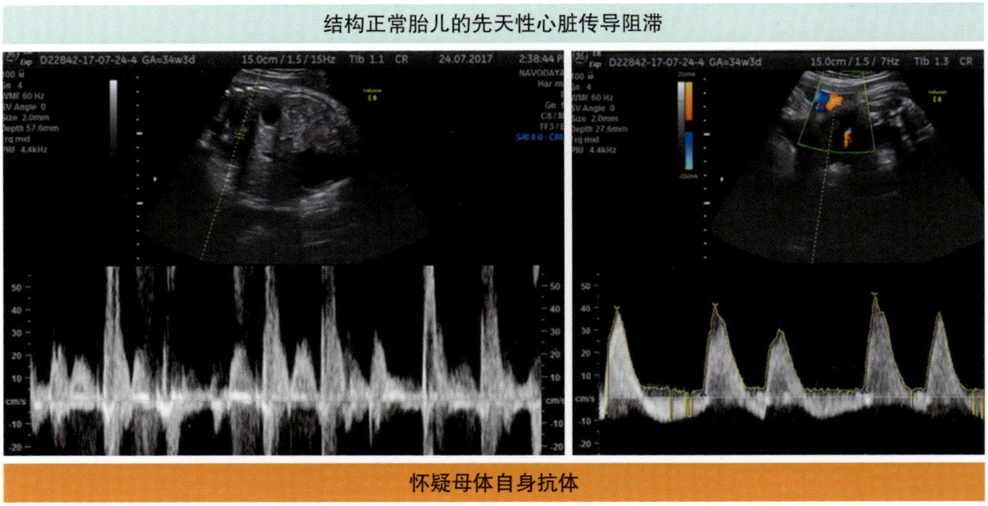

图 17-5　胎儿心脏传导阻滞

中发现这些疾病提供了契机。

胎儿预后取决于疾病进程和诊断时的孕周。早孕伴有严重的心脏阻滞通常与高胎儿死亡率有关，而Ⅰ期完全性心脏传导阻滞可在产前予以糖皮质激素治疗，可能逆转病程并成功活产，虽然可能在产后出现某些问题。胎儿通过被动的方式获得自身免疫性抗体，可能与严重的新生儿并发症，如新生儿红斑狼疮或心脏传导阻滞需要起搏器治疗。因此，女性患者一旦确诊应转诊至风湿病专家进行处理，在孕前制订合理的诊疗计划有助于改善未来妊娠的结局。

胎儿贫血的诊断可以通过检测前述章节详细讨论过的胎儿大脑中脉动收缩期峰值流速（PSV）升高来实现。然而，有时偶然发现的胎儿贫血可能成为诊断无症状孕妇同种免疫反应或人细小病毒感染的线索。母体同种免疫反应可能是由于Rh阴性妇女体内的抗D抗体或非典型红细胞抗体引起的，这些抗体也可以存在于Rh阳性的女性体内，但通常不易被察觉。

类似地，严重的胎儿生长受限伴羊水过少甚至胎儿宫内死亡，可能提示母体抗磷脂抗体综合征或易血栓症的倾向。

目前孕妇多发性关节畸形与胎儿重症肌无力发生风险的相关性研究不多。

本章讨论的很多问题在本书的其他章节已讨论过，在此重复主要是为了强调。只有正确识别和处理相关的胎儿问题，才能揭示一些母体疾病。当前妊娠受多因素影响，但未来妊娠可通过适当的多学科会诊进行优化。在孕期识别诊断出母体疾病为采取合理医疗和纠正生活方式提供了有效的契机，有利于远期改善女性的健康状况。

学习要点：

1. 胎儿医学门诊除了诊断胎儿疾病，还提供了一种检测母体疾病的途径，因为有时这些母体疾病虽然在孕妇中表现为无症状，但是会呈现出一些间接的临床表现。
2. 全面的母体—胎儿评估有助于母体疾病的识别和处理，从而最大程度地降低女性的远期健康风险。

推荐阅读

1. Tranquilli AL, Dekker G, Magee L, et al. The classifica-tion, diagnosis and management of the hypertensive disorders of pregnancy: a revised statement from the ISSHP. Pregnancy Hypertens. 2014;4:97—104.
2. O'Gorman N, Wright D, Poon LC, et al. Multicenter screening for preeclampsia by maternal factors and biomarkers at 11—13 weeks' gestation: comparison to NICE guidelines and ACOG recommendations. Ultrasound Obstet Gynecol. 2017;49:756–760.
3. Rolnik DL, Wright D, Poon LC, et al. Aspirin versus placebo in pregnancies at high risk for preterm pre-eclampsia. N Engl J Med. 2017;377(7):613–22.
4. Hod M, Kapur A, Sacks DA, et al. The International Federation of Gynecology and Obstetrics (FIGO) Initiative on gestational diabetes mellitus: a prag-matic guide for diagnosis, management, and care. Int J Gynaecol Obstet. 2015;131(Suppl 3):S173–211.
5. Brito-Zerón P, Izmirly PM, Ramos-Casals M, et al. The clinical spectrum of autoimmune congenital heart block. Nat Rev Rheumatol. 2015;11(5):301–312.

（卫焱星　译）

胎儿医学咨询的要点

18

咨询是胎儿医学临床实践的重要方面之一。咨询是医生在进行特定的胎儿评估后，与患者进行有效沟通的环节。所有临床医生都会认可，除非沟通做得很好，否则“咨询”的最终目标不能完成。有效的医患沟通在胎儿医学及临床医学的各个领域，都是治疗满意的关键。在胎儿医学实践中，获得高超的技术，使用最先进的仪器以及写出准确的报告都是非常重要的工作，但是除非你能够向胎儿监护中最重要的利益相关者，即其父母解释结果，否则在这个过程中仍然存在一个空白，这个空白始于对确切情况的不了解，并且可能滚雪球般地在怀孕期间形成误解和错误的决定。因此，为确保良好的胎儿监护，有效的咨询——预先判断和检查后判断——在每个胎儿医学机构都是至关重要的。

18.1 预先咨询

每一个胎儿的评估——无论是超声检查还是血清学筛查都必须从“预先”咨询开始。如果向胎儿的父母解释他们将要接受的检测是什么，检测的目的，以及可能出现的结果，那么他们就能更好地处理结果，甚至在出现负面报告的情况下，他们的焦虑程度也不会过高。

预先咨询可以在胎儿检查时进行，或者可以提前安排一些特定的程序，这些程序的风险更高，父母可能需要一些时间和进一步的考虑，然后才能决定是否进行检测。

有时家长在咨询过程中压力太大，他们可能无法理解或记住你与他们讲解的每一条信息，所以在口头建议的基础上，以小册子的形式提供书面信息是一个好主意。他们把册子带回家，可以稍后阅读以便更好地理解。

18.2 胎儿超声检查前的咨询

胎儿超声检查前提前进行咨询是很好的办法。在做超声检查之前，用几分钟向孕妇解释超声检查的性质，检查的目标，预计所需的时间，超声可以发现和不能发现的问题，以及预期的结果，这是很有必要的。评估胎儿的某些部位有时可能需要经阴道放置超声探头，这种情况也应在超声检查前提及，以便她有心理准备。这跟医生直接走进来，没有任何沟通，在患者非常紧张和焦虑的情况下开始进行超声检查相比要放松得多。

同样重要的是要解释，有时胎位可能暂时不好，可能不得不让孕妇出去走走，过一段时间再检查，胎位可能转好了。无论看起来多么微不足道，这些要点都很重要，当你说："因为胎儿不动，我看不到胎儿的心脏！"这样的话会使一些父母非常紧张。这可能是一个事实的陈述，但却有可能让你的患者产生难以想象的不安。正确的用词永远是重要的，但在评估前咨询中把握好这样几个要点将极大地帮助你提高患者的整体满意度。

做胎儿超声检查时许多父母通过实时观察胎儿感到欣喜。可以让他们体验这种欣喜，但最重要的是要意识到，胎儿扫查不是一种公关活动——它们有客观的标准，仅仅在屏幕上显示胎儿的活动不能给我们带来正确的判断。因此，医生需要向父母解释，必须先完成胎儿的超声评估检查，才能向他们"展示"胎儿来让他们满意。这样的评估前咨询将有助于获得他们的合作，让你能不间断地完成临床工作，也能让他们做好准备，我们可能会发现一些问题，然后需要进一步讨论。如果我们在超声评估前没有做好准备，每一个小情形都可能成为导致严重焦虑、沮丧和不满的原因，并产生深远的影响。

18.3 胎儿超声检查后的咨询

当你完成超声评估并出具了超声报告，应向胎儿的父母解读超声报告，并消除他们对超声报告的所有担忧，这是有必要的。即使你认为一切都是"正常"的，也应向胎儿的父母说明超声可以评估的内容以及超声的局限性。解答他们可能存在的疑问后，告知他们下次胎儿超声评估的时间。如果这是妊娠期最后一次常规超声评估，应通知胎儿的父母，并让他们反馈妊娠结局，随访妊娠结局与胎儿的评估和监护同样重要。

如果发现任何胎儿"指标"或"异常"，则必须详细解释该具体问题及其对胎儿进一步评估和妊娠的影响。正如前几章所讨论的，所有问题都有特定的监护计划，必须组建多学科团队来执行这些计划。产科医生仍是妊娠监护中最重要的临床医生，将任何胎儿的问题都告知产科医生，在改变胎儿护理计划时让产科医生参与其中，这些都是很重要的。由于这些可能是在繁忙的临床工作中发现的，而且可能不能立即安排多学科会诊，合理的做法是先在胎儿医学诊室给家长进行初步咨询，给他们发放信息册子，并稍后与所有相关的专科医生进行MDT会诊。

18.4 胎儿评估前咨询

如前所述,筛查针对“表面正常”的人,挑选出可以放心的“低风险”人群和需要进一步检测和评估的“高风险”人群。因此,至关重要的是,在进行任何胎儿评估前,父母要明白,评估结果可能是“高风险”的。但这不是诊断,而只是一种有问题的可能性,需要进一步的评估检测。

在这段时间,强调胎儿评估是常规监护过程的一部分是很有用的。当医生使用“染色体异常”这样的术语时,许多女性会感到非常焦虑,并解释说她们的家庭中没有这样的问题,或者对为什么突然要讨论“问题”感到紧张。因此,从积极的角度开始讨论是有益的,并解释说,虽然在怀孕的这个阶段一切看起来正常,但在某些情况下可能会出现问题,因此需要进行一些检查,以寻找那些更有可能出现这些问题的女性,这种检查被称为“筛查试验”。大多数情况下,筛查过程中出现困难是由于忽视了“评估前咨询”。多花几分钟时间向夫妇解释筛查的基本原理,以确保对测试结果的依从性和合理反应有很大帮助。

所谓的“咨询”,通常是指临床医生向夫妇和他们的家人“解释”胎儿评估的结果。大多数医生认为咨询是一种与患者“交谈”的行为,然而,如果你深入了解咨询的实际含义,它包括“倾听”对方的担忧,然后给他们建议,帮助他们进一步做出决定。重要的是要认识到,在所有胎儿医学咨询中,我们并不是在与“患者”本身进行沟通。我们在与母亲或父母沟通关于一个未出生的婴儿!因此,大多数人对这个胎儿的存在有一个相当抽象的想法,这种是情绪化的,以至于父母经常发现很难个体化这个胎儿,也很难讨论任何关于这个胎儿的“问题”!大多数胎儿医学的咨询从焦虑开始,胎儿医学医生有责任调节情绪并将讨论带到一个理性的平台上。对胎儿来讲,胎儿医学专家进行恰当的咨询可以“挽救生命”!

学习要点:

1. 咨询仍然是有效的临床服务的基石——直到你的患者理解了治疗的过程,医生的工作才算完成。
2. 你的患者可能不记得你对他们说了什么,但他们会记得你给他们的感觉——如果你在制定治疗计划时告知她计划的意图,你的患者就不会对你失去信任。
3. 谨记,现在医疗实践中的大多数不满都是因为医生和患者之间的沟通不畅——和你的患者交谈不是浪费你的时间;这才是你临床实践的目的!

(王丽　译;凌奕　校)